现代肿瘤诊断技术与治疗实践

刁为英　主　编

XIANDAI ZHONGLIU ZHENDUAN JISHU YU
ZHILIAO SHIJIAN

中国纺织出版社有限公司

图书在版编目（CIP）数据

现代肿瘤诊断技术与治疗实践 / 刁为英主编. -- 北
京：中国纺织出版社有限公司，2022.8
ISBN 978-7-5180-9644-2

Ⅰ. ①现…　Ⅱ. ①刁…　Ⅲ. ①肿瘤—诊疗　Ⅳ.
①R73

中国版本图书馆CIP数据核字（2022）第111713号

责任编辑：樊雅莉　高文雅　　责任校对：高　涵　　责任印制：王艳丽

中国纺织出版社有限公司出版发行
地址：北京市朝阳区百子湾东里A407号楼　邮政编码：100124
销售电话：010—67004422　传真：010—87155801
http://www.c-textilep.com
中国纺织出版社天猫旗舰店
官方微博 http://weibo.com/2119887771
唐山玺诚印务有限公司印刷　各地新华书店经销
2022年8月第1版第1次印刷
开本：889×1194　1/16　印张：9.75
字数：287千字　定价：78.00元

凡购本书，如有缺页、倒页、脱页，由本社图书营销中心调换

编 委 会

前　言

　　近年来，随着人们对健康的关注以及许多关于肿瘤诊治的新理论、新知识不断涌现，使肿瘤临床诊疗与创新的发展越来越迅速。工作在临床一线的广大医务人员急需更多了解和掌握有关肿瘤诊治的新理论、新观点、新技巧，以便更加出色地完成肿瘤疾病相关的医疗工作。

　　本书介绍临床常见肿瘤的诊治，具体包括脑部肿瘤、肺与气管肿瘤、食管癌、胃部肿瘤、肝、胆、胰肿瘤、结直肠癌、膀胱肿瘤、淋巴造血系统肿瘤。书中内容简明实用、论述详尽、资料新颖，对肿瘤疾病的诊断和治疗具有指导意义，适合我国基层临床医生尤其是低年资实习医生阅读参考。

　　本书的参编者有参与临床实践多年的专家，也有参与肿瘤疾病诊疗的后起之秀，他们均为本书的最后出版付出了很多心血，在此一并表示最真诚的谢意。由于编者的精力有限且编写时间仓促，书中难免存在不当之处，敬请广大读者批评斧正。

编　者

2022 年 4 月

目　录

第一章

肿瘤影像学诊断技术

第一节　CT 诊断技术

随着科学技术的不断发展，医学影像学诊断技术和设备也不断改进，特别是 1969 年 Hounsfield 等发明的计算机横断摄像装置，即计算机体层摄像（CT）的问世，使得医学影像学诊断发生重大突破，大大促进了医学影像学的发展。1989 年 CT 滑环架的出现，以及在此基础上产生的螺旋扫描将 CT 扫描技术推上了一个新的高度，并在临床应用中得到了迅速的推广和发展。

CT 由 X 线高压发生器、X 线检测部分、电子计算机、操作控制台四部分组成。CT 是用高度准确的 X 线束围绕身体的某一部位做断面扫描，由灵敏的检测器记录下大量的 X 线衰减信息，再由模数转换器将模拟量转换成数字量，然后输入计算机，高速处理数据后合成矩阵图像，再由图像显示器将扫描部位的断面解剖结构图像显示出来。

一、常用 CT 检查方法

（一）CT 普通平扫

CT 检查多用横断面扫描，扫描时患者多采用仰卧位，屏气检查可以减少胸腹部的呼吸运动伪影。根据病情和检查部位的需要，可使用冠状位扫描，如眼、乳突等。冠状面扫描时使患者的头尽量后伸，然后倾斜扫描架，尽量获得冠状面扫描。也可以通过计算机将横断面资料重组而间接获得冠状面、矢状面图像，这有助于减少或避免牙齿及下颌骨等结构产生的伪影，并适用于不能行冠状面直接检查的部位。

（二）CT 增强扫描

1. 适应证

病灶内碘含量的增加，使得该区域的 X 线吸收值增加，组织的密度增加，此为含碘造影剂的增强原理。应用静脉内注射造影剂的 CT 增强检查可显示平扫不能显示的等密度结构及病变，如肌肉、筋膜、软骨、淋巴组织及血管等。CT 平扫多为中等密度，增强扫描可使正常组织及病变组织之间的 X 线吸收值差增大，从而提高病灶的显示率和检出率。在一般情况下尽可能进行 CT 增强扫描，然而由于造影剂可导致轻重不等的不良反应，以及患者无法耐受，如颅内出血时可免做增强扫描。增强 CT 扫描作用在于：①发现早期小病灶，因为小病灶与正常组织之间缺乏密度对比，因此 CT 平扫可能造成漏诊；②检出可疑的等密度病灶；③了解病灶血液供应、病灶的增强曲线或观察病灶与周围组织的关系；④确定病灶是否为血管性病变；⑤用于良性、恶性病灶的鉴别。

2. 给药方式及剂量

由于造影剂的分布排泄快，若采用不同的给药方式，其增强效果也不同。一般说来，根据重点检查的靶器官的不同，调整造影剂的剂量、速度、注射方式。

（1）团注法和推注法：即在短时间内将足量的造影剂快速注入静脉，并立即进行增强扫描，通常用 60%～70% 的含碘造影剂 60～100 mL（小儿 1.5～2 mL/kg）加压快速注入静脉，血浆碘浓度急剧上升，可持续 2～3 分钟，在造影剂经血液循环大量进入靶器官时，根据病情需要开始不同时相扫描，这种增强方式可以提供 CT 扫描高质量的增强情况，并且可以获得多个时相的扫描信息，目前在临床已成为常规增强方式。

（2）静脉滴注法：采用 60%～70% 含碘造影剂 100～150 mL 以 20～30 mL/min 的速度滴入静脉，然后扫描。此法可显示病灶范围、血供，但是对显示小病灶效果欠佳。因此尽管不良反应小，目前也较少单独使用。

（3）多次大剂量快速注射法：初次用 60%～70% 的含碘造影剂 30～50 mL，然后在一定的时间间隔后再次注入 10～50 mL，总剂量 150 mL，此法可以将胸部纵隔、大血管清晰显示出来。

（4）肠道充盈造影法：可在 CT 检查前分次口服含碘造影剂（根据病情需要可用负性造影剂如清水）1 000～1 500 mL，以充盈胃肠道，根据检查部位提前一天显示大肠或 1～12 小时分次口服充盈小肠。口服造影剂后形成良好的肠道对比，得以鉴别腹部、盆腔内的病灶与正常的组织结构。

3. 不良反应

大量经验表明下列疾病或因素可致不良反应：肝、肾功能不佳及心脏病，糖尿病，哮喘及荨麻疹，碘过敏史是增强扫描的禁忌证；1 岁以下的小儿和 60 岁以上的老年人不良反应的发生率也较高。目前尚无十全十美的方法预防造影剂不良反应的发生，但下列措施将有助于减少和减轻造影剂的不良反应：对具有高危因素的患者的特别注意；严格掌握适应证；检查前联合应用皮质激素和抗组胺药物；尽量应用非离子型造影剂及尽可能减少造影剂用量等。检查时要注意观察患者的反应并及时处理。

（三）动态增强扫描

为了在注射造影剂后短时间内完成某一区域或某一层面的反复扫描，可采用此方法。它的优越性在于可提高病灶的检出率，有助于检出平扫和普通增强不能发现的病灶；同时可以获得感兴趣区域内的造影剂浓度变化，从而观察病灶不同时间的 CT 值与时间密度曲线，然后根据病灶的动态增强特征和时间密度曲线进行病灶的鉴别诊断，如对肝血管瘤与肝癌的鉴别，可以进行动态增强扫描，借二者的血供不同特点加以分别。

（四）延迟扫描

延迟扫描一般是指静脉一次注射大剂量的造影剂后，4～6 小时后重复进行全肝扫描，它是对肝脏其他扫描的补充，它的原理是由于有 1%～2% 的碘造影剂经过肝脏排泄，正常肝细胞具有排泄和再吸收有机碘的功能，因而延迟扫描后正常肝实质的 CT 值会提高 6～20 Hu，而肝癌细胞不具有该功能，因而使得肝癌病灶与正常肝实质形成对比，提高病灶的检出率。用于其他延迟扫描的方法有脾增强扫描，假性动脉瘤通过延迟扫描观察造影剂的排空情况，对于肾盂、输尿管、膀胱病变的延迟扫描，可以观察有无病变的充盈缺损。

（五）CT 血管造影扫描

动脉血管造影 CT（CTA）和门静脉造影 CT（CTAP）是 CT 扫描与血管造影两种技术相结合的检查方法，主要用于肝脏占位性病变的诊断。目前认为其是对小肝癌，特别是直径小于 1 cm 的小肝癌最敏感的方法。

通过 CT 血管造影扫描，可以实现螺旋 CT 血管成像。该方法在周围静脉内高速注入碘对比剂，在成像血管充盈的高峰期进行扫描，应用螺旋 CT 对其进行快速容积数据采集，由此获得的图像经过后处理，获得所需要的血管图像，譬如肝动脉、门静脉、冠状动脉等。

CT 血管成像可以发现小的动脉瘤、附壁血栓和钙化等。

（六）高分辨率 CT 扫描

Zerhouni 于 1985 年首次提出采用 1～3 mm 薄层扫描，并做高/极高分辨率算法重建，比标准重建可以显示更多的支气管，这项技术称为高分辨率 CT（high resolution CT，HRCT）。HRCT 是能够详细显示肺部解剖和病理改变细节的一种影像学手段，其有效空间分辨率达到 0.3 mm。对肺部的孤立小结节，

HRCT 能观察病灶的边缘特征、钙化、局部细支气管、小叶中央动脉及小叶间隔的中央静脉的改变，有助于对病灶的良、恶性作出更加准确的预测。

高分辨率 CT 在增加肺部和骨组织细节的同时，以牺牲软组织分辨率为代价，使得纵隔和肌肉结构显示欠佳。

二、螺旋（多排）CT

外观上螺旋 CT 与普通 CT 类似，但其主体部分却完全不同，有一个可连续旋转的扫描架、高能量的 X 线球管及 60 MB 以上内存的计算机系统。扫描时，X 线球管持续无间断地发射 X 线，患者躺在检查床上以恒速通过 CT 机架，X 线围绕身体做连续环形运动。因此，X 线球管围绕人体所做的轨迹呈一螺旋状，故命名为螺旋 CT 扫描。螺旋 CT 连续无间歇的容积数据采集特点，使得它可以缩短扫描时间，消除扫描中的间隔并可做任意层面的分割重建，获得一个无间隔的容积资料。螺旋 CT 还具有图像重建的特殊功能，如三维 CT 成像（3DCT）、螺旋 CT 血管造影（SCTA）、CT 多平面重建（MPR）、CT 仿真内镜。

早在 1973 年，CT 的发明者 Hounsfield 对 CT 的描述中就提到应用多个能量点成像对物质的组成进行区分和定性。2000 年双能减影的出现，使得 CT 成像能够基本实现物质分离；2008 年能谱 CT 的出现，使得能量 CT 为物质分离提供了定量分析和单能量成像的功能，为实现能量 CT 的临床应用和研究提供了更为先进的工具和手段。

（一）三维 CT 成像（3DCT）

螺旋 CT 扫描获得的容积数据，可以利用计算机软件，进行矢状面、冠状面、斜面重建，使得医生从不同的角度观察病灶，分析病灶与周围组织的关系，认识病变特征，同时对临床医生手术途径的选择、手术风险的评估、放疗野设计等具有重要的意义。临床上应用比较广泛的是表面遮盖显示（SSD）、最大密度投影（MIP）。

（二）螺旋 CT 血管造影

利用造影剂在靶血管峰值时的显示，螺旋 CT 三维容积所采集的数据，经过计算机软件进行后处理，合成三维血管影像，比较常用的方法包括表面遮盖显示（SSD）和最大密度投影（MIP），前者对血管的形态、走向、分布和钙化显示比较好，后者对血管壁的表面、血管的立体走向及临近的结构显示比较直观。

螺旋 CT 血管造影的优点包括：①一次增强扫描可以采集感兴趣区的数据，无须进行额外的扫描，重建血管的立体图像，无须增加患者的辐射剂量；②创伤小，扫描时间短，患者无痛苦；③便于临床医师术前分析病灶与周围结构的关系，制订手术、放疗计划。

（三）CT 多平面重建（MPR）

利用螺旋 CT 容积扫描数据，将各个不同层面的像素重新排列，重建出冠状面、矢状面、斜面、曲面图像，从不同平面显示病灶，大大地超越了横断面的图像。MPR 利于显示复杂的解剖结构，同时重建血管显示血管与肿瘤的关系。

（四）CT 仿真内镜（CTVE）

螺旋 CT 容积扫描和计算机仿真技术的结合产生了 CT 仿真内镜成像技术，也就是利用计算机软件将螺旋 CT 容积扫描的图像数据进行后处理，重建出空腔器官内表面的类似纤维内镜所见的立体图像。例如，比较常见的技术包括气管 CTVE、支气管 CTVE、结肠 CTVE，就像纤维支气管镜与纤维结肠镜所见一样。

CT 仿真内镜的优点包括：①为非侵入性检查，安全，患者无痛苦；②可以从不同角度和从狭窄或阻塞远端观察病灶；③能观察到纤维内镜无法达到的管腔，如血管；④可以改变管壁透明度，从管腔内观察管壁外的情况。

三、CT 的临床应用

CT 的临床应用主要包括以下几个方面：①占位性病变的诊断与鉴别诊断；②肿瘤的临床分期；③指导临床进行手术治疗；④肿瘤治疗后的疗效评价与随访；⑤介入性 CT 穿刺活检和消融（介入放射学中将作详细的介绍）。

（一）肿瘤的定位及定性分析

CT 主要诊断价值之一是能准确地确定肿瘤发生的位置，此外，CT 为横断面扫描，可在同一层面上显示多个脏器，因而能同时了解病变与周围组织的关系。CT 能显示某些普通 X 线平片难以显示的部位，如奇静脉食管窝、心后区、脊柱旁发生的肺部和纵隔肿瘤，显示 B 超难于显示的区域，如头颈部较隐蔽的区域、肾上腺、胰腺、腹膜后区发生的肿瘤。但是 CT 很难区分肿瘤的组织类型，只能根据肿块的密度、边缘、强化特征来判断肿瘤的良、恶性。

1. 囊性肿块

CT 可以准确地确定囊肿，对于直径大于 1 cm 的肝、肾囊肿的诊断准确率达 100%。囊肿表现为低密度的水样密度区，CT 值在 ±20 Hu，边缘锐利。螺旋 CT 的薄层扫描，能保证切层的中心层面通过病灶的中央，使囊肿的密度测量更准确。囊肿出血时可以使囊内密度升高。发生在卵巢和胰腺的黏液性囊腺瘤，囊的边缘和囊内间隔较单纯性囊肿要厚，可见囊壁的软组织结节或钙化影。肿瘤坏死或出血吸收后，可形成囊样改变。某些肿瘤可出现囊性转移，如囊腺癌、黏液性囊腺癌、鼻咽癌其他器官的转移灶，囊内或有分隔，囊壁较厚或可出现囊壁结节。

2. 实性肿块

实性肿块与周围软组织比较，可呈低密度、高密度或等密度、混合密度，肿块坏死时，表现为中央不规则低密度区。恶性肿瘤的边缘多表现为分叶状或短毛刺状，良性肿瘤的边缘光滑或有包膜形成。经静脉注入造影剂后，富血供的实性肿瘤在实质增强期可见肿瘤明显强化，CT 值较平扫增加 20 Hu 以上，而乏血供的肿瘤则强化不明显。例如，注射造影剂后的肝动脉期扫描，小肝癌往往表现为高密度影，因为小肝癌往往是富血管的，大多数肝细胞癌是动脉供血，此后病灶密度迅速下降，在门静脉期常表现为低密度。

动态增强扫描主要是研究病灶的时间动态增强特征，常用于血管瘤与肝癌的鉴别诊断。血管瘤常表现为动脉期病灶周边结节样高密度强化影，门静脉期强化更明显，增强区域进行性向病灶中心区域扩散，延迟增强 5～15 分钟后病灶呈等密度填充，而肝癌则表现为动脉期明显强化，门静脉期病灶密度迅速下降。二者的区别在于病灶增强的峰值时间的早晚，以及延迟扫描时病灶范围是否缩小或呈等密度改变。

3. 肿瘤的钙化灶

肿瘤发生钙化时，CT 平扫可见点状、斑点状或条状高密度影。恶性肿瘤的钙化则呈小点状或小块状，而良性病灶最可靠的特征除肿瘤大小在两年以上无改变以外，另一特征是病灶内出现弥散、中央性或分层样钙化灶。

（二）肿瘤分期

常规肿瘤临床分期标准是在以特定的影像学技术为主的条件下，结合临床的其他因素，指导肿瘤的治疗和评估预后等，所提出的一种较为合理的方案。目前国际抗癌联盟通常采用 TNM 分期，也就是肿瘤（tumor，T）、淋巴结转移（node，N）、远处转移（metastasis，M），制订肿瘤的临床分期方案。随着影像学技术的不断发展和治疗手段的完善，特别是 CT、MRI 的出现，对以往难以发现的早期病灶都有较为满意的影像学特征表现，对肿瘤与周围组织的关系、血行转移、淋巴转移和播散转移的判断更加准确、客观。肿瘤精确分期对治疗方案的选择、术前评估、放疗方案的制订具有重要的临床价值，因此肿瘤的精确分期具有重要的临床意义。

1. 肿瘤侵犯邻近结构

CT 可以显示肿瘤向周围和深部蔓延的情况，如周围型肺癌对胸膜、胸壁的侵犯。CT 能显示瘤灶的外缘与胸膜间三角形态或放射状投影，称为胸膜尾征，用螺旋CT、多排螺旋CT的薄层扫描有助于判断胸膜的侵犯。CT增强扫描可以显示肝癌侵犯门静脉，瘤栓形成或动静脉短路等。肾癌侵犯下腔静脉或肾静脉形成癌栓时，血管呈不规则狭窄，或见局部压迹、腔内充盈缺损等。CT对显示鼻咽癌侵犯周围组织也有帮助，可以显示肿瘤的大小、范围，颅底、颅内侵犯，尤其是可以直观地显示颅底骨质的改变。

2. 肿瘤的淋巴转移

颈部、锁骨上窝、腋窝、肺门与纵隔、腹部淋巴结肿大常为恶性肿瘤转移的征象。CT可以显示肿大的淋巴结，包括临床难以检查的部位。淋巴结肿大可为单个或多个，早期多位于一侧，晚期可累及对侧。转移的淋巴结早期呈卵圆形或圆形，晚期可呈不规则的团块状。CT平扫可呈均匀的等密度，增强扫描淋巴结强化程度与原发肿瘤类似；中心性坏死区不强化呈低密度，淋巴结出现周边强化。CT可以测量淋巴结直径大小。淋巴结大小是目前CT判断是否转移的标准，一般认为淋巴结的短径大于1 cm可称为淋巴结肿大。但是淋巴结肿大不是绝对的标准，有时直径大于1.5 cm的淋巴结病理检查为阴性，而直径小于1 cm的淋巴结检查也可为阳性，因此淋巴结的大小只是判断淋巴结有无转移的大致标准。

CT导向下可行精确的淋巴结或体内深部肿块或淋巴结活检，有助于肿瘤的病理诊断。

3. 肿瘤的血行转移

脑部是转移瘤常见部位，原发癌多为肺癌、乳腺癌，还可来源于前列腺癌、绒癌、骨肉瘤、黑色素瘤、白血病等。CT平扫易漏诊，增强扫描可见转移结节均匀强化或环形强化，常可伴有白质指状水肿带。

大多数肺转移瘤表现为大小不等的圆形、类圆形边缘光滑的致密结节，对于容易发生肺部转移的肿瘤，胸部平片正常时，在作治疗计划时，进行CT扫描是必要的。CT对复杂部位如脊柱旁、肺尖区、心影后等部位的转移特别有帮助。

肝转移瘤的形态不一，可表现为圆形、类圆形，个别病灶可表现为不规则形或分叶状。平扫多为低密度，有些转移瘤可见钙化。增强扫描时根据血供特点可以是动脉血供、门静脉血供或乏血供病灶。典型病灶可见中心坏死的"牛眼征"、环形强化。肝转移瘤以腹部胃肠道来源多见，表现为门静脉供血改变。鼻咽癌的肝转移瘤可呈囊性改变。富血供肝转移瘤可见于黑色素瘤、甲状腺癌、肉瘤等，在增强动脉期肝实质未强化时，可见病灶有结节状强化影。脉门期或延迟期扫描病灶不强化，与正常的肝组织密度差增加，呈边缘清楚的低密度灶。

4. 肿瘤的播散转移

胃肠道肿瘤与卵巢癌易发生腹腔内播散，典型的大网膜种植病变表现为横结肠与前腹壁之间，或前腹壁后方相当于大网膜部位结节状影或成团的扁平如"饼状"的软组织肿块，密度不均匀呈蜂窝状改变。腹膜腔内广泛转移时，腹腔内可见广泛的结节状或团块状异常密度软组织影，也可见肝包膜下结节转移，局部肝组织受压凹陷移位。不少病例可见于肝左叶与胃、脾之间，直肠子宫隐窝内、盆底可见异常密度软组织结节影，薄层CT扫描有利于显示腹膜小转移灶。

四、CT临床应用的优缺点

CT具有较高的密度分辨率，克服了结构的重叠现象，能够获得人体内部的解剖断面影像，因此临床的应用价值是肯定的，并且随着CT技术的改进、功能软件的开发，使得其临床应用价值不断扩大。

CT在脑部的应用最早，也最成熟，可用于诊断脑外伤、脑血管病变、脑肿瘤、脑部的先天畸形、脑炎、脑寄生虫感染，以及一些脑白质的病变。对头颈五官的感染、肿瘤等疾病的诊断具有重要作用。目前已广泛应用于呼吸系统疾病，如纵隔肿瘤、胸膜病变、胸壁疾病的诊断和病变的显示。常规CT对心脏大血管的诊断作用有限，但是超高速CT、多排螺旋CT可以获得心脏高清晰度影像，并作出功能判断。CT对腹部实质性器官疾患的诊断是很有效的，可以显示胃肠道肿瘤的侵犯范围，帮助划分肿瘤分期。CT对骨关节软组织诊断作用价值不一，对脊柱骨折、椎间盘突出、椎管狭窄诊断有重要价值，对骨肿瘤与软组织侵犯的诊断也有较好的效果，但是对肿瘤的定性诊断需结合平片所见，对骨肿瘤的准确分期还必须结合 MRI 结果，对脊髓病变诊断作用有限。随着螺旋 CT、多排螺旋 CT 的广泛使用，可获得高清晰度的多平面重建图像、三维图像、血管造影和仿真内镜的图像。

同时可以在 CT 引导下进行肿瘤、血肿的穿刺活检，对诊断和治疗有双重作用。

当然，CT 的应用也有其局限性，等密度病变可能出现漏诊。对软组织病变范围的显示、对中枢神经系统、颅颈结合部位病变的显示不如 MRI。

随着影像学技术的进一步发展，多排螺旋 CT 的进步，螺旋 CT 可以发现更多的小病灶，因此给临床带来新的问题，如空腔脏器的诊断问题、组织特异性问题、三维重建的后图像问题等。

（刁为英）

第二节　磁共振诊断技术

磁共振成像（MRI）是利用原子核在磁场中共振产生信号、重建成像的一种技术。磁共振全称为核磁共振（NMR），为了避免引起核恐惧及与核素检查混淆，目前统称为磁共振。1946 年美国物理学家 Bloch 和 Purell 报道了磁共振现象，1973 年 Lautebru 获得第一幅氢质子的 MRI 图像，20 世纪 80 年代 MRI 进入临床应用阶段，目前已在临床上广泛应用。3T 磁共振机的临床应用，使得 MRI 在功能成像方面取得进一步的提升。近年来，由于 7T 或更高磁场的 MRI 在人体的应用，为临床提供了更为丰富的信息，可以提供更为精细的解剖结构和更高的空间分辨率，为磁共振的临床应用提供了更为广阔的空间。

一、磁共振流体成像

（一）磁共振流体成像原理

1. 流动相关增强（FRE）效应

流动相关增强效应是指流动的自旋流进静态组织区域，产生比静态组织高的磁共振信号，也称为流入效应或时间飞跃效应。产生此效应的原因有两个：当使用的脉冲序列 $TR < T_1$ 时，成像容积内的静态组织经过连续多次的射频脉冲的激发，其纵向磁化处于饱和状态，因此静态组织产生的磁共振信号很小；此外，成像容积外的流体因未受到射频脉冲的反复激发，保持着高幅度的纵向磁化，当流入成像容积时，下一次的脉冲激发所产生的磁共振信号远远高于成像容积内饱和状态的静态组织。

2. 流出效应

与流入相关增强效应相反，流体也可产生流出效应，流出效应使得流体的信号丢失，其严重程度与脉冲序列、流体速度、层面厚度有关。在自旋回波序列中，流体必须接收 90° 激发脉冲和 180° 的聚焦脉冲方可产生 SE 信号，从 90° 脉冲至 TE/2 这段时间未流出层面的流体才能产生 SE 信号。理论上来说，磁共振信号强度 $If = (1 - TE \cdot V/2D)$，V 为流速，D 为层厚，当流速 =2D/TE 时，MR 信号为 0，称为流空或黑血。临床上常见缓慢流动的股静脉呈高信号，流动快的股动脉呈低信号。

3. 相位效应

在梯度磁场中，运动自旋都会产生相位变化，包括移动、流动及水分子的弥散运动，这种单个自旋在梯度磁场中的相位改变，称为相位漂移效应。相位效应包括空间效应和时间效应。空间效应是质子群的质子磁化的相位位置位于管腔内不同的半径所致，它可以产生层流区相位弥散，使得信号丢失，偶数回波重聚使得信号增强。时间效应是指相位随时间而变化，它与搏动及紊流有关，产生变化的信号形成伪影。

4. 联合流动现象

上述的流动现象常合并发生，有时相加，有时相减。一般说来较慢血流的比例增加，信号将增加。较快血流的比例增加，信号将减少。当静脉或静脉窦在第二回波特别明显时，可能伴有流动相关增强。临床上可见动脉中出现高信号，可能出现舒张期假门控。

（二）临床上常用的血管造影技术

临床上常用的血管造影技术包括时间飞跃法磁共振血管成像（TOF-MRA）、相位对比法磁共振血管成像和幅度对比磁共振血管成像等。其中 TOF-MRA 在临床上最为常用，它的基本原理包括饱和效应、流入相关增强、流动去相位效应和流出效应。被激发的流动自旋需在最短的时间内采集信号，否则流出层面产生流出效应，因此流入增强的磁共振信号与静态饱和组织的信号形成强烈的对比，尽量减少流出效应的产生，这是TOF-MRA 的基础。

1. 时间飞跃法磁共振血管成像（TOF-MRA）

在 2D-TOF-MRA 中，每次激发一层，层厚较小，流入饱和效应也很小，只要流动与层面垂直，快慢流动都会获得很好的磁共振信号，因此流动静止对比良好；在 3D-TOF-MRA 中，激发容积较大，慢流速自旋无法在一个 TR 时间内流出整个激发容积，因而多次反复激发产生流入饱和效应，在流入端产生高信号，在流出端呈现明显信号降低，因此在层面内可能由于血管弯曲产生信号丢失，3D-TOF-MRA 最小层面较薄，空间分辨率大，但是对于复杂弯曲的血管会产生信号丢失。

2. 对比增强磁共振血管成像（CE-MRA）

CE-MRA 是较新的一种 MRA 方法，适用范围广，实用性强，尤其对胸腹部血管及四肢的血管显示极为优越。CE-MRA 是用极短的 TR（≤5 ms）和极短的 TE（≤2 ms）的梯度回波序列，各种组织的纵向磁化弛豫恢复幅度很小，在血管内注入 2～3 倍剂量的磁共振顺磁性造影剂，使得动脉血的 T_1 值显著缩短，呈高信号。CE-MRA 可用于心脏、大血管造影，肺动静脉造影，腹腔动脉、肝肾动脉、肠系膜动脉、腹主动脉造影，盆腔、四肢动脉造影，头颈部血管造影。

（三）磁共振水成像技术

磁共振水成像技术是使用重 T_2 加权技术使实质器官呈低信号，而长 T_2 的静态液体呈高信号。它包括磁共振胰胆管成像（MRCP）、磁共振尿路成像（MRU）、磁共振脊髓成像（MRM）、内耳磁共振水成像、磁共振涎腺管成像、磁共振泪道成像等。

通过使用水成像技术，在临床上可以无创地显示胰腺、胆管，如阻塞性黄疸梗阻部位的显示、肾盂、输尿管积水梗阻部位的显示等。

二、磁共振功能成像

用影像学图像反映机体器官的代谢、兴奋、生物活性及血流状态的病理生理变化是功能成像（fMRI）的主要内容。功能成像拓宽了 MRI 的应用范围，是目前 MRI 研究的热点。由于脑组织的高兴奋性、高代谢性、高血供性及成像时头部可静止的生理特点，使其首先成为功能成像研究的领域。

功能成像包括血氧水平依赖性成像，是以脱氧血红蛋白的磁敏感性为基础的磁共振成像技术。

DWI 弥散加权成像中，扩散是指分子的随机运动——布朗运动，弥散是指分子的不规则随机运动，即布朗运动，常用来描绘粒子由高浓度区向低浓度区的微观运动。磁共振弥散成像实际上是测量水分子在细胞间的运动，是一种能观察水分子微观运动即布朗运动的磁共振成像方法。在生物体内，水分子的弥散受到诸如细胞膜、纤维组织及其他组织细胞的限制，磁共振弥散加权成像的信号强度和表观弥散系数（apparent diffusion coefficient，ADC）可以反映水分子在组织中进行布朗运动的程度。弥散快的分散范围越大，信号衰减越明显，DWI 上呈低信号；弥散慢或无弥散的在第二个梯度场大部重聚，信号衰减小，DWI 上呈高信号。所以，DWI 能从分子水平对疾病进行研究，通过分析各种病理生理状态下各种组织成分之间水分子交换的功能状态，使影像学者能在出现组织学形态改变以前对疾病作出早期诊断，现已广泛应用于肿瘤或淋巴结性质的鉴别、治疗前敏感性评价及治疗中肿瘤疗效的早期评价等方面。而不像过去常规影像学方法只能通过对治疗后病变或淋巴结大小变化来对淋巴瘤治疗效果进行评估。弥散成像因为能在活体中非创伤性地测定分子的扩散情况受到越来越多的关注，尤其在脑缺血、脑肿瘤的诊断和鉴别方面越来越引起人们的重视，可应用于脑肿瘤、乳腺及肝脏肿块的良恶性鉴别。近年来，有学者研究表明，DWI 成像能在治疗早期病灶的大小尚未出现变化的时候，通过病灶 ADC 值的改变，准确地对该治疗对肿瘤的疗效进行预测。

磁共振灌注成像（PWI），目前通常指的是利用血管内注射磁共振造影剂，并与快速成像系列相结合，来观察器官组织和病变内微小血管的循环灌注情况。应用灌注成像方法可以详细了解病变的动态强化过程，有助于病变的定性诊断和鉴别诊断。

磁共振波谱（MRS）利用原子核的化学位移来分析物质的成分和分子结构，是唯一可用来连续动态观察细胞代谢变化的非创伤性技术，具有活体观察和直接显示代谢过程的特点。以图谱形式测量组织内不同代谢产物的波峰来定量提供组织生化代谢信息，从而了解肿瘤生物学行为、病理生理特点及早期治疗反应等。肿瘤提取物、细胞模型及肿瘤异体移植模型等多种研究手段均证实，MRS 不但可以用于肿瘤的辅助诊断，提供肿瘤早期疗效信息，还可以通过波谱分析了解化疗药物在人体内摄取与代谢过程，目前在临床应用最广泛的是¹H MRS 分析。对于淋巴瘤而言，MRS 则主要应用于中枢神经系统淋巴瘤的诊断和鉴别诊断。¹H MRS 可以通过观察多种代谢产物的浓度对疾病进行分析，主要包括 NAA、Cho、Cr、Lac、Glu 及 Lip 等。NAA 主要存在于神经元内，其含量多少与神经元及轴突数量有关。Cho 是细胞膜磷脂代谢成分之一，它的含量与细胞膜的磷脂代谢、细胞密度及细胞增生有关。Lac 是糖酵解产物，其含量升高常代表肿瘤生长旺盛。而 Lip 是反映肿瘤细胞内脂质成分，NAA 峰降低主要是由于神经元细胞被肿瘤组织破坏，Cho 峰升高主要是由于肿瘤细胞密集，肿瘤细胞膜成分更新加快。

定量动态对比增强磁共振成像通过一定的药物代谢模型（两室或三室模型）计算出定量动态增强参数，评估肿瘤组织的血供状态，如肿瘤血管生成和微血管通透性。定量动态增强 MR 参数已证实与肿瘤组织的微血管密度及血管内皮生长因子的表达明显相关。根据文献报道，动态增强 MR 参数有助于脑内淋巴瘤与其他恶性肿瘤的鉴别诊断。对于放疗后患者，动态增强 MR 参数也可以用于放疗后肿瘤残留与放射性脑损伤的鉴别诊断。

三、磁共振检查的优缺点

（一）磁共振伪影

与其他影像技术相比，MRI 是出现伪影最多的一种影像技术，伪影是指在磁共振扫描或信息处理过程中，由于某种或几种原因出现了人体本身不存在的图像信息，导致了图像质量下降的影像，也称为假影或鬼影。对于磁共振的诊断，必须首先分清楚是伪影还是病变。根据伪影出现的原因可分为设备伪影、运动伪影和金属异物伪影。

1. 设备伪影

（1）化学位移伪影：同种元素的同种原子由于化学环境的不同造成磁共振频率的差异称为化学位移伪影。例如，脂肪与水中的质子的共振频率相差 3.5 ppm。在 1.0 T 的磁场中约为 148 Hz，在 1.5 T 的磁场中约为 222 Hz。化学位移伪影是由于脂肪中质子的共振频率低，在图像上表现为在频率编码方向上，脂肪向低频率的方向移动，其移动的距离与射频带宽成反比。

抑制化学位移伪影可用宽带射频，但是宽带射频的噪声高。另外还可用幅度饱和与频率饱和技术抑制脂肪饱和，从而抑制化学位移伪影。

（2）卷褶伪影：被检查的解剖部位大小超出了观察视野范围，是由于选择观察的视野过小，视野范围以外部分的解剖部位的影像移位到了图像的另一侧。它出现在相位编码的方向上。消除卷褶伪影的方法是加大视野。

（3）截断伪影：是指磁共振信号发生突然迁跃、傅里叶变换时，在两个环境界面，如颅骨与脑实质表面产生信号振荡，在频率编码上出现环形黑白条纹，为了抑制或消除伪影，可增加矩阵或在傅里叶转换前进行信号过滤。

（4）部分容积效应：当扫描层面较厚或病灶较小，且又位于扫描切层之间时，周围高信号组织掩盖了小的病变或出现假影，这种现象称为部分容积效应。部分容积效应可以通过薄层扫描或改变选层位置得以消除。

（5）交叉对称信号伪影：常出现在自旋回波序列 T_2WI 上或质子密度加权像上，是由磁场的不均匀引起，表现为图像在对角线方向呈对称性低信号。它可以通过提高磁场的均匀性消除此类伪影。

2. 运动伪影

（1）生理性运动伪影：是由于磁共振成像时间过长，在磁共振成像时间内心脏收缩、大血管搏动、呼吸运动、血流、脑脊液搏动引起的伪影，是磁共振图像质量降低最常见的原因，是由于生理性运动的频率与相位编码方向一致，叠加的信号在傅里叶变换时使数据发生空间错位，导致在相位编码方向上产生间断的条形或半弧形阴影。这种伪影与运动方向无关，影像的模糊程度取决于运动频率、运动幅度、重复时间和激励次数。

（2）自主性运动伪影：在磁共振扫描过程中患者的运动，如颈部检查时的吞咽运动、咀嚼运动，头部检查时的头部躁动，眼眶检查时的眼球运动，均可以造成不同形状的伪影，致使图像模糊，图像质量下降。克服检查患者的自主运动是提高影像质量的关键。

3. 金属异物伪影

通常是指铁磁性物质，如发夹、纽扣、睫毛膏、口红、胸罩钩、外科用的金属夹、固定钢板、避孕环等引起磁场均匀性变化，局部磁场使得周围旋进的质子失相位，在金属周围出现信号盲圈。

（二）磁共振检查的优缺点

磁共振成像在临床上的应用大致与CT类似，可以用于病灶的定位、定性。另外，磁共振成像还可以进行功能成像，由于它的良好的软组织分辨、多参数、任意方向成像等优点，目前已为临床广泛应用。磁共振对中枢神经系统脑、脊髓解剖结构的显示，对病变的显示比其他影像学检查具有明显的优势。磁共振多方向的显示，对临床手术、术后放疗肿瘤的定位、伽马刀的定位治疗具有重要的作用。磁共振可以通过不同的扫描序列、不同的参数显示病变的范围、瘤周水肿，准确地判断肿瘤范围，对软组织肿瘤、头颈部肿瘤、骨肿瘤的临床分期较CT更加准确。磁共振检查的优点：多参数成像，对比度好；任意方位断层，可读性好；不使用造影剂可进行血管造影；无骨性伪影；较高的时间分辨率；无损伤、较安全；能对特定原子核及化合物做定量分析。

磁共振检查的缺点：成像速度仍然较慢；钙化灶不易显示；伪影原因多；含铁磁性物质限制了检查；少数患者出现幽闭恐惧症；噪声大。

四、磁共振检查的禁忌证

（1）有心脏起搏器、血管瘤夹患者禁止MRI检查。

（2）铁磁性植入物患者，如枪炮伤后弹片残存、眼球内金属异物者。

（3）心脏手术，心脏人工金属瓣膜置换患者。

（4）金属关节、金属假肢患者。

（5）体内胰岛素泵、神经刺激器患者。

（6）早孕（三个月内）患者。

（7）幽闭恐惧症患者。

（8）顺磁性物质如义齿等，这些物质影响磁场的均匀性，使图像产生畸形。

（9）有金属避孕环者必须先取环后才能做MRI检查。

（刁为英）

第三节 X线诊断技术

一、X线检查方法的选择

X线检查对于一些部位如乳腺、胸部、胃肠道及骨骼系统有较高的应用价值。应该在了解各种X线检查方法的适应证、禁忌证和优缺点的基础上，根据临床初步诊断，提出一个X线检查方法，原则上应当选择安全、准确、简便而又经济的方法。应先简单后复杂，诊断一经确定，则无须再做多种检查。

二、普通检查（包括透视和摄影）

透视为常用 X 线检查，主要优点是可转动患者体位、改变方向进行观察，避免前后重叠，更利于病变的发现及观察，同时可了解器官的动态变化，如心脏大血管搏动、膈肌运动及胃肠蠕动等。最初采用的荧光透视，清晰度及对比度欠佳，对细小病灶及微细的病灶改变（如病灶边缘、形态）等观察欠佳。随着医学影像学发展，采用了电视透视，可获得高亮度图像，提高了图像质量，减少了 X 线量，保护了患者及医护人员身体，为隔室透视、点片提供了条件。现又有了数字透视，图像可以储存、传输及后处理。

X 线摄影所得的照片常称平片，这是应用最广泛的检查方法，照片成像对比度及清晰度均较好，有利于对病灶的观察，且可做客观记录，有利于肿瘤治疗前后对照。现阶段已推广的数字 X 线摄影灵敏度高，用 X 线量小，动态范围宽而一致性好，稳定性好，可作边缘增强，可调节窗宽窗位显示各种形式的图像，图像可储存、传输，可通过 PASS 系统进行图像浏览及远程会诊。原则上各部位摄影做正侧位照片，必要时可做斜位或其他体位照片，建立立体观察概念。

两种检查方法各有优缺点，相互配合，取长补短，可提高诊断的正确性。在肿瘤 X 线检查中，X 线片是必不可少的。

三、特殊检查

1. 断层摄影

普通 X 线片所显示的影像因与前后重叠，部分影像不能显示或显示不清，断层摄影则可通过特殊的装置（X 线体层摄影机）和操作获得某一选定层面上组织结构的影像，而不属于选定层的结构则在投射过程中被模糊掉。可显示平片所难以显示的病灶或更清楚地观察病灶的内部结构，断层摄影可采用正位、侧位及斜位等。

在肿瘤检查中断层摄影主要有两种：一是病灶断层摄影，主要了解病灶内部结构有无破坏、空洞或钙化，病灶边缘情况及病变的确切部位或范围；二是气管断层摄影，主要用于肿瘤及纵隔病变检查，可显示气管、支气管有无狭窄、堵塞或扩张，可以显示纵隔气管旁淋巴结有无肿大等。

传统的断层摄影技术单次扫描只能得到一幅清晰的所选层面的图像，随着 CT、MRI 技术的广泛应用，已逐渐被取代。但随着现代数字化医疗设备的快速发展，数字断层融合技术使 X 线断层摄影实现了质的飞跃，其最大特点是一次可获得检查区域内任意高度层面的清晰图像，清楚显示微小病灶。

2. 软 X 线摄影

软 X 线摄影是应用软 X 线进行摄影，对软组织的影像分辨率高，多用于乳腺检查。

3. 荧光缩影照片

在荧光成像的基础上进行摄影，照片规格一般有 70 mm、100 mm 及 110 mm 等。其具有用片少、快捷、安全等优点，影像清晰，但目前临床已很少应用，主要用于胸部集体体检，在胸部肿瘤普查方面发挥作用。

4. 放大摄影

放大摄影是将检查部位和 X 线片（影像板）之间的距离增加，使投照的影像扩大，从而显示细致的结构，有利于观察细微的改变。

5. 高千伏摄影

高千伏摄影是用高于 120 kV 的管电压进行摄影。由于 X 线穿透力强，能穿过被照射的所有组织，可在致密影像中显示出隐蔽的病灶，多用于胸部检查。

四、造影检查

人体组织结构中，有些组织器官密度相同，只依靠它本身的密度与厚度差异不能在普通检查中显示。此时可以将高于或低于该组织结构的物质引入器官内或周围间隙，使之产生对比显影，即造影检查，这样就显著扩大了 X 线检查范围。

造影剂分为高密度造影剂及低密度造影剂两大类。高密度造影剂常用有钡剂（硫酸钡）及碘剂，钡剂主要用于食管及胃肠造影检查，碘剂包括有机碘水溶性类，用于血管性造影，常用的离子型有泛影葡胺、显影葡胺及胆影葡胺等，非离子型有碘佛醇、优维显、碘海醇等，常用于 DSA 血管造影、静脉肾盂造影、胆囊造影等。无机碘主要有碘化油，用于瘘管造影及支气管造影等检查，离子型造影剂价格便宜，但不良反应相对较明显，非离子型造影剂不良反应较少，但价格较贵，年老及有药物过敏史的患者，建议采用非离子型造影剂。必须注意的是凡用碘剂造影均需要做碘过敏试验，阳性者不能使用。低密度造影剂主要有二氧化碳、氧气、空气等，消化道双重造影及在腹膜后肿瘤做腹膜后空气造影时可应用。

造影方式：①直接引入，如口服法、灌注法及穿刺注入法等；②间接引入，如静脉注射造影剂，经肾脏排泄使泌尿器官显影。

几种常用的造影方法如下。

1. 支气管造影

支气管造影是了解支气管病变的有效方法，但近年由于 CT、MRI 及支气管纤维镜的广泛应用，临床应用者较少。

（1）适应证：①支气管扩张、狭窄，支气管瘘；②肺内肿块鉴别诊断；③不明原因的肺不张。

（2）禁忌证：①急性上呼吸道感染或急性肺炎；②近两周内有大咯血；③活动性肺结核、哮喘；④心肺功能不全；⑤碘过敏（或可改用稀钡造影剂）。

（3）检查前准备：①应向患者讲解造影的重要性、注意事项以取得患者配合；②造影前做最近的胸部正侧位片，必要时加气管体层照片；③碘过敏试验；④术前 4 小时禁食；⑤分泌物多时术前注射阿托品 0.5 mg。

（4）造影后处理：①摄片后立即体位引流将造影剂咳出（通常用稀钡或碘化油）；②术后禁食 3 小时，24 小时内禁用止咳剂；③定期胸部透视（或照片）观察造影剂排出、吸收情况；④部分患者造影后有发热、头痛等症状，要对症处理；⑤造影后肺内气体弥散能力明显降低，要恢复需 3 天左右，故 3 天内不宜手术。

2. 食管钡餐检查

（1）适应证：①凡有吞咽困难或不适感而原因不明；②食管癌明确诊断及了解病变范围以利于手术治疗；③食管外病变引起的食管变化，如喉癌、纵隔肿瘤、甲状腺肿瘤、纵隔淋巴结肿大压迫食管；④食管癌治疗前后对比及术后观察吻合口、瘘管等。

（2）禁忌证：除食管大出血时（如肿瘤出血、静脉曲张出血）暂禁检查外，无明确禁忌证。

（3）检查前准备：①一般不用禁食，但不宜进食后立即检查；②有食管梗阻、贲门痉挛严重梗阻及胃底贲门肿瘤，检查前 12 小时禁食；③疑有食管、气管瘘或食管纵隔瘘时，原则上不用钡剂，而用 40% 碘油或 60% 泛影葡胺。

3. 胃、十二指肠钡餐检查

（1）适应证：①食管、胃、十二指肠等消化道的先天性畸形；②消化道慢性炎症、溃疡、肿瘤、梗阻的检查，并了解其功能状态；③肝硬化、门静脉高压患者可通过钡餐检查诊断是否有食管静脉曲张；④消化道不明原因的出血；⑤消化道手术后复查或放、化疗后随访复查。

（2）禁忌证：①急性胃肠道大出血；②明显肠梗阻；③胃肠道穿孔。

（3）检查前准备：①检查前 12 小时禁食、禁饮水；②幽门梗阻严重者，检查前抽吸胃液。

4. 胃双重对比造影法

用于胃内气体不多患者，先服少量钡剂（约 100 mL）均匀地涂布胃壁，后服发泡剂进行观察。

（1）适应证：①常规胃肠检查发现可疑病变；②胃镜发现病变；③观察病变形态和病变表面的轮廓；④对胃内早期胃癌（表面型及凹陷型胃癌）诊断帮助较大。

（2）禁忌证：同一般胃肠检查。

5. 十二指肠低张力造影

在造影前应用一些抗胆碱类药物，使十二指肠处于低张状态，使其蠕动减弱甚至消失。

（1）适应证：①一般胃肠常规检查发现可疑情况；②高度怀疑胰头区病变；③对胰头区肿瘤及十二指肠本身占位性病变帮助大。

（2）禁忌证：①青光眼；②老年前列腺肿大。

6. 小肠造影检查

小肠造影检查主要用于小肠肿瘤，有两种不同方法。

（1）钡剂口服法：患者检查前禁食，服稀钡 250～300 mL，30 分钟后开始检查，后隔 1～2 小时观察 1 次。

（2）小肠灌肠法：以 M-A 管插入小肠后，经导管注入小量稀钡，主要为确定阻塞性质及病变情况，对诊断肿瘤有很大价值。

7. 结肠钡灌肠检查

结肠钡灌肠检查对结肠癌诊断及了解病变部位范围有很大帮助，为安全有效的检查方法，对结肠息肉病变及早期结肠肿瘤，可做结肠气钡双重对比造影检查。

（1）禁忌证：急性结肠炎、结肠穿孔或坏死、急性阑尾炎。

（2）检查前准备：①检查前 24 小时内，禁服对肠道有影响的药物；②检查前晚进食流质；③检查前要做肠道清洁，使粪便彻底清除。

（尹相林）

第四节　PET/CT 诊断技术

一、概述

正电子发射型计算机断层成像（PET）是利用 ^{11}C、^{13}N、^{15}O、^{18}F 等正电子核素标记或合成相应的显像剂，引入机体后定位于靶器官，这些核素在衰变过程中发射正电子，这种正电子在组织中运行很短距离后，即与周围物质中的电子相互作用，发生湮没辐射，发射出方向相反、能量相等（511 keV）的两个光子。PET 就是采用一系列成对的互成 180°排列并与符合线路相连的探测器来探测湮没辐射光子，从而获得机体正电子核素的断层分布图，显示病变的位置、形态、大小、代谢和功能，对疾病进行诊断。

PET 是利用人体正常组织结构所含有的必需元素——^{11}C、^{13}N、^{15}O、^{18}F（与 H 的生物学行为类似）等正电子发射体标记的显像剂，如脱氧葡萄糖、氨基酸、胆碱、胸腺嘧啶、受体的配体及血流显像剂等药物为示踪剂，以解剖图像方式，从分子水平显示机体及病灶组织细胞的代谢、功能、血流、细胞增殖和受体分布状况等，为临床提供更多的生理和病理方面的诊断信息。

PET/CT 是将 PET 和 CT 两个已经相当成熟的影像技术相融合，实现了 PET 和 CT 图像的同机融合，使 PET 的功能影像与螺旋 CT 解剖结构影像两种显像技术的优点融于一体，形成优势互补。一次成像既可获得 PET 图像，又可获得相应部位的 CT 图像及 PET/CT 融合图像，可同时获得病灶的功能代谢信息及准确的定位信息。PET 和 CT 结果可以相互印证，相互补充，使 PET/CT 的诊断效能及临床实用价值明显提高。目前，PET/MR 已经初步投入临床使用，虽然一些技术问题尚未完全解决，但随着科学技术的飞速发展，相信在不远的将来 PET/MR 会更加完善，为临床提供更多有价值的诊断信息。

二、图像分析

1. 正常图像

使用不同的显像剂，显像原理不同，获得的图像含义也不同。^{18}F-FDG 是葡萄糖的类似物，引入机体后在体内的分布与葡萄糖在体内的摄取、利用等代谢过程基本一致。例如，葡萄糖为脑部的最主要能量来源，脑部摄取率较高；软腭和咽后壁可出现形态规整的对称性的生理性浓聚；双肺示踪剂分布少而均匀；纵隔血池影较浓；肝及脾示踪剂分布稍多，而且也比较均匀；^{18}F-FDG 主要通过泌尿系统排泄，因此，双肾及膀胱内可出现明显的示踪剂浓聚；胃可出现生理性浓聚，腹部可见浓淡不均的肠影；全身其他部位轮廓及层次较清楚。

2. 异常图像

在 PET 显像图上出现示踪剂分布异常浓聚（高代谢灶）或稀疏缺损（低代谢灶）即为异常图像。高代谢灶是指病灶的示踪剂分布多于周围正常组织；低代谢灶是指病灶的示踪剂分布少于周围正常组织；有时也可出现病灶的放射性分布与周围正常组织相近的等代谢病灶。

3. 定量分析

PET 显像的本质是显示显像剂在体内的代谢分布状况，采用定量方法研究显像剂在体内的分布可为临床提供量化诊断信息，也是 PET 显像检查的优势之一。通过定量分析可获得葡萄糖代谢率、蛋白质合成速率、DNA 合成速率、氧代谢率等定量指标。在临床工作中，最常用的指标为标准化摄取值（SUV）。SUV 是描述病灶放射性摄取量的指标，在 ^{18}F-FDG PET 显像时，SUV 对于鉴别病变的良、恶性具有一定参考价值。由于 SUV 的影响因素较多，使用 SUV 鉴别病变良、恶性时，一定要结合病灶的位置、形态、大小、数量及病灶内的放射性分布等，同时要密切结合患者的病史和其他影像及客观检查结果进行综合分析。计算公式为：

$$SUV = \frac{C}{A/M}$$

式中，C 表示放射性浓度，A 表示给药的活度，M 表示患者体重。

此外，采用感兴趣区（ROI）技术计算 ROI 的位置、面积、像素的计数值之和、平均值、方差、标准差等定量参数。在对动态采集的数据进行分析时，利用时间—放射性曲线（TAC）分析方法可研究体内 ROI 的显像剂分布随时间的变化。对于双探头 SPECT 符合探测显像常用肿瘤/肿瘤值（T/NT）进行分析。

4. 图像分析中的注意事项

PET 图像中包含了大量的功能代谢信息，大多数功能信息对诊断有帮助，但也有部分信息存在诱导错误诊断的可能。因此，在进行图像分析时要注意加以鉴别。^{18}F-FDG 显像中很多生理、病理及其他因素都会影响 PET/CT 显像结果，如体位不适、肌肉紧张可出现相应部位肌肉生理性浓聚，声、光刺激可引起大脑相应功能区代谢增强，精神紧张及寒冷刺激可引起棕色脂肪 ^{18}F-FDG 高摄取，胃肠道蠕动可引起胃肠道 ^{18}F-FDG 高摄取，女性月经周期子宫及卵巢可出现生理性浓聚，尿液放射性可对泌尿系统及盆腔病灶产生影响，糖尿病、高血糖患者可降低病灶对 ^{18}F-FDG 的摄取，大量使用胰岛素可出现全身肌肉的 ^{18}F-FDG 高摄取，化疗药物或其他药物可引起骨髓及胸腺 ^{18}F-FDG 高摄取；由于炎性病变内的淋巴细胞、单核细胞等炎症细胞 ^{18}F-FDG 高摄取，可导致感染、活动性结核、炎性肉芽肿等表现。另外，某些恶性肿瘤，如低级别脑胶质瘤、高分化肝细胞癌、少部分肾脏透明细胞癌、黏液腺癌、印戒细胞癌、肺泡癌、少部分高分化腺癌等 ^{18}F-FDG 摄取不高，易出现假阴性结果。

一些生理性因素应尽量避免，如检查前让患者做好准备，使患者处于符合 PET/CT 检查需要的状态；对于一些难以避免的影响因素在图像分析时要注意加以鉴别，必要时可采用药物干预。特别应当重视同机 CT 提供的诊断信息，结合临床对 PET 和 CT 两种影像信息进行综合分析，相互补充、相互印证，为临床提供客观准确的诊断信息。

三、PET/CT 在肿瘤诊断中的应用

PET 对恶性肿瘤的诊断是基于示踪原理，利用肿瘤组织的一些特有的生物学或病理生理学及生物化学代谢特点，如恶性肿瘤组织生长快、代谢旺盛、糖酵解能力高，以及蛋白质、DNA 合成明显增加等，同时有些恶性肿瘤，如乳腺癌、前列腺癌、神经内分泌肿瘤等，肿瘤细胞存在某些受体（如雌激素、雄性激素、生长抑素受体等）或抗体高表达现象。利用恶性肿瘤的这些病理生理改变，采用正电子核

素标记葡萄糖、氨基酸、核苷酸、受体的配体或抗体等为显像剂，引入机体后在病灶内聚集，经 PET 显示肿瘤的位置、形态、大小、数量及显像剂的分布状况，属于肿瘤阳性显像，突出病灶。

1. 肿瘤的良、恶性鉴别

肿瘤的良、恶性鉴别是临床经常遇到的问题，CT、MRI 等现代影像技术解剖结构显示清楚、空间分辨率及组织分辨率高，但是在肿瘤的良、恶性鉴别方面有一定的局限性。PET/CT 可从分子水平、从不同角度提供病灶的生物学特征信息，为肿瘤良、恶性鉴别提供更多依据。

目前，^{18}F-FDG 是临床最常用的 PET/CT 显像剂，通常 CT 见到肿物，^{18}F-FDG PET 显示肿瘤组织代谢增高是诊断恶性肿瘤的重要依据之一。^{18}F-FDG PET/CT 在脑胶质瘤的诊断及分级方面具有重要的临床应用价值。例如，星形胶质细胞瘤 I 级，^{18}F-FDG PET 表现为低代谢影像，病灶的放射性分布可低于周围正常脑组织；星形胶质细胞瘤 II ~ III 级可表现为高代谢病灶；星形胶质细胞瘤 III、IV 级表现为高代谢病灶，病灶放射性异常浓聚，甚至可以高于相邻脑皮质，肿瘤内部的出血、坏死相应部位可表现为放射性缺损。因此，根据星形细胞瘤病灶对 ^{18}F-FDG 的浓聚程度可以鉴别其良、恶性。^{11}C-蛋氨酸（^{11}C-MET）为非大脑供能显像剂，^{11}C-MET PET/CT 正常脑组织本底低，T/NT 比值高，对低级别胶质瘤的检出优于 ^{18}F-FDG。

^{18}F-FDG PET/CT 对于肺癌、头颈部肿瘤（鼻咽癌、喉癌等）、恶性淋巴瘤、食管、胃肠道恶性肿瘤、胰腺癌、肝癌、肾癌、膀胱癌、前列腺癌、乳腺癌、宫颈癌、子宫恶性肿瘤、卵巢癌、原发性骨恶性肿瘤（如骨肉瘤、软骨肉瘤、尤文肉瘤等）、横纹肌肉瘤、平滑肌肉瘤、黑色素瘤、胸膜间皮瘤等恶性肿瘤的诊断及鉴别诊断均具有重要的临床应用价值。

以下两点值得注意。①部分增殖快、代谢高的良性病变，如活动性结核、隐球菌性肉芽肿、急性感染灶、脓肿、结节病、甲状腺高功能腺瘤等可出现 ^{18}F-FDG 高摄取，导致假阳性结果。尤其在我国结核患者相对较多，应注意排除活动性结核的干扰。②恶性肿瘤对 ^{18}F-FDG 多表现为高摄取，但有时也会出现假阴性结果。例如，高分化肝细胞癌、部分肾脏透明细胞癌由于肿瘤细胞内含有一定水平的葡萄糖-6-磷酸酶，可将进入肿瘤细胞并经己糖激酶催化生成的 6-磷酸-^{18}F-FDG 水解，去掉 6-磷酸生成 ^{18}F-FDG，^{18}F-FDG 可通过细胞膜被肿瘤细胞清除，PET 显像无 ^{18}F-FDG 浓聚，出现假阴性结果；还有部分特殊细胞类型的恶性肿瘤，如细支气管肺泡癌、类癌、部分印戒细胞癌、黏液囊腺癌、部分高分化腺癌、分化型甲状腺癌、分化程度较高的前列腺癌等可出现假阴性结果。临床初步研究证明 ^{11}C-乙酸可弥补 ^{18}F-FDG 对高分化肝细胞癌诊断的不足，^{11}C-胆碱可弥补 ^{18}F-FDG 对高分化肝细胞癌、前列腺癌、分化型甲状腺癌诊断的不足。随着新显像剂的研发成功，假阴性和假阳性问题也将逐步得到解决。

2. 肿瘤分期

恶性肿瘤的转移灶与原发灶具有组织学的同源性，故有相似的代谢特点，^{18}F-FDG 是一种广谱恶性肿瘤显像剂，是以解剖图像方式显示肿瘤组织的葡萄糖代谢情况，属于肿瘤阳性显像，突出肿瘤病灶，而且一次注射就能很方便地进行全身显像检查，对于全身各个组织脏器，包括淋巴结、骨骼等的转移灶均能清楚显示。对于纵隔、肺门、腹腔、盆腔等解剖结构复杂部位淋巴结转移灶的检出具有明显的优势，特别是对 CT、MRI 难以检出的小淋巴结转移灶具有重要的临床价值。^{18}F-FDG PET/CT 对肾上腺及肝内的小转移灶检出率高；由于大脑皮质对 ^{18}F-FDG 高摄取，颅内转移灶影像表现不一，^{11}C-胆碱 PET/CT 对于颅内转移灶的检出明显优于 ^{18}F-FDG PET/CT。但是，对于颅内小转移灶的检出 PET/CT 不如 MRI，阅片时应注意结合 MRI。

国内、外大量临床研究证实，经 ^{18}F-FDG PET/CT 检查，有 30% ~ 40% 的恶性肿瘤患者提高临床分期，进而改变了临床治疗方案。^{18}F-FDG PET/CT 可全面客观地了解恶性肿瘤的全身累及范围，为准确进行肿瘤分期、临床治疗方案的决策提供科学依据。

3. 评价疗效

在恶性肿瘤治疗过程中，若早期了解肿瘤对治疗的反应，可以及时调整治疗方案，免除无效而且具有不良反应的治疗，赢得治疗时间，使患者获得最大的治疗效果。肿瘤对放疗、化疗有效的反应首先表现为代谢降低、肿瘤的增生减缓或停止，随后才出现肿瘤的体积缩小或消失。PET 提供的是功能代谢信息，可在治疗的早期显示肿瘤组织的代谢变化，对于早期评价疗效具有重要意义。

4. 监测复发及转移

恶性肿瘤治疗后出现复发或转移是影响患者生存期的主要因素之一，早期发现肿瘤的复发及转移，可以及时采取治疗措施，延长患者的生存时间，提高生存质量。特别是肿瘤标志物增高时，PET/CT 检查对于发现复发及转移病灶具有重要意义。

5. 肿瘤残余和治疗后纤维组织形成或坏死的鉴别

恶性肿瘤经过手术、放疗、化疗以后，病灶局部出现的变化，CT 或 MRI 等影像学检查有时难以鉴别是治疗后纤维瘢痕形成或坏死，还是肿瘤残余。PET/CT 在这方面具有明显的优势，因为残余肿瘤组织的代谢率明显高于治疗后形成的纤维瘢痕或坏死组织。

6. 寻找恶性肿瘤原发灶

未知原发灶的肿瘤是指有明确的转移灶，而未发现原发灶者。临床上常常是首先发现淋巴结或其他组织脏器的恶性肿瘤转移灶或血清肿瘤标志物明显增高，其中有少部分患者经过常规影像学方法可以检出原发灶，但是，仍有大部分患者不能检出原发灶。^{18}F-FDG 是一种广谱的恶性肿瘤代谢显像剂，PET/CT 具有常规全身扫描的特点，可以方便、直观地了解全身组织脏器各个部位 ^{18}F-FDG 的分布情况，同时恶性肿瘤的转移灶与原发灶具有组织学的同源性，代谢特点相似，因此，^{18}F-FDG PET/CT 全身显像对于寻找恶性肿瘤原发灶具有明显优势。

临床研究结果证明 ^{18}F-FDG PET/CT 对未知原发灶的恶性肿瘤检出灵敏度为 30% ~ 50%，常见的部位为肺尖、肺门、肺内侧野、主动脉旁、食管下段、甲状腺、舌部、涎腺、鼻咽部、咽喉等部位。病灶过小的肿瘤及某些特殊类型肿瘤，如前列腺癌、肾脏透明细胞癌、高分化肝细胞癌等，^{18}F-FDG PET/CT 可出现假阴性，定期复查及使用其他显像剂，如 ^{11}C-蛋氨酸、^{11}C-胆碱、^{11}C-乙酸等可提高检出率。

7. 指导临床活检

PET/CT 全身显像可明确肿瘤原发灶及全身累及情况，高代谢部位多为肿瘤细胞集中而且增殖活跃的部位。PET/CT 全身扫描有利于帮助临床医师选择表浅、远离血管和神经等重要解剖结构部位的高代谢病灶进行活检，容易获得正确诊断信息。

8. 指导放疗计划

放疗是一种肿瘤局部治疗方法，放疗追求的目标是最大限度地将放射剂量精确地分布到所要照射的靶区内，而且最大限度降低肿瘤靶区周围正常组织的受照剂量，以获得最大治疗效益。适形放疗是一种新的放疗技术，可使放射高剂量的立体形态和肿瘤形态相适合，达到基本一致。适形放疗的关键是获得肿瘤在人体内的位置大小的三维分布信息，这主要是借助于各种断层影像手段，如 CT、MRI、PET/CT 等。因此适形放疗就是要获得肿瘤三维重建图像并对肿瘤组织勾画三维分布的靶区，对靶区施加不同入射角度和线束的照射。

在临床实践中遇到的一个重要问题是如何确定靶区的位置和范围。CT 和 MRI 主要提供了人体的解剖结构信息，因此，在确定放疗靶区时大多是依靠 CT 图像来勾画解剖意义的分布靶区。PET/CT 可以提供多种肿瘤生物学因素决定的治疗靶区内放射敏感性不同的区域，即生物靶区（biological tumor volume，BTV）。例如，^{18}F-FDG 可以反映肿瘤组织的葡萄糖代谢情况，^{18}F-FMISO 可以显示肿瘤组织的乏氧情况，^{11}C-蛋氨酸可检测肿瘤蛋白质代谢，^{18}F-FLT 可检测肿瘤核苷酸代谢等。由于肿瘤细胞对以上因素的反应不同，靶区的范围也有一定差异。随着新的 PET 显像剂的研发，将 CT、解剖靶区与 PET 显示的生物靶区相结合进行综合分析，可以为放疗计划提供更加精准、可靠的信息。

9. 非肿瘤学应用

^{18}F-FDG 是葡萄糖的类似物，^{18}F-FDG PET/CT 反映病灶及组织器官的葡萄糖代谢情况，一些急性感染性病灶可表现为 ^{18}F-FDG 高摄取，因此可用于评价感染病灶。^{18}F-FDG 显像在癫痫患者脑部致病灶定位、心肌梗死患者心肌存活估价等方面也有重要价值。

（尹相林）

第二章

脑部肿瘤

第一节　脑转移瘤

一、流行病学

脑转移瘤的发病率约为（8.3～11）/10 万，随着现代肿瘤诊断治疗技术的不断成熟与推广应用，肿瘤患者存活时间的延长，临床脑转移瘤的发生率不断攀升，脑转移瘤已成为成年人最常见的颅内肿瘤，有报道称脑转移瘤与原发脑肿瘤的比例高达 10 : 1，即 90% 的脑肿瘤是脑转移瘤（远远高于以往文献报道的 10%～15%），脑转移瘤已成为人类重要死亡原因，约有 20% 肿瘤患者死于脑转移。因此，脑转移瘤的个体化、优化治疗对于延长患者的生存期和改善生存质量具有重要意义。

转移瘤多见于 40～50 岁的中年人群。因原发肿瘤部位与性质不同，转移瘤的发生率各不相同，一些类型的肿瘤具有较高的转移率（如恶性黑色素瘤为 60%，肺癌为 40%），一些肿瘤较早发生转移（如小细胞肺癌），一些则相反（如非小细胞肺癌）。然而由于肿瘤发病率的不同，实际脑转移瘤的患者比例更为复杂，美国某癌症中心报道，其收治的 2 700 例脑转移瘤中，最常见的原发肿瘤来源分别为：肺癌 48%，乳腺癌 15%，泌尿生殖道肿瘤 11%，骨肉瘤 10%，黑色素瘤 9%，头部和颈部癌症 6%，神经母细胞瘤 5%，胃肠道癌症 3%，淋巴瘤 1%。脑转移瘤具有明显的性别差异，男性患者以肺癌最高，女性患者以乳腺癌居首位。但仍有 5%～10% 脑转移瘤利用现有技术尚不能查找到原发病灶，而成为隐源性脑转移瘤。

尽管大宗病例统计肿瘤患者诊断脑转移瘤仅有 8.5%～9.6%，恶性肿瘤患者尸检 20%～45% 可发现脑转移，其中半数以上是多发转移瘤，80%～85% 转移瘤在幕上，10%～15% 在小脑，3%～5% 在脑干等深部结构，但脑转移瘤也可发生于垂体、脉络膜、松果体及脑膜、颅骨等任何结构。

二、病理

脑转移瘤主要分布于血供丰富的额顶叶，以微小血管集中的灰白质交界区最为常见，肿瘤常呈现不明显的侵袭性推挤或膨胀性生长，类球形生长，因瘤周水肿明显，边界常十分清晰。肿瘤可能在不同时间转移，随血流累及不同的部位，因此，转移瘤可能在双侧半球不同脑叶或部位生长，大小不一，较大病变可呈现明显的占位效应，部分患者也可能在较局限范围出现大小不等的瘤结节。

光镜观察：根据性质不同，是否二次转移，是否中心囊变、坏死、出血等多种原因，可能部分保留原始肿瘤细胞与间质结构特征，有利于推测原始病灶，进行原发病灶搜寻；可能尚能进行细胞来源分类，如腺癌、鳞癌、透明细胞癌等；有时仅能区分为难以分类的转移瘤。免疫组化检查可协助定性诊断。肿瘤内常没有明显的神经或胶质细胞，肿瘤可有包膜或分叶性生长推挤周围脑组织结构形成假性包膜。周围脑组织呈现较明显的脑水肿与少许炎性细胞浸润。较大或生长迅速的肿瘤可能出现中心性坏死、液化、囊变或肿瘤卒中改变。腺癌可有明显的分泌颗粒或腺囊肿形成。

三、临床表现

脑转移瘤是同时或分别发生的颅内散在多发病变，故其临床症状与体征可能千变万化、各不相同，年轻患者可能以颅内压增高为首发症状；老年患者可能以智能障碍、动作迟缓、语言障碍为主诉；累及功能区则可能出现偏瘫、失语，甚至局限性癫痫等症状。有基础疾病患者，则可能是在原疾病基础上出现神经系统症状。

1. 颅内压增高

多发病变、脑水肿严重或年轻患者或累及脑脊液循环通路，常以颅内压增高症状与体征为主要临床特点，根据累及部位不同而略有差异，头痛（70%）是最常见的临床表现。严重患者会因为颅腔间压力差别，而诱发脑疝，甚至危及生命。

2. 局灶神经损害

脑转移常分布于血供最丰富的大脑半球，尤其是额颞顶叶或颞顶枕叶，加之具有小病变大水肿的特点，因此，脑转移瘤常会较早期出现神经定位损害症状与体征：偏瘫、失语、视野缺损、智能障碍（30%）、意识障碍等，并成为就诊的主要原因。部分患者可能以神经刺激症状（癫痫30%～60%）为首发症状。个别病例会因为并发瘤卒中或脑供血不足而表现为卒中样起病。累及蛛网膜、硬脑膜可出现头痛、呕吐、脑膜刺激征。

3. 原发疾病表现

部分患者具有原发肿瘤疾病基础，能询问到原发疾病、病理诊断、治疗与演变情况，目前系统疾病症状与体征。极少数患者可能因为时间间隔长或曾经进行脑部病变筛查呈阴性，而忽略相关病史，应详细询问。

四、辅助检查

转移瘤辅助检查同颅内肿瘤，但脑转移瘤也存在一定的特殊性，简述如下。

转移瘤以血源性、多发性转移为主，因此，脑内转移瘤常呈现不同部位、不同生长时期（不同体积）病灶共存的现象，因此影像诊断特别强调可能存在的微小病灶的早期诊断，即尽可能显示可能存在的微小病灶，建议对于考虑转移瘤或平扫多病灶水肿改变者，使用双倍增强剂薄层对比扫描，有条件推荐MRI薄层（层厚≤2 mm）强化扫描。

MRI在微小病变显示方面优于CT，有报道MRI强化扫描可在约20%的CT单发脑转移瘤患者发现多发病变。一般以下情况需要进行增强MRI检查：①增强CT显示准备手术或放射外科治疗的单发或两个转移，KPS≥70；②恶性疾病患者，增强CT阴性，但病史强烈提示脑转移瘤的存在；③CT尚不足以排除非肿瘤性病变（如脓肿，感染，脱髓鞘疾病，血管病变）。弥散张量成像有利于环状强化病灶的鉴别诊断。

部分系统肿瘤容易发生颅内转移，确立诊断和定期复查以及颅内病变治疗后复查时，均应该常规进行脑增强CT或MRI扫描，以期早期发现颅内转移，及时治疗。

当疑诊癫痫，但现有证据尚不足以支持时，建议安排脑电图检查。

怀疑癌性脑膜炎时，需要脑脊液细胞学和脊髓增强MRI检查。

定性困难或诊断不清时，建议进行系统腹部脏器、前列腺、子宫附件、乳腺彩色超声波，肺部强化CT，血清肿瘤标志物、纤维内窥镜（食管、胃肠、支气管）检查，协助搜索原发病灶，以及时开展全身疾病的综合治疗。但指南推荐：在原发性肿瘤不清楚的患者建议进行胸部/腹部CT、乳腺X线检查。但如果缺乏特殊症状或者脑活检可疑结果提示，不必安排进一步的广泛搜索性检查。[18]F-FDG PET在检测原发肿瘤方面有一定价值，诊断困难时应进行核酸代谢PET检查。

以下情况应安排（立体定向或开放手术）获取组织诊断：①原发肿瘤不明确；②患者是一个长期幸存者，器官癌症控制良好；③病变的MRI不具备脑转移瘤的典型特征；④临床疑诊脑脓肿（发热，假性脑膜炎）。

对脑转移瘤的组织病理学研究——免疫组织化学染色筛查组织、器官或肿瘤特异性抗原或基因表达，可能在搜查原发病器官方面提供有价值的信息，由此引导进一步的有针对性的特殊检查。应在有条件单位推广并逐步过渡为常规检查。

五、治疗

医生需要在决策建议前综合考虑：患者年龄，患者的症状，全身性疾病的现状，患者的神经功能状况，患者的医疗条件，是否存在其他器官的转移，既往全脑放疗（WBRT）历史，脑部既往处置，家庭对患者的关注和神经认知功能的风险承担能力，患者的意愿等。转移瘤作为全身性疾病，应遵循急救优化治疗原则，即可能立即威胁患者生命的病损优先处理，相对稳定患者首先处理重要结构、功能区病变，转移病灶稳定及时处理原发病灶。传统的手术、化疗、放疗、生物靶向治疗已成为现代脑转移瘤的基本治疗方案，而中医治疗、免疫治疗、支持治疗也是综合治疗的重要方面。因此，脑转移瘤是一种系统性疾病，需要系统的多学科联合个体化优化综合治疗，才能取得理想的治疗效果——长期的成活与良好的生活质量。

（一）一般治疗及支持治疗

1. 饮食与护理

高营养、富含纤维素饮食，可结合中医治疗。加强心理护理，注意保持患者乐观情绪，并注意合理安排饮食与辅助药物治疗，保持大小便通畅。

2. 脱水剂的合理使用

没有颅内压增高的患者无须使用脱水剂；病情稳定或脱水剂敏感者，建议间断低剂量使用脱水剂；慢性颅压增高可使用甘油果糖制剂以避免反跳。脱水治疗患者必须密切监测和维持水电解质平衡，应警惕栓塞性疾病的发生。

3. 糖皮质激素

类固醇会降低瘤周水肿或缓解放疗的急性不良反应，但无症状的患者不需要类固醇治疗。如果需要，请选择地塞米松，每日 2 次给药已经足够。起始剂量应不超过 4 ~ 8 mg/d。但症状严重的患者，包括意识障碍或有其他颅内压增高的迹象者，可能会受益于高剂量（≥16 mg/d）治疗。在开始治疗的 1 周内尝试减少剂量，如果可能的话，患者应该 2 周内逐渐减量停止使用类固醇。如果不能完全脱离，推荐使用可能的最低剂量。

4. 抗癫痫药物

不应该预防使用抗癫痫药物。在联合化疗药物的患者发生癫痫，需要抗癫痫药物治疗时，应避免使用有酶诱导作用的抗癫痫药物。

5. 静脉血栓预防

静脉血栓栓塞症患者应用低分子肝素是有效且耐受性良好的初始治疗和二级预防。推荐抗凝治疗持续 3 ~ 6 月。外科手术患者推荐预防治疗。中国高凝状态患者相对较少，一般术后早期或非卧床患者，不推荐常规使用。

（二）化疗

脑转移瘤为中枢神经系统外生性肿瘤，而血脑屏障常阻止大部分化疗药物的有效进入，因此单一化疗效果不甚满意。化疗是敏感肿瘤颅外病灶的有效治疗手段，放疗可能损伤并部分开放血脑屏障，可为化疗创造条件，而有利于协同抗肿瘤作用。部分生物治疗与化疗具有协同作用。因此，推荐联合放化疗、联合化疗生物靶向治疗。替莫唑胺、VM26 有一定的血脑屏障通透性，并对许多神经系统外肿瘤有效，推荐联合其他敏感药物多药化疗。高龄、长期卧床、卡诺夫斯凯评分（KPS）< 60 分者不推荐化疗。

（三）手术治疗

具有明显占位效应与颅内压增高的脑转移瘤患者是手术摘除脑转移瘤的指征。通常病变体积较大、单发、全身疾病控制良好，能耐受手术、耐受射线、诊断不清需要手术明确诊断者，是手术治疗适应证。

（四）放疗

现代放疗包括常规外照射（WBRT）、立体定向放疗［SRT，适形放疗（CRT），适形调强放疗（IMRT）］、放射外科（SRS，包括伽马刀、X 刀、诺力刀、射波刀、质子治疗等）三类，根据病情需要与医疗条件选择，均是脑转移瘤的重要治疗手段。因为脑转移瘤以血行转移为主，而由于其在时间与空间上的差异，脑内可能不同部位都存在肉眼或影像学不能显示的微小病灶，WBRT 就是颅内多发转移瘤的重要首选治疗手段，尤其适合对放射线敏感的转移性肿瘤，新近推荐方案 30 Gy/10F 或 37.5 Gy/15F 与手术、SRS 的补救或联合治疗措施。但肿瘤也可能单发或偶发，加之 WBRT 明显的神经损害，具有明显放射物理优势的 SRS 也是单发或少发转移瘤的首选措施之一。WBRT + SRS 或 SRS + WBRT 可提高脑转移瘤的局部控制率，并降低新发与复发脑转移瘤发生率，仍为指南所推荐。对于体质较差、颅内多发、体积较大患者，WBRT 后明显的肿瘤残留，则首推 SRT 补量更为安全。

1. 适应证

脑转移瘤由于主要是血行转移的外生性恶性肿瘤，肿瘤贴附破坏血管壁局部生长，相对于脑组织而言常为非侵袭性、膨胀性生长为主，因此脑转移瘤是病灶内无脑神经组织的类球形病变，瘤周水肿明显而边界十分清楚；肿瘤周围水肿广泛常导致较早期出现临床症状，而诊断确立时肿瘤相对较小；而肿瘤增殖活跃对放疗敏感，因此，血源脑转移瘤属于单次放射外科治疗的理想适应证。

国际放射外科协会脑转移瘤临床治疗指南治疗适应证：①新诊断单个或多发脑转移瘤，影像学上无明显占位效应；②单个或多发脑转移瘤全脑放疗后补量治疗；③全脑放疗后复发脑转移瘤；④切除术后残留肿瘤。

国内大宗病例总结，建议适应证：①以肿瘤平均直径 < 3 cm，最大直径 ≤4 cm 为宜；②绝大部分患者可一次完成治疗，一次治疗 4 个病灶以内为宜；③对于转移瘤直径小于 2 cm 者，一次可治疗 6 ~ 8 个病灶；④对转移瘤病灶较多、肿瘤体积较大的患者可以分次治疗；⑤治疗前有颅内压增高者不能完全视为禁忌证，可以在使用甘露醇和激素基础上进行治疗。

对于不能耐受手术的大体积病变与紧邻敏感结构病变可采用分次立体定向放疗，通过降低单次治疗给量，降低正常结构损伤，并改善晚期迟发性反应。分次 X 刀、诺力刀、射波刀、质子治疗均可以开展该方面工作。

2. 禁忌证

病变体积较大，直径在 4 cm 以上，具有明显的占位效应（中线移位 ≥0.5 ~ 1.0 cm），弥散病变，颅内压增高明显是治疗禁忌证。患者一般情况差，明显脑外病变，预计生存期短于 2 ~ 3 个月者，属于相对禁忌证。

（五）生物靶向治疗

非中枢神经系统肿瘤的生物靶向治疗相对比较成熟，若患者有原发肿瘤手术史，应完善肿瘤生物生物学与免疫组化检查，根据阳性表达的特殊生物靶位选择特异性靶向药物治疗，将是重要的联合治疗手段。如表皮生长因子受体抑制剂吉非替尼可用于非小细胞肺癌脑转移瘤的治疗。参见本书颅内肿瘤个体化综合治疗。

（六）原发疾病与非中枢神经系统转移瘤治疗

脑转移瘤的绝大部分为血行播散转移瘤，属于远处转移肿瘤，因此，系统综合治疗十分重要，在很大程度上远期预后更多地取决于原发疾病与非中枢神经系统转移瘤转归，应予重视。根据所患肿瘤性质、放化疗敏感性、原发灶治疗与控制情况、脑外病灶情况、患者一般情况、有无其他系统疾病，以及患者家庭治疗愿望与经济情况，甚至风险承受能力等因素，进行综合考虑，合理安排诊治顺序，积极开展多学科联合治疗，获取最大的治疗收益。

（七）随诊康复治疗

脑转移瘤多是已远处转移的肿瘤，长期疾病对于家庭与个人均是严重的消耗战，向患者及其家属介绍必要的肿瘤防治常识与书籍，以确保我们共同努力及时发现可能的"残敌"或"新发敌情"，并及时消灭，或维持于可控状态，这就需要治疗后定期、长期的门诊与影像学复查，以及病情变化时的及时复诊、复查。

（王宇超）

第二节　脑膜瘤

脑膜瘤是起源于脑膜及脑膜间隙的衍生物，大部分来自蛛网膜细胞，也可以发生在任何含有蛛网膜成分的地方，如脑室内的脉络丛组织。

一、流行病学

脑膜瘤约占所有颅内肿瘤的 15% ~ 20%，是最常见的颅内良性肿瘤，居颅脑原发性肿瘤发病的第二位。脑膜瘤是脑组织外的肿瘤，发病率为 2/10 万，常在成年后发现，多见于女性，90% 为良性，非典型性为 6%，恶性脑膜瘤为 2%。而在儿童，发病率为 1% ~ 40%，无明显性别差异。随着 CT 及 MRI 技术的应用，许多无症状的脑膜瘤常为偶然发现。

二、病原学

脑膜瘤的发生并非单一因素造成，可能与颅脑外伤、放射性照射、病毒感染以及并发双侧听神经瘤等因素，而造成内环境改变和基因变异有关。这些病理因素的共同特点是：使细胞染色体突变，或细胞分裂速度增快。

有研究表明，高剂量或长期低剂量的放射线可改变 DNA 结构，从而诱发出颅内包括脑膜瘤在内的颅内肿瘤。有文献甚至报道了放疗诱发脑膜瘤的病例，但经过伽马刀照射治疗后，仍能产生出良好的效果。另外，Kondziolka D 报道一组 18 年间所治疗的大样本病例：972 例脑膜瘤患者、1 045 个肿瘤，采用伽马刀治疗后，未见到因伽马刀而诱发出新的肿瘤。

三、病理学特点

脑膜瘤呈球形生长，与脑组织边界清楚，属于脑组织外的肿瘤。瘤内坏死可见于恶性脑膜瘤。常见的脑膜瘤有以下各型：①内皮型；②成纤维型；③血管型；④砂粒型；⑤混合型或移行型；⑥恶性脑膜瘤；⑦脑膜瘤肉瘤。

四、临床表现

一般来讲，脑膜瘤的好发部位是与蛛网膜颗粒分布情况相平行的，多分布于大脑凸面、大脑镰、矢状窦旁、鞍结节、海绵窦、桥小脑角（CPA）、小脑幕等。

由于脑膜瘤一般生长缓慢，病程相对较长，主要表现为局灶性症状，根据不同的部位、肿瘤占位效应压迫，而产生相应的神经功能障碍。

五、辅助检查

1. CT 检查

脑膜瘤 CT 平扫和增强扫描的发现率分别为 85% 和 95%，其 CT 表现与病理学分类密切相关。在 CT 平扫，脑膜瘤表现为边界清楚，宽基底附着于硬脑膜表面，与硬脑膜呈钝角；可呈现骨质的改变。注射对比剂后，90% 明显均匀强化，10% 呈轻度强化或环状强化。

2. MRI 检查

MRI 平扫绝大多数脑膜瘤具有脑外肿瘤的特征，即灰白质塌陷向内移位，脑实质与肿瘤间有一清楚的脑 - 瘤界面。T_1WI 上，多数肿瘤呈等信号，少数为低信号。增强扫描后，脑膜瘤多有明显强化。40% ~ 60% 的脑膜瘤显示肿瘤邻近硬脑膜强化，此即硬脑膜尾征。该征出现可提高脑膜瘤诊断的特异性，研究表明，硬脑膜尾征形态有助于区别良、恶性脑膜瘤。良性脑膜瘤的硬脑膜尾征细长规则，而恶性脑膜瘤的则为短粗不规则。

3. 其他检查

其他检查包括头颅 X 线平片、脑血管造影、脑电图等，目前已经不常用。

六、诊断

脑膜瘤的诊断依靠：①临床表现；②影像学，如 CT、MRI 的特征性表现；③其他发现，如颅骨受累、钙化，供血动脉和引流静脉扩张。

七、治疗

（一）治疗方法的选择

（1）开颅手术全切肿瘤是脑膜瘤的经典性治疗，对于大脑凸面、镰窦旁、蝶骨嵴外侧、嗅沟脑膜瘤，能够做到肿瘤全切。对于累及岩骨斜坡、海绵窦、鞍结节的脑膜瘤，为保留神经功能，很多情况下只能部分切除。

（2）脑膜瘤是理想的放射生物学靶区，单次高剂量照射具有效的生物学作用。伽马刀放射外科治疗能够高度地适形性聚焦肿瘤，而保留周围正常脑组织。

（3）脑膜瘤由于肿瘤生长缓慢，有利于长期观察肿瘤的疗效和安全性。

（4）伽马刀治疗脑膜瘤的有效控制率为 90% ~ 95%，致残率极低。放射外科对于无症状性、中小型脑膜瘤具有极佳疗效，是开颅术后残留的脑膜瘤、复发性脑膜瘤理想的治疗方法。

（5）治疗伽马刀立体定向放射外科尤其适合于手术风险大、功能区、中小肿瘤、无法手术患者、老年患者。放射外科伽马刀可作为手术的替代性治疗，成为一线性治疗术后残留、复发病灶的方法，对于某些脑膜瘤患者甚至是首选性治疗。而常规普通放疗逐渐退居二线，只对部分病例采用，多用于偏恶性较大肿瘤的治疗。

（6）对于手术不能切除，而伽马刀、放疗又可能会失败的患者，才考虑采用激素治疗或化疗。由于普通放疗更容易破坏血脑屏障，一方面可能会加重水肿，另一方面能够使化疗药物更容易通过血脑屏障，增强化疗药的疗效，即对化疗有协同作用。化疗也多用于偏恶性病灶（即血脑屏障容易开放的病灶）的治疗，且多联合普通放疗。根据目前的资料，hydroxyurea 是比较好的化疗药物，对复发性肿瘤有一定的作用。

（二）立体定向放射外科伽马刀治疗

目前来讲，神经外科开颅手术和立体定向放射外科伽马刀治疗是脑膜瘤治疗的主要方法，其中，开颅手术切除是脑膜瘤治疗的经典方法，能够迅速解除肿瘤的占位性效应、缓解颅内压增高症状。但对于位于重要神经血管结构部位的脑膜瘤，开颅手术常不能完全切除。据统计，颅内各部位脑膜瘤的手术全切除率仅为 44% ~ 83%：凸面脑膜瘤为 98%，眶部和嗅沟脑膜瘤分别为 80% 和 77%，海绵窦脑膜瘤为 57%，颅后窝和蝶骨脑膜瘤分别为 32% 和 28%。脑膜瘤术后脑水肿的发生率几乎为 100%，均需要激素及甘露醇脱水治疗。肿瘤复发率为 10% ~ 26%，颅底脑膜瘤高达 40% ~ 50%，平均复发时间约为 4 年。且还有很多患者不适合行开颅手术治疗。因此，需要一种安全、有效的方法作为替代性辅助治疗。而立体放射外科伽马刀治疗正满足了这方面的需要，在脑膜瘤的治疗中，起着越来越重要的作用。

1. 立体定向放射外科伽马刀治疗原理

立体定向放射外科是采用立体定向三维技术，将许多窄束放射线（γ 射线、X 射线、质子束）精确地集中聚焦到治疗靶区，一次性致死地摧毁靶区内的组织，以达到类似于外科手术切除的治疗效果。由于靶点区域放射剂量场梯度极大，既能使达到靶点的总剂量是致死量，又可使靶点周围组织不受放射线的破坏，毁损灶边缘锐利如刀割整齐，故称伽马刀、X刀（诺力刀、射波刀）、质子刀。目前，立体定向放射外科技术最常用的是伽马刀，很多立体定向放射外科的经典理论都是由伽马刀衍生而来的。

在临床上，有Ⅳ类放射靶区，良性脑膜瘤是Ⅱ类靶区的典型代表，即晚反应正常组织包绕晚反应靶组织。此类靶区的特点是：肿瘤边界清楚，通常不累及脑实质。由于治疗靶区病灶的受照射剂量相对较大，属于致死性高剂量，虽然脑膜瘤及脑膜肉瘤对于放疗相对不太敏感，但仍具有良好的效果。

2. 伽马刀治疗脑膜瘤的可行性

伽马刀治疗脑膜瘤是可行的，具体表现如下。

（1）脑膜瘤因素。

1）脑膜瘤多为良性肿瘤，通常具有完整的包膜，呈非浸润性生长，与脑组织分界清楚，并且在CT和MRI上易于强化，可以清晰显示不规则或小的脑膜瘤。

2）脑膜瘤生长缓慢，允许伽马刀的放射生物学效应充分发挥；有利于长期观察肿瘤的疗效和安全性。

3）脑膜瘤多血供丰富，较高的放射剂量照射后产生迟发性血管闭塞，造成脑膜瘤内缺血性坏死。

（2）放射外科因素，即适形性和选择性，适形性指边缘剂量曲线形状同病灶的三维形状相适合，强调病灶内部高剂量；选择性是同适形密切相关的，强调尽量减少病灶外正常脑组织受照剂量。

3. 放射外科的治疗原则及适应证

（1）治疗原则：同颅内其他良性肿瘤，即有临床症状或影像学有增长趋势。

（2）治疗目的：长期控制肿瘤生长、保留神经功能、提高患者的生活质量。伽马刀放射外科治疗强调疗效的长期性、良好的生活质量，而非单纯肿瘤影像学上的缩小。

（3）适应证：同颅内其他良性肿瘤。

1）中、小型深部肿瘤。

2）开颅术后残留、复发脑膜瘤。

3）不适合开颅手术的高危人群，如老年人、并发多种系统疾病患者。

4. 伽马刀治疗脑膜瘤的步骤

（1）上头架：尽量使肿瘤位于头架的中心，减少MRI伪迹变形影像。对于预计靠近头钉处的部位，仍避免伪迹情况。由于CT定位伪影较大，需要预估伪影可能的路径，避免伪影对治疗病灶靶区产生影响，必要时可以上三个钉子。对于位于颈静脉孔区的肿瘤，肿瘤颅外的区域仍有很多的残留，应尽量使头架基环靠下方一些。另外，由于欧美人的头颅形态同亚洲人有一定的差异，亚洲人前后左右径向有时几乎相差不大，这样对于颞叶边缘处的肿瘤，在Perfexion之前的机型很难做到。可以上三个钉子、同时转动头部，使病灶更靠近中心一些。

（2）影像定位：通常采用MRI定位，采用3D-TOFF模式，全面扫描。对于单发病灶，只扫描病灶处即可。但对于多发病灶、恶性脑膜瘤，特别是神经纤维瘤病患者，应从颅底到颅顶全面扫描，就像多发性脑转移瘤的扫描方式，以检测到新发病灶或脑膜增厚可能发生脑膜瘤处。由于脑膜瘤的增强明显，且一般比较均匀，故只做增强扫描即可。

（3）剂量规划。

1）制订治疗规划：充分发挥伽马刀放射外科治疗的适形性和选择性特点，严密包裹病灶。

由于脑膜瘤绝大部分属于良性肿瘤，治疗计划应紧密包裹于肿瘤，以体现出伽马刀的适形性特点。对于靠近海绵窦区、CPA区、鞍区、头皮区等处的脑膜瘤，应尽量采用8 mm小准直器，并尽量避免使用18 mm准直器，以减少散射，同时还能提高中心剂量。对于"鼠尾征"等增厚的脑膜，可采用4 mm的准直器，以充分实现适形性。

2）处方剂量：一般来讲，脑膜瘤放射外科治疗的周边处方剂量窗为12~16 Gy，这与剂量-体积效应有很大的关系。

体积是容易引起放射外科治疗后并发症的最重要、也是影响放射外科发展的最主要的决定因素，体积越大越容易引起水肿。导致脑水肿的剂量因素很容易理解，提高靶区剂量、减少周围组织散射也永远是放射外科的理念，剂量越高越容易引起水肿等不良反应。剂量与体积相互结合，形成剂量－体积因素效应，这两者是相互协同的关系，即要减少不良反应，当一方增加的同时需要减少另外一方。而过多地减少照射剂量又不足以控制肿瘤。一般来讲，控制脑膜瘤生长至少需要 12 Gy 以上的周边处方剂量，而对于超过 3 cm 的脑膜瘤，当超过 12 Gy 后，容易出现水肿反应。同样，对于 1.5～3 cm 中等大小的脑膜瘤，当其周边处方剂量超过 16 Gy 后，根据剂量－体积效应，也容易出现放射性水肿反应。对于不超过 3 cm 的病灶，12～16 Gy 的剂量即可，但对于 ＞3 cm 的病灶，周边剂量达不到控制肿瘤所需要的剂量，需要日后进行 Boost treatment——追加剂量，这就形成了分次治疗法。对于更小的病灶，如不到 1 cm 的病灶，即使采用超过 18 Gy 剂量，也可能不会出现放射性水肿反应。但由于伽马刀是新生的治疗方法，目前还尚未有 20 年以上的系统性随访结果报道，根据普通放疗的经验，剂量越大，在远期可能也越容易出现并发症，鉴于 14～16 Gy 已经能很好地控制肿瘤，因此，也不必用更高的剂量去冒更多的远期并发症风险。

在伽马刀治疗过程，常是术后残留需要伽马刀辅助治疗。肿瘤常位于血管周围，包裹颈内动脉或血管窦，治疗规划应采用孔径稍小一些的准直器，减少血管部位的受照。虽然血管对于射线具有一定的耐受量，但仍有个案报道提示在伽马刀治疗后，有主干大血管闭塞的可能。

（4）照射治疗：同其他类型的良性肿瘤治疗。对于治疗前经常发生癫痫的老年患者，特别是非平躺体位治疗时，治疗前，应给予有一定镇定功能的抗癫痫药物，如苯巴比妥肌内注射，预防癫痫。因为患者在治疗当中，属于清醒状态，不免会有些紧张，一旦在治疗当中发生癫痫，因舌后坠等原因阻塞呼吸道，容易产生窒息而加重癫痫缺氧，而紧急制动、退床，将患者从治疗床上转移出来，是需要1～2分钟时间的。

另外，在照射治疗过程中，要有专门医务人员，如护士进行监护，与患者进行交流。若出现紧急情况，必须首先将患者及时移出治疗室，再行进一步处理。

（5）治疗后处理：术后一般观察半小时，患者就可以回家。由于脑膜瘤属于良性肿瘤，绝大部分患者基本上可以做到门诊治疗。少数需要住院观察 1～2 天的患者主要是那些肿瘤较大、并发多种内科疾病、照射时间很长的多发病变患者。

随访：一般半年一次，进行影像学（多为 MRI）、临床功能状况（如 KPS 评分）评估。

5. 立体定向放疗的并发症

伽马刀放射外科治疗后最常见的并发症为脑水肿。脑水肿发生的具体机制尚未清楚，可能与肿瘤坏死降解物吸收及血脑屏障破坏有关，也可能是静脉闭塞、血液回流受阻所致。

脑水肿大多发生于照射后 3～8 个月。水肿若发生在非功能区且较为局限时，仅在影像学上可以看到低密度的表现，而无明显临床症状及体征；发生在功能区或水肿范围较大时，则可有神经功能的障碍或刺激症状与颅内压增高症状等。

放射性脑水肿发生与多种因素有关。

（1）体积和剂量：当治疗的周边剂量大于 18 Gy、肿瘤体积超过 10 cm³，发生严重脑水肿的病例明显增多。

（2）部位：一般认为，位于大脑凸面、镰窦旁、侧脑室的脑膜瘤容易发生脑水肿；有矢状窦闭塞的患者容易出现脑水肿。

（3）肿瘤类型：Kan P 等发现，含有血管内皮生长因子（VEGF）和缺氧诱导因子－1（HIF-1）的脑膜瘤容易出现伽马刀治疗后瘤周水肿。水肿平均发生期为治疗后 5.5 个月，可延至 16 个月。另外，病理呈现恶性脑膜瘤的患者，由于血脑屏障破坏及肿瘤侵蚀破坏作用，非常容易发生水肿。治疗前，肿瘤影像呈现分叶状或蘑菇状、不均匀强化且边缘不清、有明显的瘤周水肿，均提示偏恶性病变的可能，治疗后，极有可能出现放射性水肿。

（4）性别：男性患者可能容易出现水肿及复发，这主要由于男性脑膜瘤患者更容易是偏恶性脑膜瘤。

（5）腔隙作用：当脑膜瘤周围存在着比较明显的腔隙时，可减少因肿瘤坏死、水肿膨胀而引起的高颅压，而正常脑组织由于隔着腔隙，所受到的散射照射呈梯度明显递减，从而大幅减少了正常脑组织破坏和水肿。具体表现在：①开颅术后残留的患者由于存在肿瘤残腔，能够减少水肿；②颅底病灶水肿发生率也小于幕上病灶；③老年患者由于存在脑萎缩也会减少良性病变发生水肿的可能，或能够抵消部分因水肿吸收能力弱而产生不良反应，但也有文献报道脑膜瘤老年患者也容易发生水肿，这可能是由于老年人本身对水肿吸收能力弱或肿瘤偏恶性所致。

对于脑水肿，首先要预防其发生。对于幕上病灶（如凸面、侧脑室）、偏恶性、治疗前瘤周水肿、体积较大的病灶，应注意控制剂量，或采取分次治疗方法，减少水肿的发生。

一旦治疗后出现放射性脑水肿，若水肿面积不大、患者无明显神经功能障碍，可暂行观察或随访。若水肿较大，并出现神经功能障碍，则需应用类固醇激素、脱水剂及神经营养药物治疗，其中，皮质类固醇药物能够短暂地缓解肿瘤及水肿引起的颅内高压症状。Vecht 等报道，开始剂量地塞米松 4 ~ 8 mg/d，除非患者表现有严重的颅内压增高症状，方可进一步增加剂量至 16 mg/d 或更高。建议用药 1 周后，逐渐减量，一般 2 周内停药，但剂量减量还要根据患者个体化需要。若出现少数严重脑水肿，导致中线移位等脑疝表现、用药无效情况，可考虑开颅手术减压。

其他较为常见的并发症为脑神经功能的损害，多见于颅底病灶，尤以视神经和面神经的损害最为常见。多数报道显示，大于 10 Gy 的放射剂量就足以造成视神经的损害，一旦出现视神经的损害则处理较为困难，临床上重点在于预防。在实际的伽马刀应用中，往往采用小准直器、堵塞子的方法，使视神经的周边受量在 10 Gy 以下，而某医院伽马刀治疗的视神经受量都在 9 Gy 以下。对于面神经，主要发生在 CPA 部位病灶治疗时，应充分了解面神经的解剖走行，使之在路径中的受照剂量不超过 14 Gy。

八、结论

伽马刀是治疗脑膜瘤，尤其是小肿瘤的有效方法，能够长期地控制肿瘤，安全性高，并发症、后遗症少，可作为小肿瘤的首选性治疗，或较大肿瘤开颅手术后首选性辅助治疗方法。对于不能耐受开颅手术的患者，可作为首选性替代疗法。为了提高患者的生存质量、减少医源性致残率和病死率，对于手术切除困难的脑膜瘤，可以进行大部切除，解除肿瘤的占位性压迫，起到减压的作用，随后采用伽马刀治疗照射残留的肿瘤组织，能够很好地控制肿瘤。

（于洪娟）

第三节　松果体区肿瘤

一、流行病学

松果体区肿瘤常见生殖细胞瘤和松果体实质肿瘤。生殖细胞瘤来源于原始胚胎生殖细胞，在 15 岁以下儿童的颅内肿瘤中生殖细胞瘤占 2.9%，在亚洲国家这一比例更高，可以达到所有颅内肿瘤的 12%，颅内生殖细胞瘤好发于中线位置，如松果体区、鞍上区。发病的高峰年龄在 10 ~ 14 岁，松果体区生殖细胞瘤以男性居多，而鞍上区生殖细胞瘤则女性多见，总体男女比例为 2.24 ：1。生殖细胞瘤属于恶性肿瘤，可以沿室管膜和脑脊液播散。松果体实质肿瘤起源于松果体实质细胞，松果体实质肿瘤包括松果体瘤和松果体母细胞瘤以及混合型肿瘤，占松果体区肿瘤的 14% ~ 27%。多见于 10 岁以内的儿童。

二、临床表现及诊断

松果体区肿瘤可见双眼上视不能、动眼神经核麻痹、瞳孔反射异常，小脑症状如共济失调、辨距不良、肌张力减低、嗜睡、轻偏瘫等。内分泌症状常见性早熟，其他可见颅内压增高、脑积水。位于鞍上区的肿瘤可见视交叉受压造成的视力视野改变；视神经盘水肿及继发萎缩；嗜睡、动眼神经核麻痹等中脑受压表现；尿崩、多饮多尿等下丘脑受损表现；垂体功能障碍可见性征发育不良，男性性欲减退，女性月经紊乱或闭经。

诊断依靠典型的临床表现及影像学检查、血清肿瘤标志物检查等。

三、治疗

1. 脑脊液分流手术

对于松果体区肿瘤造成梗阻性脑积水，颅内压很高的患者，宜先采取脑脊液分流术缓解症状，挽救患者生命，然后进行下一步的治疗。

2. 开颅手术

由于肿瘤位置深在，邻近重要脑组织结构及深部血管，手术难以全切而且手术病死率较高，术后常遗留有严重的神经功能障碍，而且手术切除范围与生存率并无相关性，但仍有很多学者采用开颅手术作为首选治疗方法。

3. 放疗

生殖细胞瘤对放射线高度敏感，因此单独应用射线治疗可以获得高于90%的长期存活率，但是照射的适宜的剂量和范围还存在争论。常用照射范围包括肿瘤及瘤周2 cm组织、第三脑室底部和侧脑室角。鉴于肿瘤有脑脊液播散的能力，有学者主张照射范围包括整个脑－脊髓轴。对于松果体实质肿瘤，放疗可以作为手术后的辅助治疗。放疗的不良反应包括智力及精神后遗症、垂体前叶及下丘脑功能障碍，尤其对于迅速生长发育的儿童影响更为明显。

4. 伽马刀放射外科治疗

伽马刀通过选择性地确定颅内病灶靶点，单次或分次大剂量照射病灶而达到破坏病灶的目的，因其剂量梯度大，可有效保护病灶周边正常的颅内重要结构，具有创伤小、并发症少等优点。治疗颅内生殖细胞瘤，有效率可达92%以上。生殖细胞瘤伽马刀治疗的适应证包括：颅内单发或多发生殖细胞瘤，无梗阻性脑积水者；伴有明显梗阻性脑积水者，可先行脑室－腹腔分流术后再行伽马刀治疗；放疗、化疗后残留或复发者。对于松果体实质肿瘤，伽马刀放射外科治疗逐渐成为一种有益的治疗选择，它的精确定位和陡峭的剂量梯度可以减少对周围脑组织的破坏，避免了全身麻醉和开颅手术的风险。

5. 化疗

对于松果体母细胞瘤可以采取化疗作为辅助治疗手段。

（王大龙）

第四节　颅咽管瘤

颅咽管瘤是颅内常见的一种先天性肿瘤，又称为鞍上囊肿、垂体管瘤等，多见于儿童，约占颅内肿瘤的1.2%～6.5%，占儿童全部颅内肿瘤的13%，为儿童幕上最多见的肿瘤。颅咽管瘤由于其生长部位深在，多波及周围重要神经血管结构，手术难度较大，术后残留者易于复发。

一、发病机制

对颅咽管瘤的组织起源仍没有最后确认，目前多数研究认为颅咽管瘤起源于垂体前叶和漏斗部位的异常组织。早在1904年Erdheim认为源于原始颅咽管和垂体前叶的残余外胚层细胞形成了颅咽管瘤。但也有学者认为，颅咽管瘤起源于腺垂体和漏斗前部鳞状上皮的组织化生。颅咽管瘤可以沿漏斗垂体轴向任何方向生长，如向前方伸入额下视交叉池，向外可达颞叶下方，向后又达脚间池、脑桥前池、脑桥小脑角等区域。有时伸入第三脑室进入侧脑室区。颅咽管瘤分型甚多，大致上可按其生长方向和生长方式分为：①鞍上型；②鞍内型；③巨大型；④非典型部位肿瘤型。

二、病理

颅咽管瘤的大体病理形态包括实质性、囊性、实质与囊性混合三种类型。根据某医院 425 例统计，以实质性和囊性占最多，为 52% ~62%，单纯囊性为 20%，而实质性最少，占 12% ~17%。成釉细胞型囊性变比乳头状瘤型囊性高得多，且囊性变可呈多个化，大小不一，形状可呈球形或不规则结节状，囊液多为黄褐色或深褐色并富含胆固醇结晶。囊壁厚薄不一，厚者可有钙化点，薄者可透见囊液颜色。囊液通常为 10 ~30 mL，我们遇到 1 例多囊性者囊液达 250 mL。囊壁一般与周围组织粘连不紧，但若与根部下视丘、视交叉、颅内动脉粘连，常难全剥离分开。病理上分为牙釉质型和鳞状上皮型，小儿和成人患者在病理分型和性质上均有着明显的区别，在小儿全部病变为牙釉质型，90% 以上的肿瘤为囊性病变且典型钙斑多见，纯实质性病变罕见；在成人则半数为牙釉质型，半数为鳞状上皮型；约半数为实质性，半数为囊性，典型的钙化较为少见。

三、治疗

（一）手术治疗

手术切除是主要的治疗手段，常用的手术入路有：翼点入路；经额部胼胝体 – 透明隔间隙入路；穿隆间入路；经额部侧脑室入路；颅底入路；经蝶窦入路等。手术治疗效果决定于肿瘤与周围神经血管组织粘连压迫程度，而且在术中全切除，经术后 MRI 检查仍有残留，有报道称全切除也不能保证患者不复发。因颅咽管瘤发生囊变约占 8%，且可多发，也可相通相隔或互相交通，多个囊腔相连在一起。当颅压力增高引起危急情况时可急行穿刺囊腔，缓慢放出囊液，在病情已稳定后，再应用立体定向仪准确穿刺。作者已在临床积累一定经验，个别病例还可以注入放射性同位素行间质内照射治疗。

（二）放疗

不能达到手术全切除的颅咽管瘤，手术后放疗是根本方法，对复发性的颅咽管瘤手术加放疗仍是首选方法。采用前正中野 + 两颞侧野的等中心照射技术，或采用适形放疗技术，总量为（40 ~65）Gy/（5 ~8）F，每次应用计量 1.8 ~2 Gy。有条件者可考虑适形放疗。

对于囊性肿瘤可以进行穿刺（囊肿 – 脑室）内分流、化疗泵植入间质内治疗（化疗或同位素放疗）。

近年来，立体定向放射外科（SRS）和立体定向放疗（SRT）在临床的应用发展很快，治疗的病例数和病种也逐渐增加。

1. 适应证和禁忌证

适应证：①手术切除不彻底的颅咽管瘤；②囊实性颅咽管瘤行穿刺抽吸或外分流后，残留小体积颅咽管瘤；③有手术禁忌证或拒绝手术、瘤体较小的实性肿瘤；④鞍内、鞍旁或位置较低的肿瘤，因为此类病变便于辨认视神经，特别适合伽马刀治疗；⑤鳞状上皮细胞型和混合型颅咽管瘤对放射线敏感，也较适合立体定向放射外科治疗。一般要求肿瘤无明显梗阻性脑积水、未压迫视路，或手术切除肿瘤、囊肿穿刺抽吸（引流、分流）后视交叉与肿瘤有明确边界（ >2 ~3 mm），患者自愿选择，无治疗禁忌证。对大部分肿瘤部分切除的病例，因残留病变较大或与视路关系密切，更适合选择 SRT 治疗。颅咽管瘤 SRT 治疗指征：①肿瘤与关键结构的距离 <5 mm；②肿瘤直径 >50 mm；③儿童颅咽管瘤病例的初始治疗。

考虑到颅咽管瘤钙化、紧邻重要敏感结构、难以全切，因此，对颅咽管瘤病例应该参考肿瘤的影像学信息，根据患者的年龄以及肿瘤大小、与脑关键结构的关系，全面权衡各个治疗手段的利弊，谨慎选择治疗方案。对于大病变与囊实性病变，推荐手术（切除、引流、分流）联合放射外科治疗，旨在提高手术安全性，改善远期治疗效果。

如下情况应视为治疗禁忌：①严重心、肝、肾功能不全；②由于肿瘤原因导致视力、视野受损，未实施视神经减压术；③肿瘤突入第三脑室导致室间孔阻塞，引发脑积水、颅内压增高症，未得到控制；

④术后伤口不愈，并发感染，颅内有活动性出血。

对单纯应用外放疗治疗颅咽管瘤仍存在着争议，有学者认为放疗可延长患者生存，抑制肿瘤细胞生长，也有学者认为其治疗效果不佳。

2. 操作方法及程序

（1）认真术前评估：详细了解病史，认真进行临床检查，如视力、视野，相关内分泌检测和高清薄层强化 MRI 三维扫描，准确评估肿瘤与视路、重要血管神经的解剖关系。并注意患者系统器官功能评价。

（2）研讨治疗方案：结合术前或放疗前近期颅脑 CT 和 MRI 影像资料了解肿瘤部位、大小及其与周围重要组织结构的关系并确定靶区，科内或伽马刀会诊确定治疗备选方案，并进行必要的伽马刀治疗前准备（包括穿刺置管外引流与复查）。对于有视路压迫或囊肿巨大者，推荐手术联合治疗，做好相应协调安排。

（3）定位框架安装：结合病变平面安装头架，尽量将病变置于中心，并避开头钉伪影干扰（金属螺丝钉的尖部位应高于视交叉水平至少 2 mm），初期可借助治疗前的 MRI 结果，在患者头部体表上勾画出病变和视交叉的位置。常把定位框架的基底环的位置与眶顶平行。

（4）影像学定位：颅咽管瘤基本影像学定位条件是层厚为 2~3 mm 的无间距高清三维 MRI 增强扫描。确定肿瘤的边界主要依靠矢状位像和冠状位像，在冠状位上观察肿瘤最清楚，确定靶点主要靠轴位像，各机器应该有较为固定的扫描参数与系列，以便计划使用。

（5）制订治疗计划：定位 MRI 扫描，传输数据，进行治疗计划设计。注意视路的保护，原则上视路受量低于 8 Gy，肿瘤治疗剂量 10~15 Gy，理想剂量目前仍在探索中。体积偏大病变者，可采用低分次治疗或分次 X 刀、射波刀治疗。

（6）准直器的选择：多个较小准直器所形成的等剂量曲线的下降陡于单个较大准直器所形成的剂量分布曲线的下降，因此在颅咽管瘤伽马刀治疗，常选用 4 mm 和 8 mm 直径大小的准直器，这样靶区外的曲线下降更陡，更有利于保护视力。

（7）治疗剂量选择：对以往接受过放疗患者，视神经可能已经接受照射，则视力受损的危险性增加，更应注意周围敏感结构剂量的控制；对于 SRS 治疗前未失明的患者，视神经、视交叉和视束所受的剂量应在 9 Gy 以下，垂体、下丘脑所受剂量应控制在 15 Gy 以下。

3. 并发症防治

放疗后主要并发症有视神经、下丘脑及脑神经损害，以及垂体功能低下、放射性脑坏死，偶有术后脱发现象。应注意定期随访和影像学复查，以及时发现、诊断和及时治疗。

视路受损（视力下降或失明）这一并发症考虑与放射剂量有关，视神经与视交叉接受的放射剂量越大，视路受损的发生率就越高，如果视神经已经受到不同程度的损伤（如接受过一定的放射剂量，受病变压迫或手术牵拉损伤），则并发症的风险就随之增加。一般来说，视神经、视交叉的受照剂量低于 9 Gy 是安全的。

其他并发症有尿崩症、垂体或视丘下部功能低下（如肥胖、生殖无能等），目前的资料尚不能表明它们的出现与放疗剂量有关，病变本身的侵犯和压迫可能是更重要的因素。放射性水肿和放射性坏死罕见，可以是暂时性的，也可能是永久性的。通常暂时性并发症在使用糖皮质激素和其他对症治疗后，可以得到减轻和缓解，而永久性的并发症，通常表现为随时间延长而逐步加重，并且对糖皮质激素和其他对症治疗无反应。放疗后的永久性垂体和下丘脑功能减退患者，则需要终身使用激素进行替代治疗。对放射性坏死，若病情允许，可进行手术清除。也有学者提出 SRS 后再手术，可以更好地控制颅咽管瘤的生长，提高患者生存质量。罕见肿瘤恶变案例。

（李连涛）

第三章

肺与气管肿瘤

第一节　非小细胞肺癌

一、临床分期

T 分期。

T_X：未发现原发肿瘤，或者通过痰细胞学或支气管灌洗发现癌细胞，但影像学及支气管镜无法发现。

T_0：无原发肿瘤的证据。

Tis：原位癌。

T_1：肿瘤最大径≤3 cm，周围包绕肺组织及脏层腹膜，支气管镜见肿瘤侵及叶支气管，未侵及主支气管。

T_{1a}：肿瘤最大径≤2 cm。

T_{1b}：肿瘤最大径2 cm，≤3 cm。

T_2：肿瘤最大径3 cm，≤7 cm；侵及主支气管，但距隆突2 cm以外；侵及腹膜；有阻塞性肺炎或者部分肺不张，不包括全肺不张。符合以上任何一个条件即归为T_2。

T_{2a}：肿瘤最大径3 cm，≤5 cm。

T_{2b}：肿瘤最大径5 cm，≤7 cm。

T_3：肿瘤最大径7 cm；直接侵犯以下任何一个器官，包括膈肌、膈神经、心包；距气管隆突2 cm（不常见的表浅扩散型肿瘤，不论体积大小，侵犯限于支气管壁时，虽可能侵犯主支气管，仍为T_1），但未侵及隆突；全肺肺不张肺炎；同一肺叶出现孤立性癌结节。符合以上任何一个条件即归为T_3。

T_4：无论大小，侵及以下任何一个器官，包括纵隔、心脏、大血管、隆突、喉返神经、主气管、食管、椎体；同侧不同肺叶内孤立癌结节。

N 分期。

N_X：区域淋巴结无法评估。

N_0：无区域淋巴结转移。

N_1：同侧支气管周围及（或）同侧肺门淋巴结以及肺内淋巴结有转移，包括直接侵犯而累及的。

N_2：同侧纵隔内及（或）气管隆突下淋巴结转移。

N_3：对侧纵隔、对侧肺门、同侧或对侧前斜角肌及锁骨上淋巴结转移。

M 分期。

M_X：远处转移不能被判定。

M_0：没有远处转移。

M_1：远处转移。

M_{1a}：腹膜播散（恶性腹腔积液、心包积液或腹膜结节）以及对侧肺叶出现癌结节（许多肺癌腹腔积液是由肿瘤引起的，少数患者腹腔液多次细胞学检查阴性，既不是血性也不是渗液，如果各种因素和临床判断认为渗液和肿瘤无关，那么不应该将腔积液考虑入分期的因素内，病人仍应分为 $T_{1\sim3}$）。

M_{1b}：肺及腹膜外的远处转移。

二、治疗

（一）治疗原则

1. Ⅰ期

（1）ⅠA 期（$T_0N_0M_0$）：规范性手术切除后，不推荐化疗。

（2）ⅠB 期（$T_{2a}N_0M_0$）：手术切除，有高危因素者（低分化、脉管瘤栓、楔形切除术后、切缘近）可辅助化疗。

2. Ⅱ期

ⅡA、ⅡB 期，手术切除，术后辅助化疗；有以下因素者，如纵隔淋巴结清扫不彻底、淋巴结包膜外侵犯、多个肺门淋巴结转移、肿瘤距切缘过近者化疗后加放疗。不可手术的ⅡB 期可同步放化疗。

3. Ⅲ期

（1）ⅢA 期（$T_3N_1M_0$）：手术治疗，术后化疗加纵隔放疗；ⅢA 期不能手术者，同步放化疗或诱导化疗加放疗，疗效好者考虑手术，或根治性同步放化疗后巩固化疗。①肺上沟瘤，术前同步放化疗，手术后化疗；不能手术者行根治性同步放化疗；②胸壁，接近气道或纵隔受侵，首选手术，切缘阴性者化疗，切缘阳性者再次手术切除＋化疗，或放化疗加化疗。

（2）ⅢB 期：①可切除者，卫星病灶，手术切除，术后化疗；非卫星病灶，手术后根据切缘的病理选择辅助化疗±放疗；或术前诱导化疗/术前同步放化疗，再手术；②不可切除者，同步放化疗后巩固化疗。

4. Ⅳ期

体力状况（PS）评分 0～2 分者，给予含铂的两药联合化疗或单药化疗；PS 评分在 3～4 分者，给予最佳支持治疗。表皮生长因子受体（EGFR）突变或间变性淋巴瘤激酶（ALK）阳性者，靶向治疗。

（二）手术治疗

（1）Ⅰ、Ⅱ期患者，无手术禁忌证均应首选手术治疗；病变局限于一侧胸腔的ⅢA 期，部分严格挑选的ⅢB 期患者，可选择肺叶或全肺切除加肺门纵隔淋巴结清扫。

（2）临床高度怀疑为肺癌或不能排除肺癌可能的病例，又不能获得病理、细胞学或其他方法的肯定诊断，并具备上述条件者，应争取手术探查以明确诊断并做相应治疗者。

（3）原无手术适应证的局部晚期患者，经术前化疗（或）放疗后病变明显缩小、全身情况改善者。

（三）放疗

1. 不宜手术的Ⅰ、Ⅱ期患者

如合并严重内科疾病（多为心肺疾病）不能手术者或因高龄、心肺功能储备差，根治性放疗是标准治疗模式。

2. 术后放疗

T_3（胸壁受侵）；未进行系统淋巴结清扫；多个淋巴结转移或淋巴结包膜受侵的患者；术后病理切缘不净或有肿瘤残存者；R1、R2 术后的患者；外科医师认为需要放疗者。

3. 局部晚期患者同步放化疗或序贯放化疗

ⅢA 期可手术患者，手术后应行化疗放疗的综合治疗；ⅢA 期不可手术或ⅢB 期患者同步放化疗是标准的治疗手段，结合患者情况也可考虑序贯放疗、化疗。

4. Ⅳ期患者的姑息放疗

脑转移的全脑放疗、骨转移止痛以及化疗后残存病灶的放疗。

（四）辅助化疗

1. 新辅助化疗

适用于不能手术的ⅡB～ⅢA期患者，肿瘤缩小后再手术。

2. 术后辅助化疗

ⅠB期具有高危因素的患者（包括分化差、血管侵犯、楔形切除术后、切缘近等）以及Ⅱ～ⅢA期完全切除的患者。

（五）内科治疗

1. 转移性非小细胞肺癌（NSCLC）化疗

（1）单药化疗：治疗有效率多西紫杉醇（300例）为26%，紫杉醇（317例）为26%，吉西他滨（572例）为21%，长春瑞滨（621例）为20%，长春地辛（370例）为16%，顺铂（305例）为16%，异环磷酰胺（326例）为21%，伊立替康（138例）为27%，长春花碱（22例）为27%，丝裂霉素（88例）为17%。

对体质较差（PS评分为2分）的老年患者，可选单药化疗，以减少毒性。常用药物包括吉西他滨、长春瑞滨、培美曲塞、紫杉类等。对紫杉醇过敏的患者，新型白蛋白紫杉醇也有肯定疗效。

（2）联合化疗：含铂两药联合化疗是NSCLC标准的一线治疗方案。常用联合方案包括DDP + 吉西他滨或长春瑞滨，DDP + 紫杉醇或多西紫杉醇等，非鳞癌患者可选择DDP + 培美曲塞；通常一线治疗的客观缓解率（ORR）为25%～35%，中位疾病进展时间（TTP）为4～6个月，中位总生存期（OS）为8～10个月，2年生存率为10%～15%。对不能耐受DDP者，可换用卡铂，但疗效略低于DDP。不含铂方案如吉西他滨加长春瑞滨或多西紫杉醇也可作为选择之一（根据患者具体情况）。FDA批准白蛋白结合型紫杉醇/卡铂方案用于晚期NSCLC治疗，其ORR高于经典的紫杉醇/卡铂方案，神经毒性较轻。

2. 靶向药治疗

（1）表皮生长因子受体酪氨酸激酶抑制剂（EGFR-TKI）。

1）吉非替尼：每次250 mg口服，每日1次。

2）厄洛替尼：每次150 mg口服，每日1次。

3）阿法替尼：每次40 mg口服，每日1次。

4）埃克替尼：每次125 mg，口服，每日3次。

（2）ALK抑制剂：克唑替尼，250 mg口服，每日2次。

（3）抗血管生成抑制剂。

1）贝伐珠单抗：5～10 mg/kg静脉滴注，每2周1次，或15 mg/kg，每3周1次，直至疾病进展。

贝伐珠单抗可与血管内皮生长因子（VEGF）结合，阻碍VEGF与内皮细胞表面受体结合，阻断肿瘤新生血管形成，减少肿瘤血液供给，抑制肿瘤生长。

贝伐珠单抗联合化疗方案：对PS在0～1分的非鳞癌患者，可在以上化疗方案中加贝伐珠单抗7.5 mg/kg或15 mg/kg，每3周1次，直至病情进展。

2）重组人血管内皮抑制素：7.5 mg/m² + 生理盐水500 mL静脉滴注，第1～14天，21天为1周期。

（4）西妥昔单抗：首次400 mg/m²静脉滴注，以后250 mg/m²静脉注射，每周1次，直至疾病进展或不能耐受。

3. 维持治疗

一线治疗肿瘤缩小或稳定后可选择原方案中一种低毒、方便的药物继续维持治疗，也可换药维持治疗至肿瘤进展或患者不能耐受。常用的维持治疗药物包括培美曲塞、多西他赛、吉西他滨、贝伐珠单抗、爱必妥。对于EGFR突变患者，也可换用特罗凯、易瑞沙等进行维持治疗，延长TTP。具体哪一种药物和模式维持治疗，要看一线方案的疗效、耐受性、肿瘤的特征和患者的治疗意愿。

（张　迪）

第二节 小细胞肺癌

一、临床分期

小细胞肺癌（SCLC）起源于支气管，沿支气管壁黏膜向腔内浸润生长。SCLC 占肺癌的 15%～20%。

SCLC 的临床分期：通常分为局限期和广泛期。

1. 局限期

病变局限于同侧胸腔，病变能被一个可以耐受的放射野包全，包括同侧纵隔淋巴结、同侧锁骨上淋巴结，不包括血行播散。

2. 广泛期

病变超越局限期范围，包括血行播散。

SCLC 早期病例术前和术后分期用非小细胞肺癌（NSCLC）的 TNM 分期，如ⅠA、ⅠB期，ⅡA、ⅡB期，ⅢA、ⅢB期。非手术病例的分期用局限期和广泛期。

二、治疗

（一）治疗原则

SCLC 以化疗和放疗为主要治疗手段。早期病例采取手术＋化疗或者化疗＋手术的治疗模式。局限期病例行化疗加放疗，或同步放化疗。广泛期病例以化疗为主，依据化疗后疗效评估情况，决定是否给予放疗。

1. 早期病例

由于小细胞肺癌早期易出现转移，所以应谨慎选择手术治疗能切除者可先行化疗再考虑手术。

2. 局限期病例

局限期 SCLC 占 SCLC 病例的 30%～40%。治疗策略是化疗后合并胸部放疗，或同步放化疗。常用化疗方案（EP 和 EC 方案）4～6 周期。由于本病有高发生率的脑转移，对达到完全缓解的患者应行预防性全脑放疗，可减少脑转移发生率，延长生存意义不大。

3. 广泛期病例

小细胞肺癌是化疗敏感的肿瘤，有时单纯化疗可达治愈。对于化疗后病灶局限的患者行姑息性放疗，改善生活质量。

4. 复发病例

复发病例的治疗预后取决于一线化疗后至复发的时间间隔，分为如下两种。

（1）敏感复发病例：为一线治疗有效且病情稳定至少达 180 天以上患者。这类患者可仍用一线治疗有效的药物或方案。也可选用二线治疗药物，如 TPT、IRI、CAV 方案、口服 VP-16、PCT、GEM、VDS 等。

（2）难治复发病例：为一线治疗后在 90 天内复发进展，或一线治疗无效患者。或选用二线治疗药物和方案，或使用靶向药物。二线治疗选用与一线治疗无交叉耐药方案，如一线治疗为方案，二线治疗则选用 CAV 或伊立替康的方案。

（二）放疗

1. SCLC 放化疗的综合治疗

放疗主要用于局限期 SCLC，放化疗联合应用比单化疗或单放疗的生存效益好。国际上对于 SCLC 的治疗没有统一的模式，美国局限期 SCLC 的标准治疗方案为同步放化疗。但序贯放化疗广泛被欧洲国家采用。因为小细胞肺癌化疗敏感，特别强调足量化疗。广泛期患者使用化疗加放疗和减症放疗。

（1）胸部放疗方法：①常规分割放疗，每次 1.8 ~ 2.0 Gy，每日 1 次，每周 5 次，连用 5 周，总剂量 45 ~ 50 Gy；②超分割放疗，每次 1.5 Gy，每日 2 次，每周 5 天，连用 3 周，总剂量 45 Gy。由于超分割放疗不良反应严重，且生存期未显示有突出优势，现仍多采用常规分割放疗。对较年轻、体能状态好的患者可考虑使用。

（2）放化疗顺序方法：①序贯放化疗，于化疗 4 周期结束后进行放疗，先化疗后放疗；②同步放化疗，从第 1 周期化疗开始，放疗与化疗同时进行。

（3）序贯放化疗与同步放化疗：Perry MC 等对局限期 SCLC 单用化疗与化疗加放疗的疗效比较，分为 3 组。①单化疗组，单用 CA（CTx + ADM）方案；②早期放疗组，在化疗第 1 周期 CA 化疗的同时加用胸部放疗 45 Gy，即同步放化疗；③后期放疗组，在化疗第 4 周期 CA 化疗后，开始加用胸部放疗 45Cy，即序贯放化疗。结果 2 年局部控制率：单化疗组为 13%，化放组为 54%，化疗合并放疗组的局部控制率明显升高，对早期放疗组的生存期比后期放疗组延长。

2. 诱导化疗后加同步放化疗

治疗包括两个方案。IP 方案：顺铂 40 mg/m^2 静脉注射，第 1、第 8 天；依立替康 80 mg/m^2 静脉注射，第 1、第 8 天，21 天为 1 周期，用 2 周期。随后给 EP 方案：顺铂 60 mg/m^2 静脉注射，第 43 天、第 64 天 + VP-16 100 mg/m^2 静脉注射，第 43 ~ 45 天，第 64 ~ 66 天，21 天为 1 周期，用 2 周期。同时给每日 2 次胸部放疗，从第 43 天开始，总量 45 Gy。常见不良反应为 3、4 度中性粒细胞减少，在化疗诱导期间为 68%，在同步放化疗期间为 100%。发热性中性粒细胞减少，在化疗诱导期间为 20%，在同步放化疗期间为 60%。研究指出 IP 诱导化疗后，继之给予同步胸部放疗超分割加 EP 化疗显示良好的生存率。足量化疗可提高 5 年生存率 5% ~ 10%，但不良反应也显著增加。

3. 同步放化疗后巩固化疗

（1）同步放化疗后用 PC 方案巩固化疗。EP 方案：VP-16 50 mg/m^2 静脉注射，每日 1 次，第 1 ~ 5 天，第 29 ~ 33 天 + DDP 50 mg/m^2 静脉注射，每日 1 次，第 1 ~ 5 天、第 29 ~ 36 天，同步胸部放疗：总剂量 61 Gy，从化疗第 1 天开始。同步放化疗后使用 CP 方案巩固化疗：CBp AUC 5 静脉注射 + PCT 200 mg/m^2 静脉注射，第 1 天，21 天重复，治疗 3 周期。

（2）同步放化疗后 IP 方案巩固化疗：用 EP 方案同步放化疗，续以 IP（IRI + DDP）方案巩固化疗治疗局限期 SCLC。EP 方案：VP-16 100 mg/m^2 静脉注射，每天 1 次，第 1 ~ 3 天 + DDP 80 mg/m^2 静脉注射，第 1 天。同步胸部放疗：每次 1.5 Gy，每日 2 次，总剂量 45 Gy。同步放化疗后使用 IP 方案：IRI 60 mg/m^2 静脉注射，第 1、第 8、第 15 天 + DDP 60 mg/m^2 静脉注射，第 1 天，21 天重复，治疗 3 周期。

4. 预防性脑照射（PCI）

脑转移是 SCLC 治疗失败的重要原因，尸检发现率为 50% ~ 65%，临床 MRI 影像学的检出率为 24%。初治患者达完全缓解（CR）者，2 年内有 45% 发生脑转移。

（1）PCI 适应证：对局限期 SCLC 首次放化疗后，评价肿瘤 CR，或肿瘤缩小 90% 以上，病情稳定者，给予预防性全脑照射。广泛期患者如化疗后达 CR 且病情稳定，也可行 PCI。脑转移如无症状，全脑放疗可在化疗后进行。PCI 可减少脑转移的发生率和延长生存期。

（2）放疗剂量和方法：每次 2.0 Gy，每日 1 次，每周 5 次，3 周 15 次，总剂量 30 Gy，或每次 2.5 Gy，每日 1 次，每周 5 次，2 周照射 10 次，总剂量 25 Gy，前者疗效较好。上述剂量引起神经系统并发症较少，耐受性较好。

（3）PCI 的疗效：AuperinA 等对局限期 SCLC 987 例，在化疗后获 CR 患者给予预防性全脑照射进行 Meta 分析。结果 PCI 患者的脑转移发生率为 33.3%，未照射患者为 58.6%（$P < 0.001$），使脑转移发生率降低 25.3%；3 年生存率分别为 20.7% 和 15.3%，使 PCI 患者生存获益 5.4%。学者认为诱导化疗结束后早期给予 PCI 比延迟治疗更能降低脑转移危险。

（三）外科治疗

手术治疗不作为 SCLC 患者常规治疗手段，应谨慎选择适应证，并做好术前和术后的治疗安排。

1. 手术适应证

（1）根治性手术：①病变局限于一个肺叶，周围型孤立性结节，直径小于 6 cm，无明显肺门和纵隔淋巴结肿大；临床 TNM 分期为 $T_{1\sim2}N_0M_0$；非常局限的中心型肺病变，肿瘤累及肺段至肺叶支气管，无或仅有肺门淋巴结转移（$T_{1\sim2}$）；②一般状况较好；③无脏器功能受损；④PET/CT-代谢/影像学改变一致的患者，可能手术更受益。SCLC 早期病例可采用肺癌 TNM 分期。$T_{1\sim2}N_0$ 患者可行肺叶切除加纵隔淋巴结清扫。

（2）挽救性手术：姑息减症手术。

2. 分期与手术及术前和术后治疗

（1）ⅠA、ⅠB 期：为手术选择对象，术后化疗，推荐用 EP 方案 4～6 周期。

（2）ⅡA、ⅡB 期：也可考虑手术，术前应给予化疗 2 周期，行肺叶切除加区域淋巴结清扫手术，术后化疗 4 周期。或直接手术，术后再行辅助化疗 6 周期，根据术后病理检查结果加用胸部放疗。

（3）Ⅲ期：不考虑手术。但由于Ⅱ期和Ⅲ期术前不易确定，已手术的Ⅲ期患者，术后应再进行化疗或放化疗。手术对切除混合型肿瘤更有益。

局限病变，放化疗后有病灶残留，也可做病灶肺叶切除。术后病理无淋巴结转移者，术后给予化疗 4～6 周期；有淋巴结转移者术后给予放化疗。

手术前给予化疗或放化疗患者，治疗前必须有病理证据。关于术前化疗，对患者应有好处，但目前尚无定论。Chandra V 等对 SCLC 手术治疗 77 例，术后化疗或放化疗，结果 5 年生存率为 27%，中位生存期为 24 个月，其中Ⅰ、Ⅱ期患者 5 年生存率为 38%。说明早期 SCLC 可以考虑手术，术后化疗或放化疗，能延长生存期。

（四）内科治疗

1. 局限期 SCLC 的化疗

EP 方案为局限期小细胞肺癌的一线标准化疗方案。局限期 SCLC 化疗的总有效率为 70%～80%，中位生存期为 12～16 个月。化疗合并放疗后中位生存期延长为 18～20 个月，2 年生存率为 40%，5 年生存率为 15%～25%。

局限期 SCLC 化疗或放化疗的 3 年生存率：CAE 方案化疗（CTX + ADM + VP-16）为 10%；CAE 方案化疗 + 序贯胸部放疗为 15%；EP 方案化疗 + 序贯胸部放疗 + 预防性全脑照射为 20%；EP 方案化疗 + 同步胸部放疗 + 预防性全脑照射为 30%；EP 方案化疗 + 同步超分割放疗 + 预防性全脑照射为 37%。

2. 广泛期 SCLC 的化疗

治疗以化疗为主，联合放疗。用于广泛期 SCLC 的有效新药有 TPT、IFO、IRI、PCT、GEM 等。

（1）广泛期小细胞肺癌化疗后的中位生存期：广泛期 SCLC 化疗的有效率为 70%，中位生存期为 7～11 个月，5 年生存率几乎为 0，最好支持治疗为 1.5 个月。CTX 化疗为 4.0 个月，CTX + CCNU + MTX 化疗为 7.2 个月，CTX + ADM + VCR 化疗为 8.3 个月，DDP + VP-16 化疗为 9.4～10.2 个月。

（2）IP 方案与 EP 方案比较：在日本进行的研究中，IRI + DDP（IP）方案对治疗广泛期 SCLC 患者显示有很好疗效，但在美国的研究中，比较 IRI/DDP 方案与 VP-16/DDP 方案治疗的总生存期未显示差别。加第三个药与 VP-16/DDP 并发治疗，以及其他三药治疗，结果大多未显示出更好效果。化疗包括维持治疗、交替给非交叉耐药方案和密集剂量化疗，一般还没有显示增加生存期。

（3）化疗序贯给药和交替给药的疗效比较：①序贯方案化疗，用 EP 方案（VP-16 100 mg/m² 静脉滴注，第 1～3 天 + DDP 80 mg/m² 静脉滴注，第 1 天，21 天重复），4 周期后，续以 TPT 方案（1.5 mg/m² 静脉滴注，第 1～5 天，21 天重复），4 周期，136 例；②交替方案化疗，EP 方案于 1、3、5、7 周期给药，TPT 于 2、4、6、8 周期给药，136 例。结果两组有效率分别为 56% 和 57%，中位缓解期为 5.5 个月和 5.6 个月，中位肿瘤进展时间为 6.2 个月和 6.9 个月，中位生存期为 10.2 个月和 10.6 个月，1 年生存率为 37% 和 39%。序贯给药和交替给药两组的有效率和生存期相似，不良反应也无明显差别，说明序贯和交替方案化疗未提高疗效。

3. SCLC 复发病例的化疗

（1）难治复发性 SCLC 二线治疗的有效药物：包括 TPT、IRI、IFO、PCT（PTX）、DCT（DTX）、GEM、氨柔比星等药物。复发病例单药治疗的有效率如下：①吉西他滨，对敏感复发病例为 15.4%（4/26）；对难治复发病例为 5.0%（1/20）；②长春瑞滨，对敏感病例为 14.7%（5/34）；对难治病例为 12.5%（3/24）；③紫杉醇，治疗难治病例为 29.2%（7/24）；④多西他赛，对敏感病例为 30%（3/10）；⑤依立替康，对敏感病例为 35.3%（6/17）；对难治病例 3.7% 为（1/27）。

（2）难治复发性 SCLC 二线治疗的联合化疗方案：有 TP（TPT + DDP），IP（IRI + DDP），VIP（IFO + VP-16 + DDP）方案等。

4. 靶向药治疗

（1）沙利度胺维持治疗：美国 Dowlati A 等进行的 II 期临床试验，对 30 例广泛期 SCLC 经前期化疗有效后无进展病例，用沙利度胺（200 mg 口服，每日 1 次）作为维持治疗，于化疗完成后 3 ~ 6 周开始维持治疗，中位维持时间 79 天。结果从诱导化疗开始时间起的中位生存期为 12.8 个月，1 年生存率为 51.7%。毒性较轻，1 度神经毒性为 27%，仅 1 例为 3 度神经毒性。学者认为维持治疗有一定效果。

（2）贝伐珠单抗。

1）贝伐珠单抗单药维持治疗：Patton JF 等进行的 II 期试验，给予局限期 SCLC 57 例，在诱导化疗后缓解患者贝伐珠单抗维持治疗。结果完全缓解率为 54%，中位生存期为 15 个月，显示贝伐珠单抗维持治疗有一定效果。

2）贝伐珠单抗联合 VP-16 + DDP 方案：Sandler A 等进行的 II 期研究，对既往未治疗的广泛期 SCLC 64 例，用贝伐珠单抗联合 EP 治疗。贝伐珠单抗 15 mg/kg 静脉滴注，第 1 天 + DDP 60 mg/m² 静脉滴注，第 1 天 + VP-16 100 mg/m² 静脉滴注，每日 1 次，第 1 ~ 3 天，21 天为 1 周期，用 4 周期或直至疾病进展。结果可评价疗效的有效率为 69%，存活或 6 个月无进展生存占 33%，显示 EP 方案加贝伐珠单抗可使未治广泛期 SCLC 从中受益。

3）贝伐珠单抗联合 IP 方案：Ready N 等进行的 II 期研究，入组初治广泛期 SCLC 72 例，采用贝伐珠单抗 + IP 方案治疗。贝伐珠单抗 15 mg/kg 静脉滴注，第 1 天 + VP-16 120 mg/m² 静脉滴注，每日 1 次，第 1 ~ 3 天 + DDP 60 mg/m² 静脉滴注，第 1 天，21 天重复。结果可评价疗效病例的有效率为 80%，中位无进展生存期为 7.0 个月，中位生存期为 10.6 个月，表明贝伐珠单抗联合 IP 方案化疗对未治广泛期有一定疗效。

4）贝伐珠单抗联合 PTX. Jalal SI 等：用贝伐珠单抗 + PTX 治疗复发 SCLC，结果部分缓解（PR）占 11.1%，疾病稳定（SD）占 55.5%，疾病控制率（DCR）占 66.6%，有效率为 11.1%，中位无进展生存期为 3 个月，中位生存期为 5 个月。

（3）索拉非尼单药治疗：Gitliz BJ 等用索拉非尼单药治疗复发 SCLC，PR 占 4.9%，SD 占 30.5%，DCR 占 35.4%，中位无进展生存期为 2 个月，一线化疗敏感性和难治性患者的中位生存期为 7 个月和 5 个月。

（4）伊马替尼联合 IC（IRI + CBP）方案：Thompson DS 等用伊马替尼联合 IRI + CBP 方案治疗广泛期 SCLC 68 例，结果 CR 5 例，PR 35 例，有效率为 58.8%，显示治疗 SCLC 可能受益。

（5）替西罗莫司维持治疗：Pandya KJ 等在诱导化疗 EP/CE/IP 4 ~ 6 周期后，对无进展的广泛期患者用替西罗莫司维持治疗至疾病进展，用低剂量（25 mg 静脉注射，每周 1 次）44 例和高剂量组（250 mg 静脉注射，每周 1 次）42 例。结果总体中位生存期为 19.8 个月，其中用低剂量的中位生存期为 16.5 个月，高剂量为 22.9 个月，总的中位疾病无进展时间为 5.5 个月，其中低剂量组为 4.7 个月，高剂量组为 6.3 个月，显示替西罗莫司高剂量维持治疗可使生存期延长，但不良反应较重。

（6）舒尼替尼维持治疗：Lubiner ET 等的 II 期研究，对 34 例初治广泛期 SCLC，在前期用 IC 方案 6 周期化疗后，继续用舒尼替尼 25 mg 口服，每日 1 次维持治疗，经过中位 25 周随访，31 例仍健在。结果有效率为 47%，肿瘤进展时间为 7.6 个月，未发现明显不良反应，说明舒尼替尼维持治疗有效。

（7）凡德他尼维持治疗：ArnoldAIM 等（2007）的 II 期试验，对诱导化疗有效的 SCLC 患者给予凡德他尼维持治疗，局限期 46 例，广泛期 61 例，分为维持治疗组（凡德他尼 300 mg 口服，每日 1 次）和安慰剂对照组。结果 2 组的无进展生存时间为 2.8 个月和 2.7 个月，中位生存期为 11.9 个月和 10.6 个月，亚组分析显示，在凡德他尼维持治疗组中，局限期患者的中位生存期比广泛期患者更长，显示局限期患者用凡德他尼维持治疗可能受益。

总之，靶向药物对 SCLC 的治疗作用，尚需进一步研究。

5. 自体外周血干细胞移植结合高剂量化疗

在 G-CSF 保护下化疗，可提高 1.5 ~ 2.5 倍化疗剂量。在自体外周血干细胞移植下，对化疗敏感的 SCLC 可使化疗剂量增加到原来剂量的 3 ~ 7 倍。故采用高剂量化疗，结合自体外周血干细胞移植解救下，可最大程度提高疗效，同时减少对正常组织的杀伤，有效恢复骨髓功能和免疫功能，提高患者的有效率和生存期。

（张　迪）

第三节　气管肿瘤

气管原发性肿瘤与肺或喉部肿瘤相比，发病率要低很多。成人原发性气管肿瘤多为恶性，而儿童则多为良性。男女发病率基本一致，最多见于 30 ~ 50 岁。成人气管原发恶性肿瘤占上呼吸道肿瘤的 2%。

一、分类

气管原发肿瘤占所有恶性肿瘤的 0.1% ~ 0.4%，每年每百万人口有 2.6 例该类患者，其中仅有 8% 发生在儿童。成人患者中 90% 原发肿瘤是恶性，儿童患者中，仅 10% ~ 30% 为恶性。

（一）气管原发肿瘤

气管原发肿瘤可以来源于呼吸道上皮及唾液腺与气管的间质结构，病理分类见表 3-1。鳞状细胞癌与腺样囊性癌是气管原发肿瘤最常见的类型，它们的发病率相似，共占所有成人气管原发肿瘤的 2/3，余 1/3 为不同组织类型的良性、恶性肿瘤。鳞状细胞癌常发于 60 ~ 70 岁男性患者，与嗜烟习惯相关，可发生于气管的几乎所有部位，表现为肿物型或溃疡型，大约 1/3 患者在初诊时已有纵隔或肺转移灶。大约 40% 的患者常合并异时或同时发生的口咽、喉或肺的鳞癌。腺样囊性癌男女发病率相似，好发年龄为 40 ~ 50 岁，与吸烟无明显相关，倾向于沿着黏膜下与神经周围平面生长，只有 10% 的患者有区域淋巴结转移或远处转移。腺样囊性癌进展缓慢，甚至未行治疗的患者都能够存活数年。

表 3-1　气管原发肿瘤病理分类

上皮来源	唾液腺来源	间质来源
良性	良性	良性
乳头状瘤	多型性腺瘤	纤维瘤
乳头状瘤病	黏液腺瘤	纤维瘤病
恶性	肌上皮瘤	良性纤维组织细胞瘤
原位鳞状细胞癌	嗜酸细胞瘤	血管瘤
鳞状细胞癌	其他类型	神经节细胞瘤
腺癌	恶性	血管球肿瘤
大细胞未分化癌	黏液表皮样癌	平滑肌瘤
神经内分泌肿瘤	腺样囊性癌	粒细胞肿瘤
典型与非典型类癌	多形性腺瘤	施万细胞肿瘤
大细胞神经内分泌癌		软骨瘤
小细胞癌		软骨母细胞瘤
		恶性

上皮来源	唾液腺来源	间质来源
		软组织肉瘤
		软骨肉瘤
		恶性淋巴瘤
		其他类型

（二）气管继发癌

继发癌也有可能累及气管。直接侵犯气管的肿瘤包括甲状腺癌、喉癌、肺癌与食管癌。纵隔肿瘤也可能直接侵犯气管，最常见的是淋巴瘤。气管转移瘤较少见，曾有乳腺癌、黑色素瘤与肉瘤转移至气管的报道。

二、病理类型

（一）气管良性肿瘤

气管壁的各种组织都可以发生良性肿瘤（表 3-2）。儿童原发性气管肿瘤 90% 为良性，相反，成人原发性气管肿瘤只有不到 10% 为良性。

表 3-2　气管良性肿瘤分类

纤维瘤
乳头状瘤
血管瘤
多形性腺瘤
脂肪瘤
软骨瘤
平滑肌瘤
错构瘤
神经纤维瘤
神经鞘瘤
副神经节瘤
颗粒细胞瘤
纤维组织细胞瘤
球形动静脉瘤
成软骨细胞瘤
成肌细胞瘤
黄瘤
假性肉瘤
鳞状上皮乳头状瘤

儿童最常见的气管肿瘤为乳头状瘤，通常多发，可累及喉、气管和支气管。儿童乳头状瘤病成年后几乎都可原因不明地自行消退。人们曾将病毒和内分泌失调作为病因考虑过，并有干扰素治疗可以缓解病情的报道。有症状的良性肿瘤主要依靠手术治疗，可以经内窥镜用各种方法切除。

另一种看似良性的上皮来源性肿瘤是神经内分泌类癌。

尽管类癌在这里被列入良性范围，但无疑是一种低度恶性肿瘤。有组织学证据表明它可以直接侵犯周围组织。

间质来源的肿瘤包括软骨瘤、周围神经鞘瘤、神经鞘瘤、纤维瘤以及脂肪瘤。其中软骨瘤最常见，多发于上部气管的环状软骨处。病理专家通过组织学检查来鉴别良性软骨瘤和低度恶性软骨肉瘤常很困难，或者根本不可能。少见的间质肿瘤包括平滑肌瘤、血管瘤和良性的上皮息肉。

（二）气管恶性肿瘤

再次强调成人原发性气管和气管隆突的肿瘤90%以上为恶性。最常见的是鳞状细胞癌和腺样囊性癌。1969~1990年有5篇重要文章报道了气管及隆突原发性肿瘤切除的经验。

总结这些报道，397例手术切除的患者中有153例（38%）腺样囊性癌，88例（22%）鳞状细胞癌。

1. 腺样囊性癌

1859年Billroth首次描述了腺样囊性癌。人们长期以来将其称为"圆柱癌"，并视为一种缓慢生长的良性腺瘤。肿瘤外观上似乎是良性的，表面气管黏膜常常不受侵犯，而且进展异常缓慢。但很明显，组织学检查证实这种恶性肿瘤有局部侵犯的表现。实际上，肿瘤侵及范围几乎总要比手术时所见或触摸到的范围广。显微镜下可发现肉眼无法看到的沿气管壁纵向和横向的扩散，尤其是沿着黏膜下层和气管外表面的神经周围淋巴管。因此很明显，如果欲行根治性手术，术中冰冻病理检查切除标本的边缘是至关重要的。约10%患者有区域性淋巴结转移，血行转移多发生于肺，有时也可转移至脑和骨骼。即使未经治疗，肿瘤也呈缓慢或隐匿性进展。临床曾观察到根治性手术25年后局部复发病例，胸片首次证实有肺转移时，患者通常没有症状。甚至有些患者转移灶可长时间（许多年）保持不变。腺样囊性癌男女发病率一致，年龄跨度由十几岁到九十几岁。本病与吸烟无关。

2. 鳞状细胞癌

主要发生于男性（男∶女=3∶1），与肺鳞状细胞癌的年龄分布相似。Grillo和Mathisen报道的所有病例都与吸烟有关。这种肿瘤的大体表现与其他部位的支气管鳞癌相似，几乎都有溃疡，咯血是常见症状。不幸的是，局部淋巴结转移发生率很高，许多肿瘤被发现时局部侵犯严重，已经不能切除。血行转移方式与肺癌相似。

3. 气管类癌

类癌是气管常见的恶性肿瘤之一，可分为典型和非典型两种。前者类似良性肿瘤，外侵轻微；后者潜在恶性，常外侵穿透气管壁，并有淋巴结转移。因此，应当积极手术，并尽可能切除彻底，术后可不需其他辅助治疗。

4. 气管腺癌

不包括来自肺、支气管的腺癌向上蔓延累及气管者，气管腺癌约占原发性气管癌的10%。由于腺癌容易直接侵入纵隔、扩散至区域淋巴结，并血行转移至远处，预后相对较差。故应在条件许可的情况下，尽可能做根治性切除术。

5. 气管小细胞癌

发生于气管的小细胞癌较发生于肺者少见，其病程短、症状突出、预后差。如果病变局限于气管的一段，并且无全身远处转移，采用足够范围的切除，缓解气道梗阻后，辅以全身化疗及局部放疗，也可取得较为满意的效果。

6. 其他原发性恶性肿瘤

极为少见，包括软骨肉瘤、平滑肌肉瘤、癌肉瘤及梭形细胞肉瘤。由气管及隆突上皮还可发生黏液表皮样癌和混合性腺鳞癌。单核细胞白血病和浆细胞瘤也有过报道。

三、临床表现

（一）原发性气管癌的症状与体征

气管肿瘤的临床表现可有上呼吸道梗阻造成的呼吸困难、喘息及喘鸣；黏膜刺激和溃疡引起的咳嗽、咯血；肿瘤直接侵袭邻近组织造成喉返神经麻痹，吞咽困难，另外，可有远处转移的表现。上呼吸道梗阻的典型症状为呼吸困难、喘鸣、喘息及咳嗽，这也是呼吸功能不全的常见症状。在作出正确诊断之前，许多患者被长期当作"哮喘"或"慢性支气管炎"进行治疗。

呼吸困难与气促是最常见的症状，当气管腔减少到正常横截面的1/3时，就会出现呼吸困难症状。

由于大部分良性或低度恶性肿瘤的生长速度缓慢，可能导致呼吸道梗阻症状持续数月甚至数年，而不危及生命。Regnard 等报道，腺样囊性癌从出现症状到诊断的平均时间是 12 个月，而其余气管肿瘤的平均时间是 4 个月。主支气管的阻塞可能导致一侧或双侧反复发作的肺炎。

咳嗽也是气管肿瘤常见的症状，通常没有特异性，随着呼吸道狭窄的加重，喘鸣症状越来越明显，常被误诊为哮喘。大约 20% 的患者出现咯血，尤其多见于鳞状细胞癌患者，而良性肿瘤少见。

声音嘶哑可能是由于喉返神经受侵而导致的声带麻痹，或气管上段肿瘤直接侵犯喉部。原发性气管肿瘤侵犯食管引起吞咽困难者少见，但颈部及胸上段食管癌侵犯气管的患者多见，常出现咳血丝痰、气促，严重者出现食管气管瘘。

胸部听诊深吸气时可闻及哮鸣音，而支气管哮喘恰恰是在呼气期，此为二者鉴别的要点之一。当气管阻塞严重时，呈端坐呼吸，靠近患者不用听诊器就可听到喘鸣。注意仔细检查颈部及锁骨上窝，有无肿大的淋巴结。

（二）继发性气管肿瘤的临床表现

1. 喉癌侵犯气管

喉癌向下延伸可直接侵犯气管上段。因此，临床有时很难将二者严格区分开来。其多为鳞癌，突入管腔，引起呼吸困难。部分患者发生于喉癌术后，因此需行全身检查了解其他部位有无转移后，制订治疗方案。

2. 甲状腺癌侵犯气管

临床约 21% 的原发性甲状腺癌可直接侵犯气管，还有部分是由于甲状腺癌术后复发使气管受累。多侵犯气管前壁，尚未突入管腔者，患者仅有轻度压迫及咽喉部不适感。肿瘤一旦突入管腔，即出现刺激性咳嗽、气短、喘鸣等呼吸困难的症状。复发性甲状腺癌累及气管后，容易引起气管内出血发生窒息。

3. 食管癌侵及气管

颈段及胸上段食管癌常可直接或由于肿大淋巴结侵蚀气管、支气管膜部，不仅可引起咳嗽、呼吸困难，而且可造成食管-气管瘘。临床由食管癌直接穿入气管者较少，而因放疗引起食管-气管瘘者比较常见。一旦发生，食物、唾液以及胃内反流物会经瘘口大量进入气管和肺内，引起严重而难以控制的肺内感染或窒息。因此，对于胸中、上段及颈段中晚期食管癌，应行气管镜检查，了解气管是否受累。镜下可见：①黏膜完整，肿瘤外压；②肿瘤侵入管腔少许，黏膜破坏，表面糜烂，刺激性咳嗽有血痰；③肿瘤占据不到管腔 1/3，呈菜花状；④肿瘤凸入超过管腔 1/3，分泌物淤积；⑤形成食管-气管瘘者，可见两管腔相通的瘘口，并有口腔、胃内容物进入。

4. 支气管肺癌累及气管

支气管肺癌可沿支气管向上蔓延累及隆嵴及气管下段，或由于纵隔、隆嵴下肿大淋巴结直接侵蚀，使原发病变成为晚期。因为需要切除的范围较大，重建困难，致使许多患者失去手术机会。但近年由于麻醉和手术技巧的提高，对于尚未发生远处转移的病例，仍可选择性行肺、气管、隆嵴切除成形或重建术，术后辅以放、化疗，也可取得较为满意的疗效。

四、诊断

原发性气管肿瘤的误诊率比较高，原因之一是气管肿瘤比较少见，多数医生很少或根本没有见过这种肿瘤；原因之二是因咳嗽、喘息或呼吸困难而行胸部 X 线片检查时，纵隔和气管外形可能没有明显异常，即使胸片有异常改变，通常也是易被忽略的细微变化。

1. 影像学检查

常规胸片通常难以发现气管肿瘤。气管 X 线断层扫描能够显示气管肿瘤，较大的肿瘤能够被明确诊断，但是不能够显示肿瘤是否存在腔外浸润或周围淋巴结情况，因此 X 线片难以为制订治疗计划与重建方案的设计提供足够的信息。

CT 被认为是诊断及评估肿瘤范围、肿瘤与邻近器官关系的标准检查方法。采用薄层 CT 扫描，能良好地评估气管肿瘤累及气管的长度。CT 扫描也能显示气管肿瘤的大体病理学特征，良性肿瘤通常呈类圆形、边界平滑、清楚、直径小于 2 cm，一般位于气管腔内，钙化是良性肿瘤的特征之一，通常出现在错构瘤、软骨瘤中，也可以见于软骨肉瘤。恶性肿瘤常沿气管壁上下生长数厘米，表面不规则，可能出现溃疡，肿瘤基底部常见气管壁受侵犯，甚至出现腔外生长，纵隔肿大的淋巴结提示局部肿瘤转移。随着影像学技术的进步，现在可以使用低照射量获得良好的图像质量，并使用三维重建技术绘制出气管腔内、腔外的图像，甚至可以重建气道及周围淋巴结图像以指导经气管细针穿刺活检。

MRI 扫描评估气管肿瘤的优点在于：通过冠状面、矢状面及横截面的图像可以很好地显示气管肿瘤的情况，T_1 加权图像能够很好地显示气管是否侵犯周围软组织尤其是显示与周围血管的关系。另外，以下两种情况应当考虑使用 MRI 扫描：①MRI 扫描不存在放射损伤，评估儿童气管肿瘤时应首选 MRI 扫描；②对不适合使用碘增强剂的患者应选择 MRI 扫描。

2. 气管镜检查

气管镜检查是气管肿瘤诊断及术前评估的必备手段。术前行气管镜检查将获得以下信息：①直视肿瘤的大体情况，有助于判定肿瘤性质；②气管镜检查对病灶的准确定位，对制订手术径路及切除范围至关重要；③可以直视喉部及环状软骨，准确评估声带功能，对需要行环状软骨部分切除或喉切除的上段气管肿瘤患者中特别重要；④能够评估气管腔大小，有助于气管手术前的气道管理及麻醉插管准备；⑤可以进行肿物的活检，明确病理诊断。

然而，施行气管镜检查存在诱发肿瘤出血的风险，可能导致患者窒息，所以行气管镜检查时，需要做好气管插管的准备。

上呼吸道严重阻塞或大咯血的患者，纤维支气管镜没有什么帮助。这种有生命危险的患者需用硬式支气管镜保持气道通畅。多数患者支气管镜可进至肿瘤远端以保证通气。通过内镜活检钳、电凝或激光去除肿物可扩大气管管腔。应尽量避免做气管切开，因其可使以后的切除手术变得更加复杂。

3. 气管超声内镜检查

气管超声内镜能显示气管的 5 层结构，从腔内向腔外，分别是黏膜层（高回声）、黏膜下层（低回声）、气管软骨的内侧（高回声）、气管软骨（低回声）、气管软骨的外侧（低回声）。在气管膜部，则显示 3 层结构，分别是黏膜层（高回声）、平滑肌（低回声）、外膜层（高回声）。

4. 肺功能检查

肺功能检查可使医生警觉到有气道阻塞的可能，并最终作出正确诊断。肺功能检查呈阻塞性通气障碍，同时对支气管扩张药物无反应，提示有上呼吸道固定性阻塞。呼吸流量图可清楚显示上呼吸道阻塞，并因肿瘤在纵隔里位置的高低不同，吸气与呼气相曲线平台的高低也不相同，多数病例呼吸流量图两条曲线均变平坦。

五、治疗

由于多数气管肿瘤是恶性的，通常出现症状并作出诊断时已是晚期，许多患者已没有完整切除的可能。

（一）气管切除及一期重建

除少数病例外，对于能够完整切除并一期重建气道的患者，手术是最好的选择。一般认为所有的恶性肿瘤都侵犯并穿透气管全层，因此对于可以手术的患者，内窥镜切除（包括激光切除）肯定是不完全的，而且切除范围不够。

多数局限于颈部和上纵隔气管的肿瘤，颈部领状切口可达到满意的显露，正中胸骨切开可以很好地暴露纵隔气管，后外侧开胸可为累及远端气管需要同时行气管隆突切除者提供更开阔的视野。许多气管肿瘤需扩大切除范围。除少数患者外，成人气管通常可以切除近一半长度并安全地一期吻合。这种扩大切除需要将整个气管的前方和侧方游离松解，许多病例尚需在气管上下端附加特殊的松解手术。

扩大性切除的困难在于如何决定切除范围。只有在气道已被切断，并对切除边缘进行冰冻病理检查后，才能判断是否已完整切除肿瘤。有时为了不使切除长度超过安全范围，不得不接受镜下残端阳性的结果。但是，只能在切断气道，切除肿瘤后，除了重建气道外没有其他选择的情况下才能作出这样的决定。残端阳性似乎并不影响愈合，并且仍可能有长期存活，特别是腺样囊性癌患者。

（二）气管切除与人工气管

Belsey 于 1950 年首次报道了 1 例用假体代替环形气管缺损，他把自体阔筋膜包在不锈钢弹簧上制成管状假体。此后 10 年中逐渐有利用多种材料的硬质管道行气道重建的零散报道，这些材料包括玻璃、不锈钢及钽，多数无孔硬质材料都曾使用过。多孔材料理论上的优点是宿主肉芽组织可以长进去，穿入到人工假体的内表面并作为上皮化的基础。Bucher 在 1951 年首次报道了使用多孔不锈钢丝网假体的经验。1960 年 Usher 报道了用"高强度"Marlex 网多孔假体的实验研究结果，1963 年 Beau 等把它应用于 2 例患者。

Pearson 等 1962 年也开始用这种 Marlex 网假体进行实验室研究，继而报道了 2 例假体置换的初步临床经验。后来他们又报道了 7 例用圆柱形 Marlex 网代替较长的气管环形缺损。有 3 例术后气道功能良好，分别维持长达 2、5、7.5 年之久。但有 4 例死亡，均与假体置换有关，1 例远端吻合口裂开，另外 3 例死于气管 – 无名动脉瘘引起的大出血。

（三）气管切除并发症防治

轻度至中度气道阻塞可根据需要吸入氦氧混合气体（80% 氦气，20% 氧气），肾上腺素雾化吸入，或者必要时静脉注射类固醇 <500 mg 甲泼尼龙。一两次这种剂量的类固醇对气管愈合并无显著损害。应当预先估计到发生严重气道阻塞的可能性，最好使用纤维支气管镜进行检查并在术中完全控制气道的状态下行远端气管切开。

轻微的针孔漏气通常很快可以自行闭合。较大的漏气，如果术中已经注意到了，可用带血管的组织加强缝合到漏气部位。如果术后出现皮下气肿，可以部分敞开切口减压。气胸是术后可能出现的另一种并发症，术后早期应当拍胸片除外气胸。

如果手术时能遵循手术原则，因操作不当而造成喉返神经永久性损伤的机会并不大。但是，可以发生暂时性的发音改变，原因可能是由于牵拉或解剖造成喉返神经的可逆性损伤。

术后第一天患者可进流食，通常很快即可恢复正常饮食。但是喉松解术后，患者可出现明显的吞咽困难，而且会出现误吸。液体食物的吞咽失调和误吸较明显，而固体食物则较轻。多数患者的功能失调是一过性和暂时性的，略微延迟完全恢复的时间。长期影响生活质量的误吸更常见于老年患者，或者那些曾做过颈部手术或放疗而损害了喉的活动性的患者。

所有患者术后都应常规做支气管镜检查以观察吻合口的愈合情况。支气管镜检查多在术后一周左右，患者出院前进行，如果对吻合口愈合有疑问也可以提前。如果发现吻合口裂开超过气道周径的 1/3，应置入 Montgomery T 形管。小的裂开通常可自行愈合而不发生狭窄，但需定期做支气管镜检查随访。出血是气管手术少见的并发症。

所有气管手术都是相对污染的，就这一点来说，气管手术感染的发生率并不高。术前一次性给予预防性抗生素，术后再给予 1~2 次抗生素。如有残留感染，或有其他危险因素，如糖尿病患者或接受类固醇治疗者，可适当延长抗生素使用时间。如果患者确实发生了伤口感染或怀疑有深部感染，则应广泛敞开伤口以保证迅速引流。未经引流的脓肿可以腐蚀破坏气管吻合口而形成内引流。

再狭窄是一种晚期并发症，通常发生在术后 4~6 周。治疗方法包括扩张（必要时重复进行）以及有选择地再次切除。如果不可能再次切除，放置内支架可能是唯一的选择。使用可吸收缝线或不锈钢缝线后，吻合口肉芽已较少见。如果出现肉芽组织，可通过硬式支气管镜用活检钳咬除。肉芽组织也可用硝酸银棒烧灼，或小心地用激光切除。

另外一个晚期可能发生的并发症是吻合口与食管或无名动脉形成瘘。多数患者可避免发生这些并发症。在分离气管时，应尽量不过分游离无名动脉，造成动脉完全裸露。如果动脉距已完成的吻合口过近，可用带蒂肌瓣或大网膜保护吻合口。同样，如果气管手术时包括食管的修补，应在气管吻合口或食管修补处用带有血管的组织（通常为肌束）加固于食管和气管之间。

（四）其他治疗方法

1. 放疗

一般认为放疗既可作为手术后的辅助治疗，也可作为肿瘤不能切除或因身体状况不适合手术患者减轻症状的姑息性治疗。对于鳞状细胞癌及腺样囊性癌瘤术后辅助放疗剂量一般为 60 Gy，对于肉眼残留的肿瘤，放疗剂量应增加至 68 ~ 70 Gy。

气管内的近距离放疗可能是治疗气管肿瘤的合适方法，已经有报道显示使用 60 ~ 68 Gy 的外照射放疗后使用 8 ~ 15 Gy 的近距离照射可以提高局部控制率。外照射放疗结束后行近距离照射的剂量与方法仍值得进一步研究。

2. 内镜下治疗

对于肿瘤不能切除或因身体状况不适合手术患者，可以使用内镜对气管腔内肿瘤进行姑息性切除。肿瘤的局部处理可以使用活检钳并吸引器处理，行电凝治疗、冷冻治疗、激光治疗、光动力学治疗或氩气凝固治疗。然而，使用此法难以达到根治，该类患者极少有长期生存的报道。

3. 气管支架置入术

在肿瘤不能切除或身体不适合手术的患者中，可以使用硅树脂或自膨支架对 80% ~ 90% 的患者进行姑息性治疗。支架有不同的形状与型号能够适应不同位置的肿瘤所导致的狭窄。

4. 化疗

基于铂类的化疗方案联合放疗对肿瘤不可切除的患者有一定疗效。但是这种治疗方法尚未见大宗病例的研究报道。

5. 气管移植

有许多学者进行动物实验，试图找出合适的替代物能够代替一段较长的气管，但单纯人工材料未见成功应用于临床的报道，失败原因主要是肉芽增生及移植物移位。

（五）继发性气管肿瘤的治疗

与原发性气管癌治疗原则不同的是：继发性气管癌必须根据气管外原发肿瘤控制的状况、有无其他部位转移以及气道梗阻的程度来制订治疗方案。治疗原则主要是在缓解呼吸困难的基础上，控制原发和继发病变。因此，选择姑息性治疗的机会远远大于原发性气管肿瘤。

对于喉癌侵犯气管者，应根据喉癌病变以及是否保留说话功能，确定手术切除范围。一般在喉切除的同时，选择气管节段切除，术后给予适当放、化疗，效果良好。切除范围较大时，需行永久性气管造口术。如局部有复发，必要时可再次手术切除。

甲状腺癌侵犯气管常引起高位气道梗阻，可先行低位气管切开，缓解症状，赢得时间，然后酌情行甲状腺癌根治、气管切除，术后进行放疗。部分患者可取得长期生存的效果。

食管癌侵及气管者，若病变均较局限、年纪较轻、全身情况可以耐受者，可同期将食管及气管病变一并切除，分别进行气管和消化道重建。如果已经形成食管 – 气管瘘者，必须隔离消化道与呼吸道。常用措施包括：停止经口进食及下咽唾液、抗感染，同时行胃造瘘或鼻饲支持营养；也可试用食管或气管内置入带膜支架，再酌情放疗或化疗。

支气管肺癌累及气管者，应根据病变范围、组织学类型以及远处有无转移来确定。若能切除并重建者，可行肺、气管、隆突切除成形或重建术，术后辅以放、化疗。估计切除有困难者，术前可适当先行放疗或化疗，使病变范围缩小后再行手术。

（李　娜）

第四章

食管癌

食管癌是指发生在食管上皮细胞和食管腺上皮细胞的恶性肿瘤。食管癌发病率占全部恶性肿瘤的1%~2%，世界范围内因癌症死亡的病例中，食管癌位居第6。我国是食管癌发病率和病死率最高的国家，据估计全世界50%以上的食管癌发生在中国。我国食管癌高发区主要位于河南、河北、山西三省交界区。流行病学调查显示，食管癌是多病因作用的结果。在食管癌的病因中，化学因素有亚硝胺类，被认为是我国食管癌的主要致病因素。生物因素包括霉菌、乳头状瘤病毒。食物中缺乏维生素 A、B 族维生素、维生素 C，钼、锌、铁、氟等元素含量偏低，动物蛋白缺乏等营养状况不佳也可能引起食管癌。食管癌不是遗传性疾病，但具有较明显的家族聚集现象。

食管癌发病以中老年为主，30 岁以下的人较少见，30 岁以后随年龄增加而迅速升高。食管癌多为鳞状细胞癌，少数为腺癌。癌瘤开始于食管黏膜，在经过一段时间后，才突破基底膜形成侵犯癌。食管癌扩散时一般是向食管壁深层浸润，进而侵入外膜浸润周围器官。食管淋巴管网十分丰富，各淋巴管网相互吻合、双向引流，任何一段食管癌均可发生颈部、纵隔和腹部淋巴结转移。血行转移时可转移到肺、骨、肝、脑、肾和肾上腺等。

第一节　临床表现与诊断

一、临床表现

（一）症状

早期可有吞咽食物哽噎感，吞咽时食管内疼痛，胸骨后隐痛，胀闷不适，吞咽时食管内有异物感，咽喉部干燥及紧缩感，少数患者有食物通过缓慢滞留感，随着病程进一步发展，出现进行性吞咽困难，胸背部胀痛等症状。

（二）体征

早期患者可无体征改变，中晚期患者双锁骨上窝及颈部可出现淋巴结肿大，当食管癌局限于食管内时，体格检查往往无阳性体征。晚期有恶病质表现，压迫气管引起气促及呼吸困难，侵犯喉返神经时引起声带麻痹，出现声嘶。锁骨上是最常见的淋巴结转移部位。

二、辅助检查

（一）X 线检查

食管吞钡 X 线双对比法有利于显示黏膜结构和发现隆起或凹陷的微小病变。食管癌早期可表现为黏膜皱襞增粗、皱襞断裂、管壁僵硬、充盈缺损或龛影，晚期可有管腔狭窄、钡剂通过受阻，可见软组织肿块影，食管气管或支气管瘘等。

（二）CT 检查

食管壁厚一般为 3 mm，当超过 5 mm 时应警惕食管癌的发生。当 CT 发现淋巴结大于 1 cm 时，应考虑淋巴结转移。当食管与邻近组织器官的脂肪间隙消失时，应考虑食管癌外侵。Moss 将食管癌的 CT 检查分为 4 期。

1. Ⅰ期

肿瘤局限于食管腔内，食管壁厚度 ≤5 mm。

2. Ⅱ期

肿瘤部位食管壁厚度 >5 mm。

3. Ⅲ期

肿瘤侵犯食管邻近结构。

4. Ⅳ期

肿瘤已有远处转移。

（三）食管内镜检查

食管镜检查是诊断食管癌比较可靠的方法。镜检时用甲苯胺蓝体内染色可以提高早期癌的发现率。早期食管癌在内镜下可见 4 种基本形态。

1. 充血型

癌变区黏膜平坦，呈局限性潮红斑片状充血，易接触出血，与正常黏膜界限不甚清楚。

2. 糜烂型

黏膜呈点片状浅表糜烂，轻微凹陷，大小不一，边界不规则，呈地图状改变，表面可附有白色或浅灰色的薄膜。

3. 斑块型

病变处黏膜苍白，轻微隆起，表面不平呈颗粒状或散在小斑块，呈橘皮样，有的可伴有浅表糜烂。

4. 乳头型

肿瘤呈乳头样或结节息肉样隆起，直径通常 <3 cm，有的表面伴有糜烂或出血。

（四）食管脱落细胞学检查

食管黏膜上皮基底细胞癌变称为原位癌，在生长过程中癌细胞逐渐取代表层上皮细胞，癌灶表面即暴露在食管腔内，因此容易从食管腔内得到脱落的癌细胞，其阳性率可达 80% ~90%。方法是将细胞采取器吞入食管内，网囊充气再拉出，用网上的分泌物做涂片，然后做染色，进行显微镜检查。一般所见为在大量增生的鳞状上皮细胞中有少数散在鳞癌细胞。为避免误差，要求有两次以上阳性结果。

（五）淋巴结活体组织检查

有锁骨上淋巴结转移者，可进行锁骨上淋巴结活体组织检查以确诊。

三、鉴别诊断

1. 食管功能失常

食管神经官能症、功能性食管痉挛、神经性吞咽无力、贲门失弛缓症等均可产生吞咽困难和进食梗阻症状。通过病史和影像学检查大多可鉴别，必要时进行食管内镜检查。

2. 食管憩室或憩室炎

可因进入憩室内的食物潴留或刺激而继发炎症、溃疡，甚至出血。食管吞钡 X 线检查和内镜检查有助于诊断。

3. 食管受压病变

纵隔肿瘤、先天性血管畸形、主动脉瘤、纵隔肿大淋巴结有时引起食管受压，出现吞咽困难，食管吞钡 X 线检查和内镜检查见食管为外压性改变，边缘光滑，黏膜完整。

4. 食管良性肿瘤

以平滑肌瘤多见，一般病程较长，吞咽困难多为间歇性，食管吞钡 X 线检查显示圆形、卵圆形或规则的充盈缺损，边缘整齐，周围黏膜正常。内镜检查食管腔内有隆起肿物，黏膜完整无溃疡。

四、病理学分类与临床分期

（一）病理学分类

1. 早期食管癌病理类型

（1）隐伏型：癌变处食管黏膜局限性充血，色泽潮红，黏膜内小血管模糊不清，触之易出血。组织学表现为原位癌，是食管癌的最早期。

（2）糜烂型：癌变处食管黏膜局限性糜烂，形状不规则，糜烂处色泽较深，呈微细颗粒状。组织学表现为原位癌或早期浸润癌，两者大约各占 1/2。

（3）斑块型：癌变处食管黏膜稍微隆起，表面粗糙，呈颗粒状或大小不等的斑块，色泽潮红，较大斑块的表面有糜烂。组织学表现大约 1/3 为原位癌，2/3 为早期浸润癌。

（4）乳头型：癌肿呈明显结节状隆起，呈乳头状或蕈伞状。组织学表现绝大多数为早期浸润癌。

2. 中晚期食管癌的病理类型

（1）髓质型：患者有明显的吞咽困难。癌已侵犯食管各层，并向腔内扩展，食管造影常见明显的对称性狭窄或偏心性狭窄和钡剂充盈缺损，或有中度黏膜破坏或龛影。肿瘤在食管壁内生长，累及食管周经的大部或全部，使管腔变窄。

这一类型常有明显外侵，手术切除率较低，外科治疗预后较差，放疗、化疗效果中等，复发率也高。

（2）蕈伞型：造影显示病变上下缘呈弧形，边缘清楚锐利，病变中部有浅而宽的龛影。瘤体呈卵圆形偏平肿块，状如蘑菇突向食管腔内。

蕈伞型患者外侵通常不明显，有较高的手术切除率。对放射线较敏感，放疗、化疗效果较好。

（3）溃疡型：食管造影的主要特点是边缘不规则、较大较深的溃疡，其周围通常只有少量食管壁受损，钡剂通过顺利。黏膜面可见深达肌层的凹陷性溃疡。

本型易穿孔，化疗效果较好，手术切除率中等。

（4）缩窄型：患者的进行性吞咽困难症状比较突出，食管造影可见短但显著的向心性狭窄，钡剂通过困难，其上方食管明显扩张。大体标本瘤体形成高度的环行狭窄，肿瘤向心性收缩使上下端食管黏膜呈辐射状皱缩。

该型手术切除可能性一般，非手术治疗有一定疗效。

3. 病理组织学分类

分为鳞状细胞癌、腺癌、腺鳞癌、小细胞癌、未分化癌等。

（二）临床分期

1. TNM 分期（NCC 2002）

T：原发肿瘤。

T_x：原发肿瘤不能确定。

T_0：无原发肿瘤证据。

Tis：原位癌。

T_1：肿瘤侵及黏膜固有层或黏膜下层。

T_2：肿瘤侵及固有肌层。

T_3：肿瘤侵及纤维膜。

T_4：肿瘤侵及邻近器官。

N：区域淋巴结。

N_X：区域淋巴结无法确定。

N_0：无区域淋巴结转移。

N_1：有区域淋巴结转移。

M：远处转移。

M_X：远处转移无法确定。

M_0：无远处转移。

M_{1a}：上段转移到锁骨上淋巴结，下段转移到腹腔淋巴结。

M_{1b}：其他远处转移。

H：细胞类型。

H_1：未规定。

H_2：未规定。

G：分化程度。

G_X：未规定。

G_1：未规定。

G_2：未规定。

G_3：未规定。

G_4：未规定。

2. TNM 临床分期（AJCC 2002）

0 期：Tis N_0 M_0。

Ⅰ 期：T_1 N_0 M_0。

Ⅱa 期：T_2 N_0 M_0 T_3 N_0 M_0。

Ⅱb 期：T_1 N_1 M_0 T_2 N_1 M_0。

Ⅲ 期：T_3 N_1 M_0 T_4 任何 NM_0。

Ⅳ期：任何 T 任何 NM_1。

Ⅳa 期：任何 T 任何 NM_{1a}。

Ⅳb 期：任何 T 任何 NM_{1b}。

3. 我国食管癌的临床病理分期

我国食管癌的临床病理分期见表4-1。

表4-1　我国食管癌的临床病理分期

	临床分期	病变长度	病变范围	转移情况
早期	0	不定	限于黏膜层	无淋巴结转移
	Ⅰ	<3 cm	侵犯黏膜下层	无淋巴结转移
中期	Ⅱ	3～5 cm	侵犯部分肌层	无淋巴结转移
	Ⅲ	>5 cm	侵犯全肌层及外膜	有局部淋巴结转移
晚期	Ⅳ	>5 cm	有明显外侵	远处淋巴结或其他转移

（李　鹏）

第二节　治疗

一、治疗原则、程序与方法选择

（一）可内镜和手术切除食管癌的治疗

食管癌 0 期及部分 Ⅰ 期患者，病变浅小局限可行内镜下切除，定期随访。如病变广泛，多点起源或内镜下切除不全者，应行手术治疗。大多数 I 期及 II 期，III 期或 $T_{1\sim3}N_{0\sim1}M_x$ 的食管癌可采取以手术为主的综合治疗。II b 期以上的患者可选择术前同期放化疗，术前推荐的放疗剂量为在 4~5 周内照射 40~50 Gy，照射结束后 4~6 周后手术。推荐的化疗方案为 FP（氟尿嘧啶、顺铂）方案。

（二）不可手术切除食管癌的治疗

对 IV 期不能手术，T_4 或不愿意行手术治疗者，可采取以放疗为主的综合治疗。如果能忍受化疗，推荐同期放化疗。化疗方案以氟尿嘧啶 + 顺铂为主。当不能手术又不能耐受化疗时，推荐行最佳支持治疗。最佳支持治疗包括：①梗阻时支架植入治疗；②营养治疗；③止痛治疗；④食管扩张治疗。

（三）复发和远处转移食管癌的治疗

对局部复发者，先期行过手术治疗而未行放化疗者推荐行放化疗和（或）内镜下治疗，也可行手术治疗；而先期行过放化疗而未行手术者，如果能手术切除则应行手术治疗，不能手术者，给予姑息性放疗、化疗或支持治疗。远处转移者一般给予支持治疗。

二、外科治疗

食管癌手术治疗已有 100 多年历史，至今为止食管癌外科手术仍是治疗食管癌的有效手段。近年来，我国许多医院发表的资料显示，早期食管癌手术切除后的 5 年生存率可达 50%。由于放疗和化疗的发展，使食管癌的治疗形成了以外科治疗为主要手段，辅以放、化疗等辅助治疗的综合治疗模式，使食管癌的治疗效果有了很大提高。

（一）适应证

（1）早期食管癌患者无临床症状或临床症状较轻微者，X 线食管造影、食管拉网或食管镜检查能明确诊断者，应尽早手术彻底切除。

（2）中下段食管癌病变长度在 5 cm 以下，上段在 3 cm 以下者适宜手术切除。

（3）食管癌病变位于中上段，病变长度超过 5 cm 者可采取新辅助放化疗和手术切除的综合治疗。

（4）食管癌放疗后复发，病变范围不大，无远处转移，全身情况良好者，可采取手术切除。

（5）食管癌病变侵犯较广，CT 显示未侵犯邻近器官，无远处转移，估计切除有一定可能性，患者一般情况允许者，可采取手术切除。

（6）食管癌高度梗阻，但无明显远处转移者，可采取手术探查，行姑息切除或减状手术。

在确定手术治疗时，要根据患者的性别、年龄、病期、症状、一般情况及器官功能检查情况、病变部位及肿瘤病理情况，进行综合考虑。

（二）禁忌证

（1）影像学检查显示病变侵犯邻近重要器官，如累及气管、肺、纵隔、心脏及大血管者。

（2）有远处转移，如锁骨上淋巴结、肺、骨、肝转移及癌性腹水者。

（3）恶病质及有内科禁忌证者。

（三）术前准备

食管癌切除手术是较大的手术，做好术前准备是降低手术病死率及降低术后并发症的关键。除常规心、肝、肾功能和血液等检查外，更应注意以下事项。

1. 呼吸道准备

术前禁烟 2 周以上。梗阻严重的患者常因反流而引起吸入性肺炎，必要时术前给予抗生素治疗。

2. 营养及水电解质的补充和纠正

食管癌患者进食困难，可造成营养不良、低蛋白血症，术前适当纠正有利于手术与术后康复。近年来在静脉高营养的基础上发展起来的营养支持疗法，尤其是全肠道外营养及全肠道内营养，可提高免疫力。

3. 食管冲洗

食管冲洗可使食管局部炎症和水肿减轻或消退，减少术中胸腔污染，利于吻合口的愈合。

4. 术前肠道准备

食管癌手术虽为上消化道手术，但仍需按常规做适当的肠道准备，术前进流食和给予抗生素。如采用结肠代食管手术，则需严格按结肠手术进行肠道准备，给予口服流食，口服卡那霉素和甲硝唑灵，以及全肠道灌洗。手术当日早晨置胃肠减压者，也可同时置十二指肠营养管，以便在术后早期给予肠道内营养。

（四）常用手术方式

1. 经左胸食管癌切除术

是目前较常用的手术方法，适用于位于气管分叉水平以下的食管胸中下段癌。采取左后外侧剖胸切口，经第 6 肋床或第 5 肋间进胸，游离食管及清除胸内各组淋巴结，打开膈肌，游离胃及清除周围淋巴结，用胃代食管，根据肿瘤的位置，完成胸内食管胃主动脉弓下或弓上吻合术，部分病例行左颈部食管胃吻合术。

2. 经右胸食管癌切除术

采用右胸后外侧（或前外侧）、上腹正中及颈部三切口，适用于位于气管分叉水平以上的食管胸中上段癌。

3. 非开胸食管拔（剥）脱术

适用于估计食管癌可以切除而因各种原因不适合开胸手术的患者。

4. 结肠代食管术

适用于胃有病变或胃部分切除术后不能利用其重建消化道，或食管、胃重复癌患者。

5. 减状手术

对于不适宜手术和晚期食管梗阻严重者行减状手术，目的是解决进食问题，维持营养，辅以综合治疗，提高生活质量和延长生命。

（1）食管胃转流手术。

（2）胃或空肠造瘘术。

（3）食管置管术。

6. 电视胸腔镜外科手术（VATS）

经胸腔镜食管癌切除包括 3 个步骤：主要步骤是经胸腔镜游离食管；第二步是经腹游离胃（或结肠），同一般开腹手术；第三步为颈部吻合，同一般手术。

（五）术后处理

1. 呼吸运动及排痰

患者清醒后应取半卧位以利于呼吸、气体交换及胸腔引流。宜每 2 ~ 4 小时做深呼吸运动，吹气球，协助咳嗽排痰以利于肺膨胀。术后常规吸氧，术后第 1 天开始给予超声雾化吸入。

2. 胸腔闭式引流

术后保持胸腔闭式引流，注意胸腔引流瓶水柱高度、波动幅度及引流液颜色、引流量。注意胸腔内有无出血征象，如果术后出现大量非血性液体可能是胸导管破裂所致的乳糜胸。一般术后 2 ~ 3 天行胸部 X 线检查，若肺膨胀良好，引流管水柱波动消失，引流液减少，可以拔除引流管。

3. 胃肠减压

患者回病房后即可行胃肠减压，保持胃管通畅，若无大量液体吸出，2 ~ 3 天后可拔管。

4. 十二指肠营养管

术中安置十二指肠营养管，早期给予鼻饲，保证患者营养及术后恢复。

（六）手术并发症及处理

1. 肺部并发症

以肺炎、肺不张和肺功能不全最常见。患者术前常有不同程度的肺部疾病和（或）吸烟史，术后支气管分泌物潴留和排痰障碍是肺部并发症的重要原因。术前呼吸道准备，术中手术医师和麻醉师良好配合，术毕呼吸道的清理和肺的复张，术后鼓励并协助患者咳嗽排痰，保持胃肠减压管的通畅以排空胸胃，避免胸胃扩张和适量应用抗生素是预防肺部并发症的重要措施。预防比治疗更为重要。

2. 吻合口瘘

术后 5~7 天，患者出现体温上升，中毒症状，X 线胸片示液气胸，胸管引流液浑浊或见有食物残渣，口服染料从胸管内流出或碘油造影见吻合口有碘油流入胸腔，则可确诊。一旦发生吻合口瘘，应及时安置好引流管并保持引流通畅，进行充分引流，使不张的肺复张，并以足量抗生素控制感染。禁食期间良好的营养支持是治疗的重要原则。颈部吻合口瘘只要及时引流，治愈率最高；胸内吻合口瘘最为凶险，死亡率也较高。少数早期瘘，中毒症状轻，估计食管和胃有足够长度者可以切除原吻合口，在其高位重新吻合；晚期吻合口瘘炎症局限，中毒症状轻者，有时也可采用保守治疗。

3. 脓胸

多因术后胸腔引流不通畅，胸腔积液感染所致。表现为胸腔积液、发热、呼吸和脉搏增快、白细胞数增高，胸部 X 线检查见胸腔积液。处理上及早行胸腔闭式引流，全身抗生素治疗。

4. 乳糜胸

多发生在术后 4~6 天，患者未进食时引流液每天 500~600 mL，一旦进食，胸腔内大量积液，每天的引流液可达 2 000 mL 以上。患者表现为胸闷、脉搏及呼吸增快、血压下降，严重者发生休克。X 线检查显示胸内大量积液，纵隔移位。处理上一旦确诊宜立即行胸腔闭式引流，使肺复张，以利于胸导管愈合。能进食者则进低脂、高蛋白、高糖饮食。观察 2~3 天后乳糜漏出量未减少者应开胸结扎胸导管。

5. 吻合口狭窄

多因过分担心吻合口瘘，造成缝合时过紧，食管和胃吻合时对合不良或局部感染，产生过多瘢痕引起。处理上多采取吻合口扩张术，或在食管镜下做腔内激光治疗，或采用镍钛记忆合金食管腔内支架术。必要时考虑手术切除重新吻合。

三、放疗

放疗是食管癌的主要治疗手段之一。以颈段、胸中上段的疗效较好，胸下段常伴有腹腔淋巴结转移及胃的放射耐受量低而疗效较差。

（一）适应证

凡全身状况中等，无远处转移，无气管侵犯，无食管穿孔及出血征象，病变长度 <7 cm，无明显胸背疼痛者均可做根治性放疗。

凡旨在缓解食管梗阻，减轻疼痛，提高生存质量者可考虑做姑息性放疗。

对术后证实有亚临床癌残留，如残端受浸润、胸腹腔淋巴结残留、大血管壁残留、邻近器官残留者应行术后放疗，对浸润深肌层以上的癌而无明显亚临床病灶残留者可考虑加用术后放疗。

（二）禁忌证

恶病质，食管穿孔，食管镜证实已侵犯气管，狭窄型或明显狭窄，有远处转移，纵隔炎，食管大出血，严重胸背痛及严重的心律失常，心功能低下。

（三）准备工作及注意事项

放疗前应纠正水电解质失衡，消除食管炎症，治疗糖尿病、结核、冠心病等，给予营养支持治疗，洁齿保持口腔卫生，细渣饮食。

姑息放疗效果满意可调整治疗计划为高姑息，甚至为根治性放疗，相反，根治性放疗期间出现全身状况恶化或剂量 40 Gy 后肿瘤退缩不大、临床症状改善不明显时，应降低预定放射量。

定期行 X 线钡餐检查，出现食管穿孔前 X 线征象时应立即停止放疗，并加用高维生素、足量抗生素、护胃抑酸及补充蛋白质、热量等营养支持治疗。

（四）放疗方法

1. 放射源

以4~8 meVX线或⁶⁰Coγ线为首选，胸中下段可适当提高X线能量，颈段食管前正中野可用高能电子束。

2. 照射范围和射野数

设野需包括原发灶及区域淋巴结，长度依实际吞钡片的病灶长度上下各延长3~5 cm，野宽为4~7 cm，一般前正中野为6~8 cm，背斜野为5~6 cm。射野数一般为前正中野加2个背斜野等中心照射，颈段可用两个前斜野4 cm×15 cm左右的45°楔形成角照射。

3. 照射剂量与时间

通常采用常规照射（每次2 Gy，每周5次），肿瘤根治量为60~70 Gy，6~7周。因目前国内学术界推断食管鳞癌存活的肿瘤干细胞在常规分割放疗中也可能发生加速再增殖，时间在开始放疗后4周左右，故可设置后程加速分割，即常规分割DT达40 Gy左右时，缩野至10 cm长，宽度不变，每周5天，每次1.5 Gy，每天2次，间隔4小时以上，将总量推至根治量，有望提高局部控制率及生存率。

4. 术前放疗

目的是使瘤体缩小，降低癌细胞的生命力以及使肿瘤周围小血管和淋巴管闭塞，从而提高局部切除率及降低转移，以提高生存率。中山医大报道术前放疗加手术的5年生存率为37%，单纯手术组为19.1%，单纯放疗组为7.7%，但也有报道对术前放疗的价值有争议，一般不做常规治疗，术前放疗剂量40 Gy，4周，间隔2~3周后手术。

5. 术后放疗

对术后证实有亚临床癌残留，如残端浸润、胸腹腔淋巴结残留、大血管壁残留、邻近器官残留者均应行术后放疗，以消灭残留癌。消灭亚临床病灶，剂量为50~55 Gy，消灭肿瘤残留或食管残端剂量为60~70 Gy。

6. 根治性放疗

（1）目的：期望局部肿瘤得到控制，获得较好的效果。放疗后不能因放射所致的并发症而影响生存质量。因此，要求放疗部位精确，肿瘤内剂量分布均匀，正常组织受量少，照射技术重复性好。

（2）适应证：一般情况好，病变比较短，食管病变处狭窄不明显（能进半流食），无明显的外侵（症状：无明显的胸背疼痛，CT示未侵及主动脉或气管支气管树等邻近的组织和器官），无锁骨上和腹腔淋巴结转移（包括CT无明显肿大的淋巴结），无严重的并发症。

（3）禁忌证：食管穿孔（食管气管瘘或可能发生食管主动脉瘘），恶病质，已有明显症状且多处远处转移者。

7. 姑息性放疗

（1）目的：减轻痛苦（如骨转移的止痛放疗，转移淋巴结压迫症状等），缓解进食困难，延长寿命。

（2）禁忌证：已有食管穿孔，恶病质。

8. 腔内放疗

临床正是利用近距离治疗剂量的特点（即随肿瘤深度的增加，剂量迅速下降），以提高食管局部剂量，降低局部复发率为7/16（44%），而单一外照射为93%~100%。

有研究发现：①采用气囊施源器由普通施源器半径0.3~0.4 cm增加到平均0.6 cm，食管膜处的受量由2 031 cGy下降为903 cGy（设参考点为1.0 cm，剂量为500 cGy），急性放射性食管炎不明显，18例中仅3例有轻微的下咽疼痛但无须处理；②做腔内放疗时行MRI或CT扫描检查，以明确肿瘤最大浸润深度、施源器在气囊内的位置，可以精确地知道肿瘤最大外缘的受量，食管黏膜的受量；③腔内放疗仅适合肿瘤最大外缘浸润深度≤1.5 cm的患者，否则肿瘤最大外缘（如在2~2.5 cm）的剂量仅为224~166 cGy，达不到有效剂量。目前医科院肿瘤医院行腔内放疗，在外照射DT 50~60 Gy时加两次腔内，参考点剂量为 500 ~ 600 cGy。

腔内放疗时机的选择：目前已有明确的报道，食管癌的近距离治疗，仅作为辅助治疗手段之一，仅有少部分患者在外照射开始时适合做腔内放疗。腔内放疗应在外照射之后。参考点剂量为 500 ~ 600 cGy 较好，以减少食管黏膜的受量，降低吞咽疼痛的发生率。必须了解肿瘤的最大浸润深度，如肿瘤较大，就不适合腔内治疗，否则出现较严重的并发症，而肿瘤达不到有效控制剂量。

9. 三维适形放疗

几十年来，食管癌常规放疗后生存率没有明显提高，5 年生存率约为 10%，其失败的原因主要是局部复发。针对此问题，目前必须搞清楚，常规放疗技术能否保证肿瘤靶体积达到理想的处方剂量。已有多位学者在 1993 ~ 2001 年提出常规放疗技术使肿瘤内存在低剂量区。为此，肖泽芬 2004 年报道用三维治疗计划系统评估食管癌常规放疗中肿瘤剂量的分布。其结果显示，常规照射野（即经典的三野等中心照射）的处方剂量为 60 Gy 所覆盖的 GTV 体积仅为 36.6%，而假如患者因摆位和呼吸等的误差在 0.5 cm（即设定的 CTV 范围）时，60 Gy 所覆盖的 CTV 体积仅为 27%。即使采用扩大照射野，60 Gy 所覆盖的 CTV 和 GTV 的体积也只有 38%、33%。如果采用三维适形放疗，其处方剂量为 95%、CTV 体积为 60 Gy 时（在常规放疗的时代仅考虑 GTV 并没有考虑到摆位和呼吸等的误差，因此在作方法学研究与目前的三维适形放疗以 95% PTV 为处方剂量不同），60 Gy 所覆盖的 GTV 体积为 100%，CTV 为 95%。因此，常规照射野、扩大照射野和适形放疗 100% GTV 休积受照射的剂量［处方剂量设定为 60 Gy/（30 次·6 周）］分别为 44 Gy、57 Gy 和 62 Gy，说明常规照射野不能使肿瘤靶体积达到所给的处方剂量。如果采用扩大照射野的方法来保全肿瘤的剂量，就不能保证肺（常规野、扩大照射野、适形放疗肺受照射的剂量，双肺 V_{20} 体积分别为 22.9%、31.2% 和 20.1%）和脊髓在安全剂量范围内。从上述方法学研究结果显示，假设食管癌局部高复发的主要原因之一是由于常规放射技术不能使靶体积较大的肿瘤患者达到理想的剂量。那么三维适形放疗理应降低局部复发率，但该技术是否能实现，有待临床资料进一步证实。

（五）放化疗同步综合治疗

国内外许多报道证实了放疗联合化疗所带来的益处。AlSarraf 等进行的随机试验结果显示，接受放化疗患者的 5 年生存率为 27%，明显高于单纯放疗。日本于 20 世纪 90 年代也开展了食管癌同期放化疗全国范围的协作研究，在无法手术切除的进展期病例中取得了 CR 33%、3 年生存率 23% 的斐绩。国内李斌等也报道化疗加放疗食管癌 5 年、10 年生存率明显高于单纯放疗。

关于不良反应，Rotman 等认为与单纯放疗相比，化疗加放疗肯定会增加不良反应，但不能因为不良反应增加就放弃化疗，关键看治疗增益比。有学者认为放疗与以顺铂、氟尿嘧啶为主的化疗同期进行能提高局控率，降低远处转移率，有提高远期生存率的可能性，其不良反应虽有增加，但所有患者均能耐受，有进一步进行深入研究的价值。另外，其他化疗方案有 PVB（DDP、VCR、PrM）、TP（TAP、DDP）、DF + 羟喜树碱。

（六）不良反应和并发症

最常见的不良反应和并发症为放射性食管炎、放射性气管炎、放射性肺炎，遇有食管穿孔、食管气管瘘、大出血时应及时终止放疗并对症处理。

（七）放疗效果与影响预后的因素

食管癌放疗后效果的好坏主要受以下因素影响。

1. 病期的早晚

由于非手术科室的医师很难明确掌握肿瘤浸润情况，目前常规判断方法仍是：①病变的长度；②X 线钡餐显示为病变的早、晚；③有一定的扩张度，表明肿瘤浸润不深或非全周性浸润；④食管腔内超声检查。

2. 食管癌的放射敏感性

目前判断的方法如下。①疗前 X 线分型，腔内型、蕈伞型较其他类型敏感；②疗后 X 线改善情况的判断为基本正常、明显改善、改善、不变或恶化。或者采用万钧 1989 年提出食管癌放疗后近期疗效评价标准：a. 完全缓解（CR），肿瘤完全消失，食管片边缘光滑，钡剂通过顺利，但管壁可稍显强直，管腔无狭窄或稍显狭窄，黏膜基本恢复正常或增粗。b. 部分缓解（PR），病变大部分消失，无明显的扭曲或成角，无向腔外的溃疡，钡剂通过尚顺利，但边缘欠光滑，有小的充盈损及（或）小龛影，或边缘虽光滑，但管腔有明显狭窄。c. 无缓解（NR），放疗结束时，病变有残留或看不出病变有明显好转，仍有明显的充盈缺损及龛影或狭窄加重。

3. 淋巴结转移情况

治疗前是否有淋巴结转移和转移部位不同、淋巴结转移多少与生存率有一定相关性。

四、化疗

虽然手术为食管癌治疗的首选方法，但由于大部分食管癌在诊断时已有微小转移或已为晚期，因而内科治疗在食管癌的治疗中有重要的地位。化疗和最佳支持治疗是内科治疗食管癌最常用的手段。食管癌以磷癌多见，但下段食管癌腺癌较多。对于腺癌及淋巴结阳性的患者术后应加用化疗，而对于高危因素的患者，术后也应给予辅助化疗。化疗方案主张选用以顺铂为主的方案，且以二联为宜。二线化疗时可选用含紫杉醇、伊立替康、长春瑞滨、多西紫杉醇等的方案。二线化疗有时是用于晚期或复发的食管癌的姑息化疗。关于术前新辅助化疗与单手术相比，显示出生存优势，并且 2 个周期新辅助化疗，改善生存期而不增加严重的不良反应。术前联合化疗方案多为 FP 方案，近来也出现了一些新的化疗方案，如以紫杉醇、多西紫杉醇、伊立替康为主的治疗方案，对食管癌有效的常用化疗方案见表 4-2。

表 4-2 对食管癌有效的常用化疗方案

方案	药物	剂量	给药途径	实施计划
FP	顺铂	100 mg/m²	静脉给药	第 1~3 天
每 3 周重复	氟尿嘧啶	750 mg/m²	静脉给药	第 1~5 天
EP	依托泊苷	100 mg/d	静脉给药	第 1~3 天
每 4 周重复	顺铂	80 mg/m²	静脉给药	第 1~3 天
NP	长春瑞滨	25 mg/m²	静脉给药	第 1、第 8 天
每 3 周重复	顺铂	80 mg/d	静脉给药	第 1~3 天
	紫杉醇	175 mg/m²	静脉给药	第 1 天
TCF	氟尿嘧啶	750 mg/m²	静脉给药	第 1~5 天
每 4 周重复	顺铂	15 mg/d	静脉给药	第 1~5 天
CP	伊立替康	65 mg/m²	静脉给药	第 1、第 8、第 15、第 22 天
每 6 周重复	顺铂	30 mg/m²	静脉给药	第 1、第 8、第 15、第 22 天
CD	伊立替康	55 mg/d	静脉给药	第 1、第 8、第 15 天
每 4 周重复	多西紫杉醇	25 mg/m²	静脉给药	第 1、第 8、第 15 天
EOX	表柔比星	50 mg/m²	静脉给药	第 1 天
每 3 周重复	奥沙利铂	130 mg/d	静脉给药	第 1 天
	卡培他滨	1 000~1 500 mg/m²	口服	第 1~21 天

五、内镜治疗

（一）早期食管癌的内镜治疗

1. 适应证

黏膜内癌及原位癌，深度不超过黏膜下层，病灶范围小于食管周径的 1/3。

2. 操作方法

在应用止痛、镇静、麻醉和心电监护下进行。将一透明帽装在胃镜前端，托入胃镜，在病灶周围注入含一定比例肾上腺素的生理盐水，使病变隆起便于切除。将圈套器托至病灶处，使透明帽张开，把病灶吸入帽内，收紧圈套器通过高频电切除。对切除病灶边缘及切后暴露的食管黏膜下层进行活检，如未发现癌细胞说明手术成功，否则需追加手术治疗。内镜下切除的主要并发症是出血及穿孔，如操作技巧熟练，则很少出血，比较安全。

（二）进展期食管癌的内镜治疗

1. 内镜下激光治疗

（1）适应证：食管乳头状癌，较大的无蒂息肉，腔内生长的其他良性肿瘤有癌变者，食管癌、贲门癌以及癌性狭窄者。

（2）激光凝固操作方法：插入内镜后，镜端置于病灶上方，以活检孔中插入石英光导纤维，顶端距病灶 0.5～1.0 cm，先用 He-Ne 激光瞄准，启动激光发生器，调节动率到 70 W 左右，脉冲时间为 0.5～1.0 秒，间歇照射、烧灼，使表面组织汽化，深层组织凝固。也可将光导纤维直接接触肿瘤表面，功率调至 10～25 W，适当延长脉冲时间，使照射部位更精确，平均能量密度更大。治疗过程中同时 CO_2 吹入，清除气雾及光导纤维头端的焦痂。操作结束后，禁食 2～3 天，给予静脉营养，再逐步改为流质、半流质饮食。

（3）光化学疗法：光化学疗法仅用于中、晚期食管癌。用血卟啉光敏剂时，激光照射的目的是激发摄血卟啉的肿瘤组织产生单态氧而破坏肿瘤细胞。器械除上消化道内镜外，还有氩激光发生器，整个治疗需在避光室中进行，患者术前静脉滴注血卟啉 2.5～5 mg/kg（溶于 250 mL 生理盐水中），48～72 小时进行激光照射。常规插入内镜，从活检孔中伸出石英光导纤维置病灶上方 1～2 cm 处，照射时间为 15～20 分钟，病灶较大时可分电照射，照射后肿瘤表面凝固。

（4）激光、内照射联合治疗：激光、内照射联合治疗主要是为增强激光治疗效果，用于食管癌性狭窄。内照射源为 ^{192}Ir，导入系统为一直径 4 mm 的聚四氯乙烯后装治疗管。操作方法为先用塑料探条或气束导管将狭窄部扩张至 12～13 mm，按激光光激疗法在内镜下用激光从远端到近端烧灼食管癌。一般在治疗 3～4 次后行 ^{192}Ir 内照射。照射剂量为 7 Gy/cm，间歇 1～2 周可重复一次。对髓质型食管癌内照射 2 周后再做一次外照射疗效更好。

激光治疗后并发症主要有穿孔、食管支气瘘、出血等，多数与食管癌本身的病变有关。Fleischer 于 1981 年首先用 Nd：YAG 激光治疗食管癌，较多资料表明激光对缓解食管癌患者的吞咽困难具有很好的近期效果，但由于短期复发率较高，并发症较多，使其广泛应用受到限制。

2. 内镜下微波组织凝固治疗

常规插入内镜，从活检孔中插入辐射器，轻压于病灶上，启动微波发生器，调节功率 50 W，辐射时间为 15 秒，若病灶大，可分片辐射，如为癌性狭窄，可从狭窄的远端开始，每次移动 1 cm，狭窄部位全部辐射。凝固后可重复一次，治疗结束后，禁食 3 天，静脉营养，再逐渐改为流质、半流质饮食。2～3 周后内镜复查，酌情再行微波辐射。对于无梗阻的隆起型食管癌，可用针形电极插入肿瘤，功率为 30 W，治疗 5～10 秒，瘤体较大时从边缘后中央逐步插入辐射，凝固肿瘤组织。

由于微波治疗是通过组织中带离子的胶粒在微波运动中产生热量，故较高频电、激光更为安全，对深层组织无损伤，穿孔、出血等并发症发生率甚低。

3. 电凝治疗

电凝治疗是一种安全、简便和有效的缓解吞咽困难的办法，可分为单极和双极电凝。常用者为双极电凝 BICAP，其探头外形似 Eder-Puestow 扩张管，头端有弹性可以弯曲。在橄榄形的增大部分上有环绕的电极条，直径可为 6～15 mm，治疗面积大，效率高。环 360° 电凝，使电能转变为热能作用于被接触组织上，造成凝固性坏死，损伤深度为 1～2 mm，对于手术不能切除的食管癌（除外瘘管形成者）均可选用该法治疗。

4. 氩等离子体凝固术

在消化道恶性肿瘤后期，临床情况较差或不能进行外科手术切除，或肿瘤范围较大及广泛转移时，氩等离子体凝固术（APC）可望缩小肿瘤，缓解梗阻，恢复正常的消化道通道，从而减轻患者痛苦，提高生活质量，因此 APC 为癌肿姑息治疗的一种方法。Wahab 等人报道 15 例食管癌行 APC 治疗后，3 例解除了梗阻，5 例患者生存期延长至术后 14 月，3 例支架移位梗阻患者经 APC 治疗后恢复了正常通道。

5. 食管扩张内支架置入术

食管扩张用 Savary 探条扩张器或球束扩张器。一般扩张到食管内径在 1.3 cm 以下即可（有些患者食管内径已达 1.3 cm，无须扩张，可直接置入内支架，防止支架移位）。内支架置入分为 X 线引导下置入法、内镜引导下置入法及非 X 线、非内镜引导下置入法，主要根据医院条件及医师操作技艺选一种即可。至于所用支架可根据患者情况采用各种类型（如带膜支架、无膜支架、防反流支架等）和不同长短型号（如 6 cm、8 cm、10 cm、12 cm）的记忆合金不锈钢支架。对已有食管气管瘘患者必须采用带膜（最好是双层膜）支架，对食管下段癌近贲门患者必须采用防反流支架。选择支架长度标准是：上下各超出病变长度 2～3 cm。主要作用机制：扩张食管，压迫肿瘤，保证进食通畅，对已有食管气管瘘的患者封闭瘘口防止食物进入气管，防止胃内容物反流。

6. 电化学治疗

常用电脑控制的双路输出电化学治癌仪及铂铱合金食管环形电极。其主要作用机制：一是治疗开始后，电极间质子、离子移动，阳极区呈强酸性，阴极区呈强碱性，改变了瘤组织内的 pH，破坏了瘤细胞生存的外环境；二是在质子、离子迅速移动的过程中产生大量氯、氢等气体，后者可直接杀灭癌细胞；三是直流电改变癌细胞赖以生存的内环境，使癌细胞核固缩、线粒体消失、核蛋白凝固、细胞崩解坏死；四是在直流电作用下，阴极区水肿，阴极区脱水，结果使瘤组织内正常血供被破坏，瘤细胞坏死。具体操作方法是先在 X 线下经鼻腔/口腔将一环形电极置于肿瘤近侧，再在内镜引导下将另一电极准确置入癌瘤中心部，待电极与瘤组织充分接触并固定好后退出内镜，将电极导线与治癌仪相连，开机通电，使治疗电压缓慢达 4.0～5.0 V、电量 150～250 C 后，即可缓慢将电压降至 0，关机，缓慢退出电极结束治疗。一般每 10 天治疗一次，3 次为 1 个疗程。

7. 局部药物注射

目前，多数学者采用氟尿嘧啶及丝裂霉素（MMC）进行局部化疗注射。具体方法是将氟尿嘧啶 500 mg + MMC 8 mg 溶于 20 mL 注射用水，稀释混匀后用内镜注射针经内镜活检孔向瘤体内注射，根据瘤体大小做分点注射，一般每次可注射 10 个点左右，每点注射 1～2 mL，7～10 日注射 1 次，连续 3 次即可。

（王长英）

第五章

胃部肿瘤

第一节　胃癌

胃癌是全世界及我国最常见的恶性肿瘤。近年来，胃癌发病率在世界范围内有明显下降的趋势，多数国家胃癌发病率下降40%以上。尽管近年来胃癌发病率有所下降，但在各种恶性肿瘤中仍居首位。我国是胃癌的高发区，由于广大医务工作者的不懈努力，在胃癌的理论基础、临床诊断和治疗研究等方面均取得了长足的进步，其5年和10年生存率逐渐提高。胃癌生存率的提高主要依赖于各种诊断技术的进步和治疗方法的改进，纵观国内各大医院胃癌切除术后5年生存率，差距甚大，一般综合性医院约为30%，而某些专科医院多达50%。因此，如何提高胃癌手术的根治性，开展合理的综合治疗，推广较成熟的治疗方案，有待临床工作者共同努力。

一、临床表现

胃癌起病隐匿，早期诊断困难，待出现明显的临床症状时，大多已为进展期，胃癌的早期诊断是提高疗效的关键。因为早期胃癌无特异性临床症状，所以临床医师应高度重视患者的非特异性症状，对于以下情况应及早进行相关检查：慢性胃炎患者的症状近期内加重，体重下降；40岁以上无胃病史，近期内出现上腹疼痛不适、呕血、黑便、消瘦等症状；患有慢性萎缩性胃炎伴肠上皮化生、胃息肉、胃溃疡、糜烂性胃炎以及手术后残胃，有胃癌家族史。

（一）临床症状

早期胃癌多无症状，或者仅有一些非特异性的消化道症状，因此仅凭临床症状，诊断早期胃癌十分困难。

进展期胃癌最早出现的症状是上腹痛，常同时伴有食欲缺乏、厌食、体重减轻。腹痛可急可缓，开始仅为上腹饱胀不适，餐后更甚，继之有隐痛不适，偶呈节律性溃疡样疼痛，但这种疼痛不能被进食或服用抑酸药缓解。患者常有早饱感及软弱无力。早饱感或呕吐是胃壁受累的表现，皮革胃或部分梗阻时这种症状尤为突出。

胃癌发生并发症或转移时可出现一些特殊症状。转移部位不同，临床症状也不同，贲门癌累及食管下段时可出现吞咽困难，并发幽门梗阻时可有恶心、呕吐，溃疡型胃癌出血时可引起呕血或黑便，继之出现贫血。胃癌转移至肝可引起右上腹痛、黄疸和（或）发热，转移至肺可引起咳嗽、呃逆、咯血，累及胸膜可产生胸腔积液而发生呼吸困难、胸痛、气喘，侵及胰腺时，可出现背部放射性疼痛。

（二）体征

早期胃癌无明显体征，进展期在上腹部可扪及肿块，有压痛。肿块多位于上腹偏右相当于胃窦处。如肿瘤转移至肝可使肝大及出现黄疸，甚至出现腹水。腹膜转移时也可引起腹水，移动性浊音阳性。侵犯门静脉或脾静脉时有脾肿大。有远处淋巴结转移时可扪及菲尔绍淋巴结，质硬不活动。盆腔种植转移时肛门指检在直肠膀胱凹陷可扪及一板样肿块。一些胃癌患者可以出现伴癌综合征，包括反复发作的表浅性血栓静脉炎及过度色素沉着、黑棘皮病、皮肌炎、膜性肾病，累及感觉和运动通路的神经肌肉病变等。

二、辅助检查

（一）胃癌的 X 线诊断

1. 胃钡餐造影

X 线征象主要有龛影、充盈缺损、黏膜皱襞的改变、胃蠕动异常及梗阻性改变。

2. 胃双重造影法

早期胃癌可见表面不光滑、边缘清晰，小的充盈缺损。龛影底部呈结节状，周边黏膜集中或仅表现为胃小区融合。

（二）胃癌的内镜诊断

1962 年日本内镜学会提示早期胃癌的概念，后被国际公认，其定义指癌组织浸润深度仅限于黏膜层或黏膜下层，而不论有无淋巴结转移，也不论癌灶面积大小。如符合上述条件伴癌灶直径 5.1 ~ 10 mm 称为小胃癌（SGC），直径小于 5 mm 者为微小胃癌（MGC）。原位癌指癌灶仅限于腺管内，未突破腺管基底膜。如内镜活检证实为胃癌，但手术切除标本病理连续切片未发现癌则为"一点癌"。内镜下确诊胃癌有赖于病理诊断，因此内镜下取活检显得尤为重要。

（三）胃癌的超声诊断

Yasudak 于 1995 年报道 641 例胃癌用超声内镜做术前检查的经验。经术后手术标本的病理检查复核，对浸润深度诊断的正确率为 79.6%，其中早期胃癌的诊断准确率达 84.9%，而对转移的区域淋巴结的检出率为 55%，其认为应用超声内镜检查对早期胃癌有助于决定是否施行内镜下切除术，并可协助临床分期。

（四）胃癌的 CT 诊断

胃癌在 CT 的表现与胃癌各型的大体病理形态改变基本上是一致的。与钡餐和胃镜相比较，CT 既能显示肿瘤腔内生长情况，又能显示肿瘤向腔外生长侵犯周围器官和远处转移的情况。胃癌的 CT 分期见表 5-1。

表 5-1　胃癌的 CT 分期

分期	CT 表现
Ⅰ期	腔内肿块，胃壁增厚小于 1 cm，无转移
Ⅱ期	胃壁增厚超过 1 cm，无周围脏器侵犯和转移
Ⅲ期	胃壁增厚超过 1 cm，伴有邻近器官直接侵犯，但无远处转移
Ⅳ期	胃壁增厚伴远处转移，有或无邻近脏器侵犯

上述 CT 分期对胃癌术前手术切除性评估有重要的指导作用，凡 CT 发现有远处淋巴结转移和脏器转移或多脏器侵犯等，即 CT 认为是不可切除的，其可靠性大，可避免不必要的外科剖腹探查。

（五）胃癌生化免疫检查

常用的肿瘤标志物有 CEA、CA19-9、CA125、CA724 等，但根据多年的临床实践，上述肿瘤标志物检查阳性常见于肿瘤较大或有远处转移的进展期胃癌，为提高检测的临床价值，尤其强调联合检测、动态检测，对早期胃癌的诊断阳性率 <5%，在可切除的病例中其阳性率也不超过 23%。

三、病理学分型及临床分期

（一）大体类型

根据胃癌大体形态，临床上可分为早期胃癌和进展期胃癌。

1. 早期胃癌（EGC）

凡是病变仅侵及黏膜或黏膜下层，不论病灶大小和有无淋巴结转移均称为早期胃癌。癌灶直径为 5.1~10 mm 的早期胃癌称为小胃癌，约占早期胃癌的 15%，癌灶直径在 5 mm 以下的早期胃癌称为微小胃癌，约占早期胃癌的 10%，一点癌（或称为超微小胃癌）是指胃镜检查黏膜活检证实为癌，而在手术后切除的胃标本上未能找到癌。直径大于 40 mm 的早期胃癌称为浅表广泛型早期胃癌，此型胃癌的定性诊断与病变范围的确定同等重要，因为容易造成手术切缘的癌残留。早期胃癌的肉眼形态可分为 3 型（表5-2）。

表5-2 早期胃癌肉眼分型

Ⅰ型	隆起型		
Ⅱ型	浅表型	ⅡA	病变平坦
		ⅡB	病变稍凹陷
		ⅡC	病变稍隆起
Ⅲ型	凹陷型		
	混合型	ⅡA + ⅡC	
		ⅡC + ⅡA	
		ⅡC + Ⅲ	
		ⅡC + ⅡA + Ⅲ	
		Ⅲ + ⅡA	
		Ⅲ + ⅡC	

2. 进展期胃癌（AGC）

又称为中晚期胃癌，是指病变超过黏膜下层，侵犯肌层甚至更远。进展期胃癌常有淋巴结转移、邻近组织器官的浸润或远隔脏器的转移，分期较晚。Borrmann 分型法将 AGC 分为 4 型。

（1）Borrmann Ⅰ型（结节型或巨块型）：较为少见，约为进展期胃癌的 6%~8%。突入胃腔的癌肿外形呈结节状、巨块状、蕈伞状或菜花状，也称为隆起型进展期胃癌。癌肿边界清楚，癌周胃壁浸润范围也较小，具有明显的局限性，镜检观察，一般多在 10 mm 以内。

（2）Borrmann Ⅱ型（溃疡局限型）：本型约占进展期胃癌的 30%~40%。癌肿呈略隆起的溃疡型，癌周为环堤，呈局限型。癌肿基底与健胃界限也很清楚。镜检观察，癌周胃癌浸润范围不超过 20 mm。

（3）Borrmann Ⅲ型（溃疡浸润型）：此型最常见，约占进展期胃癌的 45%~48%。癌中心为溃疡，癌周环堤有明显的癌组织向周围浸润，环堤为边缘不清楚的斜坡状。环堤基底与健胃界限不清楚。

（4）Borrmann Ⅳ型（弥漫浸润型）：约占进展期胃癌的 15%。癌细胞与胃壁各层弥漫型浸润生长，胃壁增厚，不向胃腔内隆起也不形成溃疡。肿瘤组织与健胃界限不清楚。临床上很难确定，当肿瘤组织浸润累及全胃时，整个胃壁肥厚，胃腔缩小而僵硬，呈皮革状，称为皮革状胃癌（皮革胃）。本型胃癌恶性程度高，较早发生淋巴转移。

（5）Borrmann Ⅴ型：为不能分型的胃癌，少见。主要包括两种类型的肿瘤：一种为不能列入 Borrmann Ⅰ~Ⅳ型中的任何一型的胃癌，形态特征为癌腔向胃腔内突出，呈结节型，但其基底部有浸润，顶部可有浅表溃疡；另一种为类似早期胃癌的进展期胃癌，即在术前胃镜、术后大体标本观察时，均诊断为早期胃癌，但病理组织学检查确诊为进展期胃癌。另外，极其罕见的向胃外生长的胃癌也应列入此型。

（二）组织学类型

在组织学上，有若干不同的分类方法，主要有以下几种。

1. 世界卫生组织分类（WHO）分类法

（1）乳头状腺癌。

（2）管状腺癌。

（3）低分化腺癌。

（4）黏液腺癌。

（5）印戒细胞癌。

（6）未分化癌。

（7）特殊型癌，包括类癌、腺鳞癌、鳞状细胞癌、小细胞癌等。目前我国胃癌的组织学分型也多采用上述分类方法。

2. 芬兰 Lauren 分类法

（1）肠型胃癌。

（2）弥漫性胃癌。

（3）混合型胃癌。

肠型胃癌和弥漫性胃癌的比较见表5-3。

表5-3 肠型胃癌和弥漫性胃癌的比较

项目	肠型胃癌	弥漫性胃癌
组织发生学	肠上皮化生上皮	正常胃黏膜上皮
流行病学	胃癌高发区多见，与环境因素有关	胃癌低发区多见，与遗传因素有关
性别	男性多见	女性多见
年龄	多发于老年	多发于中、青年
好发部位	胃窦、贲门	胃体
大体类型	结节型多见，其次为溃疡局限型和溃疡浸润型	溃疡浸润型多见，其次为结节型和溃疡限局型
浸润范围	局限	广泛
癌旁黏膜	广泛萎缩性胃炎伴肠上皮化生	无或小片萎缩性胃炎伴肠上皮化生
预后	较好	较差

（三）临床分期

评估胃癌各种治疗的临床效果必须以胃癌的病理分期为临床基础。目前为止胃癌的分期仍未完全一致，较常使用的是美国胃癌分期系统、日本胃癌分期系统和国际抗癌联合会胃癌分期三种。中华人民共和国卫健委（现国家卫生健康委员会）发布的自2010年11月01日开始实施的《胃癌诊断标准》中指出胃癌的病理分期诊断标准应参照美国癌症联合委员会（AJCC）颁布的国际分期标准（最新版）。TNM 分期标准中，原发肿瘤状况（T）依据肿瘤浸润深度划分，淋巴结转移状况（N）按照转移淋巴结的数目划分，远处转移状况（M）以是否有远处脏器转移而定。

胃癌 TNM 分期标准。

1. 原发肿瘤（T）

T_X：原发肿瘤无法评价。

T_0：切除标本中未发现肿瘤。

Tis：原位癌，肿瘤位于上皮内，未侵犯黏膜固有层。

T_1：肿瘤侵犯黏膜固有层或黏膜下层。

T_{2a}：肿瘤侵犯肌层。

T_{2b}：肿瘤侵犯浆膜下层，未穿透脏腹膜。

T_3：肿瘤侵犯穿透浆膜（脏腹膜），未侵及周围结构。

T_4：肿瘤侵犯邻近组织结构。

2. 区域淋巴结（N）

N_X：区域淋巴结无法评价。

N_0：区域淋巴结无转移。

N_1：区域淋巴结转移数量为 $1 \sim 6$ 枚。

N_2：区域淋巴结转移数量为 $7 \sim 15$ 枚。

N_3：区域淋巴结转移数量为大于 15 枚。

3. 远处转移（M）

M_X：无法评价是否有远处转移。

M_0：无远处转移。

M_1：存在远处转移。

4. 分期系统

0 期：$TisN_0M_0$。

ⅠA 期：$T_1N_0M_0$。

ⅠB 期：$T_1N_1M_0$、$T_2N_0M_0$。

Ⅱ期：$T_1N_2M_0$、$T_2N_1M_0$、$T_3N_0M_0$。

ⅢA 期：$T_2N_2M_0$、$T_3N_1M_0$、$T_4N_0M_0$。

ⅢB 期：$T_3N_2M_0$。

Ⅳ期：$T_4N_{1\sim3}M_0$，$T_{1\sim3}N_3M_0$，任何 T 任何 NM_1。

四、治疗

（一）治疗原则、程序与方法选择

1. 可手术切除的胃癌

目前治疗胃癌的手术方法有：内镜黏膜切除术（EMR），腹腔镜胃切除术，胃癌改良根治术 A 和 B（MG-A、MG-B）、标准胃癌根治术（D_2）、扩大胃癌根治术（D_3 或 D_4），对于各期的胃癌治疗应利用个体化治疗原则，遵循一定的程序，选择正确的手术方式方法（表5-4 ~ 表5-9）。

表5-4 胃切除类型

术式	切除范围	淋巴结清扫范围
MG-A	小于2/3	D_1 + NO. 7
MG-B	小于2/3	D_1 + NO. 7, 8a, 9
标准根治术	大于或等于2/3	D_2
扩大根治术	大于或等于2/3 联合切除	D_2 或 D_3

表5-5 ⅠA 期胃癌的术式选择

浸润深度	组织学分型	大小	推荐术式
黏膜层（M）	分化好	小于2 cm	EMR
黏膜层（M）	其他		
黏膜下层（SM）	分化好	小于1.5 cm	MG-A
黏膜下层（SM）	其他		MG-B

表5-6 ⅠB 期（T_1N_1、T_2N_0）胃癌治疗方案

浸润深度	大小	淋巴结	推荐术式
T_1（M、SM）	小于2 cm	N_1	MG-B
T_1（M、SM）	大于或等于2.1 cm	N_1	标准根治术
T_2（MP、SS＊）		N_0	标准根治术

注：＊MP 为肌层，SS 为浆膜下层。

表 5-7 Ⅱ 期（T_1N_2、T_2N_1、T_3N_0）胃癌治疗方案

浸润深度	淋巴结	推荐术式
T_1	N_2	标准根治术
T_2	N_1	标准根治术
T_3	N_0	标准根治术

表 5-8 ⅢA 期（T_2N_2、T_3N_1、T_4N_0）胃癌治疗方案

浸润深度	淋巴结	推荐术式
T_2	N_2	标准根治术
T_3	N_3	标准根治术
T_4	N_0	扩大根治术

表 5-9 ⅢB 期胃癌治疗方案

浸润深度	淋巴结	推荐术式
T_3	N_2	标准胃癌根治术
T_4	N_1	扩大胃癌根治术

2. Ⅳ期胃癌的治疗

大多数Ⅳ期胃癌（除外 N_3 或 T_4N_2）病例不能只依靠手术获得根治性治疗。对于Ⅳ期患者有证据表明除手术以外的方法能够延长患者的生存时间，减轻症状，对肿瘤缩小有益。一些一般情况较好、但不能手术切除的患者可实施化疗、放疗、免疫治疗、心理治疗，尽量减少手术。而对有严重症状，如出血、狭窄、营养不良的患者可行姑息手术，包括部分切除、旁路手术、胃造口术、肠造口术。

（二）外科手术治疗

外科手术治疗是治疗胃癌的主要手段，也是目前能治愈胃癌的唯一方法。因此，胃癌一经诊断，即应按照胃癌分期及个体化原则治疗方案，争取及早手术治疗。进展期胃癌复发率、转移率高，仍以手术为主，辅以化疗、放疗及免疫、中医药、营养支持、靶向治疗等综合治疗。

1. 适应证

（1）经内镜检查后确诊为胃癌。

（2）临床检查无锁骨上淋巴结肿大，无腹水，直肠指诊直肠膀胱（子宫）窝未触及肿物。

（3）无严重的心、肺、肝、肾功能不全，血清蛋白 35 g/L 以上。

（4）术前 BUS 及 CT 检查无肝脏或肺部等远处转移。

（5）剖腹手术探查未发现肝转移，无腹膜淋巴结弥漫性种植转移，肿瘤未侵犯胰腺、肠系膜上动脉，无腹主动脉旁淋巴结转移。

2. 禁忌证

（1）临床证实有远处转移，如锁骨上淋巴结转移，直肠指诊直肠膀胱（子宫）窝有肿物，BUS、CT 或胸片证实有肝或肺转移。

（2）剖腹手术探查发现腹壁已有弥漫性种植转移，肝脏有转移灶，肿瘤已侵犯胰腺实质或已累及肠系膜上动脉，盆腔有肿物种植，腹主动脉旁已有淋巴结转移。

出现以上情况的已属不可能行根治性切除范围，对于有梗阻或出血倾向的患者，可酌情行姑息性手术，包括姑息性胃部切除术或姑息性胃空肠吻合术。

3. 手术并发症及处理

（1）术后胃出血：根治性胃大部切除术后 24 小时内，胃管内抽出少许黯红色或咖啡色胃液，一般不超过 300 mL，以后逐渐减少至自行停止，属正常现象。若术后不断自胃管吸出新鲜血液，尤其在

24 小时后仍继续出血，考虑有活动性出血，均可定为术后胃出血，引起出血的原因绝大多数为吻合口出血或十二指肠残端出血。

处理：多采用非手术治疗止血，出血多数可以控制，非手术治疗若不能止血或出血量大于 500 mL/h 时，应手术止血或行选择性血管造影，注入血管收缩剂或栓塞相关动脉止血。

（2）十二指肠残端破裂：十二指肠残端破裂原因包括①胃癌患者贫血、体质差等原因致十二指肠残端难以愈合；②胃空肠吻合口输入袢梗阻，使十二指肠内压力升高可致残端破裂，十二指肠残端破裂一般发生在 24 ~ 48 小时，应立即手术。若局部情况允许则进行残端再缝合，并在十二指肠腔内置"T"管引流加腹腔引流。若不允许再缝合则应经十二指肠残端放"T"管引流，并行空肠造瘘术。

（3）吻合口漏：患者贫血、低蛋白血症、营养差、手术时吻合口张力较大等，术后可能出现吻合口漏，一般在术后 5 ~ 7 天出现。如腹腔引流管尚未拔除，可由引流管引流出胃内容物，有局限性腹膜炎现象，吞咽亚甲蓝可进一步证实。

处理：禁食，用全肠外营养支持治疗，将腹腔引流管改为双套管冲洗吸引，绝大多数病例经上述治疗后可在 3 ~ 4 周内愈合。

（4）术后呕吐：原因有①术后残胃蠕动无力或胃排空延迟；②术后输入段梗阻，输出段梗阻和吻合口梗阻。

处理：术后胃蠕动无力或胃排空延迟属功能性呕吐，予禁食、胃肠减压、洗胃、维持水盐平衡、营养支持、使用促进胃动力药物，连用 1 ~ 2 周，耐心非手术治疗，一般均可治愈。术后梗阻所致的呕吐，一般都须再次手术治疗。

（5）倾倒综合征。

1）早期倾倒综合征发生在餐后 30 分钟以内，原因与胃的快速排空有关，食物快速进入十二指肠、空肠，刺激嗜铬细胞分泌血管活性膜物质，血管活性物质致全身无力、头晕、晕厥、面色苍白、大汗淋漓、心动过速、呼吸深大。

2）晚期倾倒综合征发生在餐后 2 ~ 4 小时，原因是糖过快进入空肠，刺激胰岛素大量分泌致低血糖。

处理：早期倾倒综合征以饮食治疗为主，主要采用低糖饮食，少量多餐，进食脂肪、蛋白质含量较高的膳食，选用较干的饮食，极少数患者需手术治疗。手术可将毕Ⅱ式改为毕Ⅰ式或 Ronxeny 术式，晚期倾倒综合征治疗主要靠饮食控制，症状明显者可用"生长抑素"等改善症状。

（6）腹腔内残留感染：原因是术后放置引流不畅，引流拔除过早使部分渗液积存于局部，可能导致腹腔局部感染，表现为腹痛、腹部压痛、体温升高、白细胞升高。

处理：多次用 B 超扫描腹部，可能发现局部有积液的暗区，一旦确诊，可通过 B 超引导穿刺，证实后加以引流，全身抗感染。

（7）术后营养并发症：如体重减轻、贫血、腹泻与脂肪泻、骨病等。

处理：通过饮食调节及药物治疗均可改善上述并发症。

（三）放疗

以往一直认为胃癌不适合放疗，理由是胃癌大多数为腺癌，而腺癌具有对放射不敏感及容易远处转移的特点，胃蠕动靶区不易固定，同时正常胃黏膜及周围重要器官难以耐受杀灭癌细胞的根治剂量，故对胃癌很少采用放疗。虽然随着放射生物学的进展和放疗设备及技术的改进，人们对放疗胃癌的效果进行了重新评价，并逐步开展了术前、术中和术后放疗的探索，收到了积极的效果，但迄今为止尚无研究证明放疗在胃癌治疗中的好处。胃癌放疗的目的仍只是姑息性的和辅助性的。

1. 放疗在胃癌治疗中的应用

胃癌对放疗不敏感，在综合治疗中主要作为一种补救措施。尤其是对于中晚期胃癌的放疗具有一定的价值。提高手术切除率可行术前放疗，术中放疗有助于控制不能切除的癌灶或残留亚临床灶，术后放疗是姑息切除术及术后残存癌灶的重要辅助肿瘤。

2. 放疗技术

（1）晚期胃癌：手术探查或姑息手术，胃未切除者，设前、后2野加左侧野照射。

1）野界。

上界：平 T_{10} 椎体（约相当于贲门上2 cm）。

右侧界：过中线右侧3～4 cm。

左侧界：胃大弯外2 cm（包括脾门淋巴结）。

下界：L_2～L_3 之界。

侧野。

后界：椎体前缘。

前界：胃充盈影前2 cm。

缩野追加的靶区：主要针对GTV0。

2）剂量：45 Gy/5周，每次1.8 Gy，每周5次；缩野追加10～15 Gy。

（2）术前放疗。

1）适应证：适用于估计手术切除困难，而且病理组织学相对敏感的Ⅱ期、Ⅲ期患者。

2）设野：原则同上。

3）剂量：35～40 Gy/4周，放疗后2～3周手术为宜。

放疗后可否获得手术机会。一般放疗后2～4周立即手术。

（3）术中放疗。

1）适应证：术中放疗是一种有效清除腹腔内手术野亚临床转移灶的方法，适用于Ⅰ期以外的胃癌患者，其原发灶已被切除且无远处转移。术中放疗具有容易设放射野，方便保护周围正常组织的优点，但因为术中放疗只能给予一次剂量、对医务人员辐射，剂量过大担心伤口愈合问题等原因，临床很少应用。

2）设野：胃癌已被切除，尚未吻合前，在保护腹内重要脏器的情况下，对手术野进行一次大剂量照射。

3）剂量：一次性用电子线照射15～20 Gy。

（4）术后放疗。

1）适应证：术后病变残留或残端有癌的患者。

2）设野：原则上应该参考术前情况（如X线钡餐、CT及超声检查等），充分包括瘤床及相应淋巴引流区。应当在术中对残留病变区域留置银夹标志。

3）剂量：50～60 Gy/（5～6）周，术后3周开始放疗。

3. 放疗不良反应及处理

常见并发症为放射性肾损伤，常规分次照射发生放射性肾病的TD5/5为20 Gy，表现为高血压肾病。放射性肾损伤目前尚无特效办法，主要是对症处理。临床上肾被放疗时至少要保护一侧全肾。其他较常见的并发症还有疼痛、出血和放射性肠炎等。采用高能X射线，各野每天照射，以及增加分割次数可进一步降低并发症发生率。

（四）化疗

目前临床收治的大部分为进展期胃癌，单纯手术疗效甚微。作为肿瘤综合治疗的重要组成部分，化疗是除手术以外治疗胃癌重要的手段。20世纪50年代初，国内已开始用氟尿嘧啶、亚硝胺等药物治疗晚期胃癌，取得了一定的成效。70年代初，随着对细胞动力学理论研究的深入，进一步了解了各类抗癌药物对细胞增殖周期的不同作用，而且同一增殖群细胞并非处于相同的增殖周期，同时应用不同作用时相的抗癌药物可发生协同作用，增强了疗效，同时减少了癌细胞耐药性的产生，联合化疗逐渐替代了单药化疗。

1. 单药化疗

氟尿嘧啶（5-FU）是单一药物治疗胃癌研究最多的一种药物，是胃癌治疗的基础药物，有效率在

20%左右，主要不良反应有黏膜炎、腹泻、骨髓抑制、手足综合征（见于持续静脉滴注）。5-FU 衍生物通过改善剂型而增效。优氟啶（UFD）是 FT 207 和尿嘧啶 1 : 4 混合物，后者在细胞内抑制 5-FU 降解而增效；S-1 是新一代 UFT 类药物的代表，配方中 CDHP 可抑制 5-FU 降解。去氧氟尿苷（5'-DFUR）疗效指数大于 5-FU 的 7~10 倍。卡培他滨经酶作用后生成活性 5-FU，在肿瘤中浓度是正常组织的 3~10 倍，不良反应较 5'-DFUR 少。丝裂霉素 C 是一种抗肿瘤抗生素，特别是在日本被广泛地应用于胃癌的治疗中，有效率为 30%，主要不良反应是延迟性、累积性骨髓抑制。阿霉素是一种蒽环类抗生素，是治疗胃癌的主要药物之一，该药单药有效率为 17%，剂量限制性不良反应是心肌损害。顺铂是近年来对胃癌治疗评价较高的药物之一，单药有效率为 19%。奥沙利铂是第三代铂类抗癌药，细胞毒性作用比顺铂更强，且与顺铂及卡铂无交叉耐药，于 20 世纪 90 年代末开始广泛应用于胃癌的治疗中，主要不良反应为末梢神经炎。紫杉醇、多西他赛等紫杉类药物作用靶点是微管，通过抑制微管的聚集与拆散的平衡，抑制癌细胞分裂，单药有效率在 20% 以上。近年来已较多地应用于晚期胃癌的治疗。伊立替康（CPT-11）是拓扑异构酶 I 抵制剂，治疗晚期胃癌单药有效率为 20% 左右。联合化疗优于单药化疗，但单药化疗不良反应较轻。因此，单药化疗主要适用于病症较轻或不适宜联合化疗者。目前常用单一药物有效率一般为 15%~20%，低于 10% 的药物不能参与联合方案（表 5-10）。

表 5-10　常用单一药物有效率

药物	例数	有效率（%）	药物	例数	有效率（%）
氟尿嘧啶	46	21	表阿霉素	80	19
卡莫氟（口服）	31	19	顺铂	139	19
喃氟啶（口服）	19	27	卡铂	41	5
甲氨蝶呤	28	11	紫杉醇	98	17
优富啶	188	23	多西紫杉醇	123	21
三甲曲沙	26	19	依立替康	66	23
Gemcitabini	25	24	拓扑替康	33	6
S-1	51	49	足叶乙甙	25	12
丝裂霉素 C	211	30	阿霉素	41	17

2. 联合化疗

根据治疗目的的不同，化疗可分为 3 种形式：术前新辅助化疗，通过缩小原发灶，降低分期，增大根治性切除可能性；术后辅助化疗，旨在根治性切除术后，清除隐匿性微转移灶，防止复发；而对肿瘤播散者，则希望通过姑息化疗以控制症状，提高生活质量，延长生存。

（1）姑息化疗（挽救治疗）：晚期胃癌是不能治愈的。与最佳支持治疗相比较，化疗能明显改善患者生存率。在生存率方面，联合化疗疗效优于 5-FU 单药。联合化疗中，5-FU 和 DDP 联合加或不加蒽环类药物，以加蒽环类药物疗效较好。卡培他滨和奥沙利铂代替 FU 和 DDP 作为 I 类证据获得 NCCN 推荐。

而三药联合方案并未显示出较两药方案明显的优势。改良的多西他赛联合 5-FU 和 DDP 方案减少了毒性，可使身体状况好的患者获益。

2012 年 NCCN 推荐 DCF 及其改良方案、ECF 及其改良方案、5-FU 为基础的化疗方案、紫杉醇为基础的化疗方案为一线治疗方案；指南还增加了二线治疗推荐，包括伊立替康单药或联合 DDP、多西他赛单药或紫杉醇联合伊立替康方案。

目前仍不能确定晚期胃癌的规范标准化疗方案。临床上化疗方案的选择需依患者的一般状况、治疗的耐受性和肿瘤内科专家的个人经验而决定。

（2）辅助化疗。

1）新辅助化疗（术前化疗）：新辅助化疗用于估计根治手术切除有困难或不可能，且有远处转移倾向的局部晚期的胃癌患者。

2）术后辅助化疗：早期胃癌根治性手术，其中 T_1N_0 和 T_2N_0 中无不良预后因素的患者只需要随访；但 T_2N_0 中有不良预后因素的患者（肿瘤细胞分化差、分级高、淋巴管血管有侵犯，年龄 < 50 岁）和中晚期胃癌接受根治性或姑息性手术后都需接受辅助治疗。NCCN 指南推荐进展期胃癌（T_2 以上或 N + ），术后可行紫杉醇联合放疗的治疗方案（Ⅰ级证据）；术前新辅助治疗的患者，建议术后可用 ECF 或改良方案进行治疗（Ⅰ级证据）。最近随访数据显示，S-1 单药辅助化疗可提高胃癌患者术后 5 年生存率。

对于局部晚期的胃癌患者术后需辅助化疗，在大多学者已达成共识，但化疗方案、辅助化疗持续的时间尚无规范。术后辅助化疗多以静脉全身化疗为主，也有同时进行术后早期腹腔内化疗。腹腔内化疗对清除腹腔内转移或复发的肿瘤有较好疗效，一般提倡大容量（2 L 左右）、大剂量（如 5-FU、MMC、DDP）给药，化疗药物灌注液加温至 42℃ 左右可提高疗效，低渗液在短时间内也有杀灭癌细胞的作用，详见"特殊形式化疗"。

抗癌药物的不良反应主要为消化道反应，心脏、造血系统、肝肾功能损害、脱发与皮肤反应。用药期间应定期检查。此外，某些抗癌药已制成多相脂质体，可增加其对肿瘤细胞的亲和性，增加疗效，减少不良反应。

3. 特殊形式化疗

（1）腹腔内化疗：胃癌腹膜和肝脏的转移十分常见，Kelsen 等报道，进展期胃癌根治术后有 50% 的患者 5 年内出现局部复发和（或）远处转移。常见的复发转移部位是切除部位、肝脏和腹膜表面、淋巴结转移。如果以上部位的复发减少或得到控制，胃癌患者的生存期和生存质量将会得到改善。有动物模型实验研究表明，剖腹术后，腹膜肿瘤种植或腹腔内立即扩散的危险性增加了，因此，手术后发生腹膜种植和腹腔内播散的危险性很高，术后早期进行腹腔内化疗（IPCT）是合理的。

腹腔内化疗直接作用于上述复发和转移部位，使腹膜表面与腹腔内药物充分接触，药物对腹膜表面微小转移灶的缓解率达到 100%。从肿瘤细胞增殖动力学方面看，此时肿瘤负荷最小，瘤细胞增殖迅速，对化疗药物治疗敏感性高。因此，腹腔内化疗对预防胃癌术后的腹腔内复发和转移有一定的疗效，且能增加局部疗效而不影响全身治疗。腹腔化疗最大的不良反应为腹腔粘连，导致消化道梗阻。

胃癌腹腔内化疗常用药物有氟尿嘧啶、MMC、DDP 和 ADM 等。Yu 等对 248 例患者术后进行前瞻性随机对照研究，试验组患者术后早期给予 MMC 和氟尿嘧啶腹腔灌注，对照组单做手术。结果显示，Ⅰ、Ⅱ期患者的 5 年生存率无显著差异，而Ⅲ期患者的 5 年生存率分别是 49.1% 和 18.4%，差异有显著性（$P = 0.011$）。因此认为，Ⅲ期胃癌术后行腹腔内化疗可明显改善生存期。

（2）持续性腹腔温热灌注化疗：在胃癌术后转移的诸多部位中，腹膜种植性转移约占 50%，而且是患者致死的直接因素。近年来，许多国家开展了持续性腹腔内温热灌注化疗（CHPP），以期能降低胃癌的腹腔内转移率。常用药物为氟尿嘧啶、DDP、MMC 等。CHPP 是一种不良反应小而又有效的治疗方法，凡是胃癌患者无重要脏器转移，且原发灶已切除，有下列情况之一者，均需作 CHPP 治疗：①肿瘤已侵犯至浆膜或浆膜外；②发现肉眼可见的较小腹膜种植或已被切除者；③术后腹膜转移伴有中少量腹腔积液者。然而需要说明的是，CHPP 仅对小的腹膜癌灶有效。目前 CHPP 还有许多未解决的问题，如治疗方案的优化、疗程的确定、疗效的评价、给药装置和载体的改进等均需进一步探索。

（五）分子靶向治疗

胃癌患者过度表达人类表皮生长因子受体（HER-2）、表皮生长因子受体（EGFR）和血管内皮生长因子受体（VEGFR）是不良预后因素。ToGA 研究证实对于 HER-2 阳性的晚期胃癌患者，曲妥珠单抗（抗 HER-2 抗体）联合化疗优于单用化疗，可明显提高患者的中位总生存。西妥昔单抗（抗 EGFR抗体）、贝伐单抗（抗 VEGFR 抗体）、舒尼替尼、索拉非尼等靶向药物正在进行多项临床研究，以明确这些药物治疗晚期胃癌的疗效及安全性。

（六）免疫治疗

常用于胃癌的免疫治疗药物有 PSK、OK432、香菇多糖等。PSK 是一种从草盖菌属杂色菌中提取的多糖，其作用机制尚不完全清楚。PSK 单独应用效果不明显，但与化疗合用时可提高疗效。OK432 是 Su 株链球菌加热并经青霉素处理后菌体的冻干粉末，可增加 NK 细胞、自身肿瘤杀伤细胞（ATK）和粒细胞的活性，促进淋巴因子分泌。香菇多糖是由香菇子实体中分离并纯化的一种抗肿瘤多糖，能促进免疫活性细胞、淋巴因子分泌，与化疗合用可提高疗效，可明显延长晚期无法切除或复发的胃癌患者的生存期，且生活质量也明显改善。随着近年来免疫治疗在恶性黑色素瘤应用的成功，胃癌免疫治疗的试验也开展得如火如荼，目前均处于研究探索阶段，是否有使用价值，需要更多的试验结果来证实。

（曾　杰）

第二节　胃泌素瘤

一、概述

胃泌素瘤即佐林格－埃利森综合征（Zollinger-Ellison 综合征），是以难治性或非寻常性消化性溃疡、高胃酸分泌、非 β 胰岛细胞瘤为特征的临床综合征。最常见的临床表现是消化性溃疡，见于 90%～95% 的胃泌素瘤患者，其临床症状常与普通消化性溃疡患者类似。胃泌素瘤的病因不明，可能来源于胰腺的 α_1 细胞。由于胃泌素瘤多见于胰腺组织，少见于胰腺外其他组织，且肿瘤较小，故有时肿瘤的准确定位较为困难，但近年来随着 B 超、CT 或 MRI 诊断技术的提高，为肿瘤的定位创造了良好的条件。如肿瘤无远处转移，肿瘤切除后可达到治愈。

二、临床表现

1. 消化性溃疡

是胃泌素瘤最常见的临床表现，见于 90%～95% 的患者，其临床症状常与普通消化性溃疡类似，但症状呈持续性和进行性，对治疗的反应较差。

有 1/2～2/3 的胃泌素瘤是恶性的，判断胃泌素瘤恶性程度最可靠的指标是其生物学行为，即肿瘤是否有转移，而组织学改变与生物学活性则无明显联系。恶性胃泌素瘤通常为无痛性，生长缓慢。

2. 反流性食管炎、食管溃疡和食管狭窄

胃泌素瘤引起的消化性反流疾病较多见且严重。

3. 腹泻

可先于消化性溃疡出现，少数患者出现脂肪泻。

三、辅助检查

（1）胃酸分泌测定：大多数（79%）胃泌素瘤患者基础胃酸分泌率 > 15 mmol/h，并可高达150 mmol/h。

（2）血清胃泌素测定：是诊断胃泌素瘤的最灵敏和具有特异性的检测方法。在普通溃疡和正常人，平均空腹血清胃泌素水平为 50～60 pg/mL（或更少），高限为 100～150 pg/mL，胃泌素瘤患者空腹血清胃泌素水平常 >150 pg/mL，平均水平接近 1 000 pg/mL，有时可高至 4.5×10^5 pg/mL。

（3）X 线钡餐检查。

（4）促胰液素激发试验，钙剂激发试验，标准餐刺激试验。

（5）肿瘤定位超声，CT，选择性腹腔和肝动脉血管造影，磁共振成像技术。

四、诊断

胃泌素瘤尤其是原发性胃泌素瘤的临床表现与普通溃疡难以区分，但有一些临床情况却可以高度提示胃泌素瘤的诊断：十二指肠第一段远端的溃疡；上消化道多发性溃疡；通常的溃疡治疗无效；溃疡手术后迅速复发；患者有消化性溃疡合并腹泻或难以解释原因的腹泻；患者有典型的消化性溃疡家族史；

患者有甲状旁腺或垂体肿瘤的病史或相关家族史；消化性溃疡患者合并泌尿系统结石；无服用非类固醇抗炎药病史的幽门螺杆菌阴性的消化性溃疡；伴高胃酸分泌或高促胃泌素血症或两者具备。

五、鉴别诊断

1. 消化性溃疡

消化性溃疡以单个溃疡或胃、十二指肠均有一个溃疡（复合性溃疡）多见，胃或十二指肠多发性溃疡相对少见。如出现下列情况应高度怀疑胃泌素瘤：①十二指肠壶腹后溃疡；②消化性溃疡经常规剂量的抗分泌药治疗和正规疗程治疗后仍无效；③溃疡手术治疗后溃疡迅速复发；④不能解释的腹泻；⑤有甲状旁腺或垂体肿瘤个人史或家族史；⑥显著的高胃酸分泌和高胃泌素血症。

2. 胃癌

本病和胃泌素瘤相似之处是内科治疗效果差以及腹腔内转移，但胃癌很少合并十二指肠溃疡，也无高胃酸和高胃泌素分泌特征，胃镜活检病理组织学检查有鉴别诊断价值。

六、治疗

1. 非手术治疗

H_2受体阻滞剂；质子泵抑制剂。

2. 手术治疗

全胃切除是唯一有效的解决方法。

H_2受体阻滞剂和质子泵抑制药的问世使胃泌素瘤合并消化性溃疡的发病率和病死率都大大降低，从而有效地规避了全胃切除术。

七、预后

本病应用一般的制酸和抗胆碱能药物只能取得暂时的疗效，很难完全治愈。经非手术治疗的患者死亡原因约半数是溃疡病的并发症而非死于恶性肿瘤。全胃切除作为择期手术时其手术病死率为5%左右，作为急症手术时其病死率可高达50%，一般在20%左右。全胃切除术后患者1年生存率为75%，5年生存率为55%，10年生存率为42%，死亡患者中约半数死于肿瘤。

（曾 杰）

第三节 胃平滑肌肉瘤

胃平滑肌肉瘤多数原发于胃壁平滑肌组织，少数由良性平滑肌瘤恶变而来。

一、发病情况

约占胃肿瘤的2.7%，占胃恶性肿瘤的1%~3%，占胃肉瘤的30%。本病多见于中老年患者，好发年龄为60~69岁，男性略多于女性。病变可发生在胃壁任何部位，以胃底和胃体上部最多见，呈球形或半球形，质地坚韧，表面呈分叶状或结节状，可单发或多发。瘤体直径多>5 cm，可突向胃腔，或位于浆膜下或胃壁内，也可向胃内及胃外同时突出形成哑铃状。有研究表明，哑铃状肉瘤比其他类型的肉瘤更易转移，肿瘤的大小、部位与转移无关。主要转移途径为血行转移，最常转移到肝脏，其次为肺。病变也可向周围组织扩散，但很少通过淋巴转移。

二、病因

与胃肠道其他间质肿瘤类似，胃平滑肌肉瘤主要起源于平滑肌组织，少部分可能为神经起源，部分由良性胃平滑肌瘤恶变而来。

三、病理

胃平滑肌肉瘤大体形态，可分为 3 型：①胃内型，肿瘤位于黏膜下，突向胃腔；②胃外型，肿瘤位于浆膜下，向胃壁外突出；③胃内和胃外型，肿瘤位于胃肌层，同时向黏膜下及浆膜下突出，形成哑铃状肿块。

组织学特征：肿瘤细胞呈梭形，与正常的平滑肌有些相似，胞质较丰富，细胞核位于中央，呈卵圆形或棒状，染色质粒粗，可见核仁。但肿瘤细胞数多而密集，明显异型性，核呈多形性，核巨大而浓染或大小形状不等，核仁粗大，可见多核巨细胞，核分裂象多见。瘤细胞呈束状及编织状排列。肿瘤间质较少，有玻璃样变及黏液变性。

四、临床表现

（一）症状

临床表现缺乏特异性，常见症状为上腹胀痛不适、上消化道出血、食欲减退、体重减轻。

（二）体征

体检可发现贫血、上腹部肿块并有压痛。症状出现的时间和程度取决于肿瘤的部位、大小、生长速度以及有无溃疡及出血，而上消化道出血是其最突出的临床表现，因此对于不明原因的上消化道出血应除外本病。

五、检查

（1）实验室检查除贫血外，可有红细胞沉降率增快和大便隐血试验阳性。

（2）X 线钡餐表现为胃内边缘整齐的圆形充盈缺损，中央可见典型的"脐样"溃疡龛影，如肿瘤向外生长则见胃受压和推移。

（3）由于肿瘤位于黏膜下层，胃镜活检阳性率低。典型胃镜表现为胃壁有圆形或椭圆形的隆起，表面光滑或糜烂，周围黏膜可见桥形皱襞，质韧或硬，较固定，但黏膜常能推动，蠕动弱。肿块表面常有溃疡、糜烂、出血，底覆坏死组织，尤其形成穿凿样或脐孔样溃疡对诊断有意义。活检时宜选病变边缘坏死组织部位，或采用挖洞式活检，多处取材可提高活检阳性率。

（4）CT 检查对胃外型平滑肌肉瘤价值较高，因此当怀疑患者有肿块、而钡餐及内镜呈阴性时，应做 CT 检查。CT 检查不仅能显示肿瘤大小、形态和密度，还可判断肿瘤与周围组织脏器有无浸润转移。肿块呈圆形、椭圆形和不规则形，腔内型或较小的肿块一般境界清楚、表面光滑，平扫密度较均匀；腔外型肿块较大，若侵及邻近器官，则界线不清，肿块密度不均，中间可见不规则斑片状低密度灶。CT 增强扫描见肿块周边明显强化，其内见不规则的无明显强化灶和不强化灶。

（5）彩超检查可发现肿瘤液化坏死和囊性变。超声内镜检查可明确胃壁占位病变形态及大小，内部出现点片状强回声反射是恶性肿瘤的标志。

六、诊断与鉴别诊断

（一）诊断

根据临床表现、X 线钡餐表现、胃镜活检、CT 检查、彩超检查一般可诊断。

（二）鉴别诊断

平滑肌瘤和平滑肌肉瘤的鉴别比较困难，除肉瘤肿块较大（>5 cm），可有出血坏死、周围浸润及转移外，主要取决于有丝分裂的程度，镜下每 10 个高倍视野见 5 个以上核分裂象，瘤细胞有异型性，提示为平滑肌肉瘤。有时良恶性的组织像还可共存于同一个肿瘤内，因此需要多层切片以提高阳性率。平滑肌瘤和平滑肌肉瘤的 CD34 常为阳性，常在 *kit* 基因外显子上产生突变。14 号染色体和 22 号染色体长臂缺失，尤其在恶性平滑肌肿瘤中多见。

七、治疗

手术切除是唯一有效的治疗方法。胃平滑肌肉瘤恶性程度低，对化疗和放疗均不敏感，手术切除率高，如能彻底切除，术后复发率低。

八、预后

胃平滑肌肉瘤的手术治疗效果较好，术后 5 年生存率在 50%，有邻近脏器受累者也有 16.7%，因此，即使有复发及转移者也应尽量手术切除。

（曾 杰）

第四节 原发性胃淋巴瘤

原发性胃淋巴瘤是原发于胃、起源于黏膜下层淋巴组织的恶性肿瘤。

一、发病情况

原发性胃淋巴瘤是除胃癌以外胃内发病率最高的恶性肿瘤，占所有胃恶性肿瘤的 3% ~ 11%、胃肠恶性淋巴瘤的 48% ~ 63%。可发生于任何年龄，但好发于青壮年，国外报道多发于 55 ~ 60 岁，男性比女性多见。发病有地理性特征，中东等国较常见，我国以中部、西部及海南省较多见。

胃淋巴瘤在胃内的分布和胃癌相似，主要见于胃窦部及幽门前区，胃的其他部分也可发生。原发性胃淋巴瘤绝大部分为 B 细胞非霍奇金淋巴瘤，T 细胞少见，霍奇金病非常罕见。胃淋巴瘤病理组织学上主要有两种类型：一种称为低度恶性黏膜相关淋巴组织淋巴瘤，另一种称为高度恶性弥漫性大 B 细胞淋巴瘤。

二、病因

由于正常胃黏膜不含淋巴组织，有学者推测幽门螺杆菌（Hp）感染到胃淋巴瘤分为 3 个步骤：Hp 感染引起慢性胃炎，导致淋巴细胞增生形成黏膜相关淋巴肿瘤；在部分病例 Hp 感染产物激活黏膜内 T 细胞进而诱导 3 号染色体变异，致使黏膜相关淋巴肿瘤的 B 细胞产生克隆性增生；在已形成肿瘤基因变化的基础上，细胞增殖基因表达产物增加，出现染色体易位 t［1；14］，致使对 T 细胞依赖性的解除，促使低度恶性黏膜相关组织淋巴瘤（MALToma）向高度恶性转化。高度恶性大 B 细胞胃淋巴瘤其表型和形态与结内淋巴瘤没有明显差异，有时可见低度恶性 MALToma 背景中出现成片的大淋巴细胞的瘤细胞，不论数量多少，也属于高度恶性淋巴瘤。

三、病理

低度恶性胃淋巴瘤起源于中心细胞样细胞，其组织学特点与一般结性淋巴瘤不一样，肿瘤中可见散在转化的母细胞和浆细胞分化，淋巴上皮病变是胃 MALToma 的重要特征。胃 MALToma 和 Hp 感染有关，Hp 感染可导致胃淋巴组织增生，并可导致胃淋巴瘤细胞增生，抗 Hp 治疗可引起胃 MALToma 的消退。

四、临床表现

（一）症状

本病的临床症状缺乏特异性。早期症状不明显，晚期症状可与胃癌相似，如上腹部隐痛、食欲减退、恶心、嗳气和消瘦等。发热、呕血、黑便也不少见，有时为本病的首发症状。

（二）体征

上腹部触痛、腹块和贫血是本病的主要体征。半数病例胃酸缺乏，大便隐血试验阳性。少数病例可发生胃穿孔，晚期可出现全身浸润及恶病质。

五、检查

（1）X线钡餐检查确定胃部病变者达93%～100%，但诊断为胃淋巴瘤者仅为18%，多误诊为胃癌、胃溃疡和胃炎。X线表现为黏膜粗大、排列紊乱，广泛浸润可使胃腔缩小，胃轮廓呈锯齿状，形如皮革胃，也可表现为腔内多发不规则龛影或菜花样充盈缺损。

（2）胃淋巴瘤的CT表现有一定特征性，胃壁广泛性明显增厚（>2 cm），并有一定柔软度，增强早期可见受累胃壁的胃黏膜呈线样强化，病灶一般边界清晰光整，较少累及周围脏器。

（3）胃镜检查和病理活检的阳性率可达76%以上，表现为胃内多发结节状隆起伴糜烂或溃疡，单发或多发不规则形溃疡呈地图状或放射状，底较浅而平，边缘呈结节状或堤样隆起，胃壁无明显僵硬感，异常粗大的黏膜皱襞。如内镜下考虑为胃淋巴瘤时，应于一个部位连续活检取材多块，可提高阳性率。

（4）超声内镜不仅能观察胃淋巴瘤患者胃壁表面改变，同时能发现胃壁内的改变，能提供大多数胃淋巴瘤的诊断及准确分期。

六、诊断与鉴别诊断

（一）诊断

临床上凡遇到上腹痛伴发热、消瘦明显者，尤其是中老年男性，应怀疑胃淋巴瘤可能，均应行X线钡餐造影及胃镜检查，并对病变部位进行多部位适当深度的活检以明确诊断。原发性胃恶性淋巴瘤的诊断仍采用Dawson提出的5条标准：①无表浅淋巴结肿大；②白细胞总数及分类均正常；③X线胸片中未见纵隔有肿大的淋巴结；④手术中除胃及周围区域淋巴结累及外，无其他肉眼可见的侵犯；⑤肝脾正常。

（二）鉴别诊断

胃MALToma诊断较为困难，主要应与慢性胃炎的淋巴组织反应性增生相鉴别，因为二者的基本组织学形态相似，应检测细胞单克隆基因重排。目前免疫组化、原位杂交及PCR方法检测轻链限制已经作为一个诊断标准来诊断B细胞淋巴瘤。

七、治疗

（一）手术治疗

本病以手术治疗为主，即使病变已有淋巴结转移，切除病灶及受侵犯的淋巴结，也可延长生存期。

（二）综合治疗

术后应辅以放疗和（或）化疗，有助于加强和巩固疗效。选用单一疗法，疗效较差。手术多主张胃次全切除术，若病变广泛或已播及全身者，应采取化疗。大量研究表明，抗Hp治疗可致部分胃MALToma完全缓解，病变局限于黏膜和（或）黏膜下者，抗Hp治疗效果好，而病变超过黏膜下层抗Hp治疗缓解率低。本病预后较胃癌好，胃MALToma局限于胃部者多数可长期存活。

八、预后

早期孤立性病变，术后5年生存率达90%，一般病例术后5年生存率>60%。

（韩惠娟）

第五节　胃肠间质瘤

胃肠间质瘤（GIST）是胃肠道最常见的间叶来源肿瘤，其发病率较低，为每年（1～2）/10万，男女发病率没有明显的差异，但小肠的 GIST 更多见于女性。GIST 多发于胃和小肠，恶性 GIST 约占胃肠道恶性肿瘤的 2%，传统化疗药物对其疗效不理想，病因也不清楚。

一、GIST 恶性发展的分子机制

GIST 是一类潜在的恶性肿瘤，其恶性程度与肿瘤大小有密切关系。这类肿瘤的增殖与其细胞膜上 KIT 信号通路的激活有关。KIT 是一种酪氨酸激酶跨膜受体蛋白，由位于染色体 4q11~q12 的 *KIT* 前致癌基因编码，该基因与 Hardy-Zuckerman 肉瘤病毒的 *v-kit* 致癌基因属于同族体。激活后的 KIT 能从 ATP 上获取磷酸基团并将其转运给具有酪氨酸残基的目标蛋白，使细胞底物磷酸化，刺激细胞增殖。75%~85% 的 GIST 都存在原癌基因 *c-kit* 的突变，而且大部分突变的 *kit* 基因也保留了表达 KIT 蛋白的特性。与正常 KIT 不同的是，突变的 KIT 能引发连续不受抑制的 KIT 受体信号级联的激活，导致细胞无法控制的抗凋亡作用，促使肿瘤细胞快速生长。

二、病理

（一）大体病理

肿瘤大小不一，通常起源于胃肠道壁固有肌层，可向腔内、腔外生长。由于发生在肌层，肿瘤体积较小时通常保持消化道黏膜完整。大多数肿瘤呈膨胀性生长，边界清楚，质硬易碎，部分病例则完全表现为肠系膜或大网膜肿块。肿物多呈圆形或椭圆形，有的包膜完整，有的无明显包膜。切面呈鱼肉状，灰白色或灰红色，中心可有出血、坏死、囊性变等继发性改变。

（二）组织病理

按照 WHO 的定义，GIST 为原发于消化道或腹部，表达 *c-kit*（CD117）、富有梭形细胞、上皮样细胞或多形性的间叶源性肿瘤。其组织学特点可分为上皮样细胞为主型（60%~70%）、梭形细胞为主型（30%~40%）和上述两种细胞混合型。光镜下不同的瘤细胞排列结构多样，梭形细胞往往呈编织状、栅栏状或漩涡状排列，上皮样细胞则多以弥漫片状、巢索状排列为主，肿瘤间质常出现黏液样基质及玻璃样变性，甚至可出现钙化，部分肿瘤组织可伴有或多或少的炎症细胞浸润。在高度危险性 GIST 中出血及坏死常见，部分可出现囊性变。

（三）GIST 的分期及恶性程度

GIST 目前尚缺乏分期系统，对判断其良恶性的标准仍存在争议。目前认为所有的 GIST 都有恶性潜质，它是一类潜在恶性肿瘤，其恶性程度与肿瘤部位、大小和分裂象多少有密切关系，故采用危险度对其恶性程度进行分级（表5-11）。一般来说，胃、食管及直肠的 GIST 恶性程度较低，而小肠和结肠恶性程度较高。

表 5-11　GIST 危险度分类（AJCC，2010 年）

肿瘤大小（cm）	核分裂数（每50个高倍视野）	危险度（胃来源）	危险度（非胃来源）
≤2	≤5	非常低	非常低
>2，≤5	≤5	低	低
>5，≤10	≤5	中度	中度
>10	≤5	高	高
≤2	6~10	中度	中度
	>10	高	高
>2，≤5	6~10	中度	中度
	>10	高	高
>5，≤10	>5	高	高
>10	>5	高	高

三、临床表现

（一）症状

GIST 的症状多样，与肿瘤部位、大小、生长方式、是否引起梗阻、良恶性等有关，常见症状为消化道梗阻或出血。食管间质瘤可表现为恶心、呕吐、食欲下降及吞咽困难。胃部间质瘤的常见症状为非特异性消化不良，如肿瘤增大、破溃，可伴有上腹部疼痛、黑便、呕血、继发性贫血和消瘦等。十二指肠乳头部间质瘤可引起胆汁淤积性黄疸。肠道间质瘤多以大便习惯改变为首要症状，以腹痛、消瘦、腹部肿块为主要症状，肿块常位于右下腹，包块大但少有梗阻，病程短、进展快，反复出现便血，可伴失血性休克、发热、乏力、贫血、体重下降等。恶性间质瘤晚期常可累及肝、脾，表现为肝脾肿大、腹腔积液、恶病质。

约 1/3 的患者没有临床症状，这些患者多数是在进行常规体格检查、内镜检查、影像学检查，甚至是因其他疾病手术而发现。

（二）体征

GIST 的主要体征为腹部包块，以及因包块增大或出血导致的肠梗阻、便血、肠穿孔等非特异性相关体征，也可毫无任何体征而在体检中偶尔发现。低位直肠的 GIST 通过肛门指诊检查可触及。十二指肠乳头部的 GIST 常引起胆汁淤积性黄疸。

GIST 的淋巴道转移少见，可通过血行和种植转移到肝、肺、腹膜等。甚至有的患者以远处转移为首发症状。

（三）并发症

GIST 侵犯血管可导致出血，肿瘤组织增大阻塞肠道可导致肠梗阻，肿瘤向黏膜下溃烂引起胃肠穿孔及腹膜炎。

四、诊断

根据患者消化道出血或不适的临床表现，结合内镜、CT 或超声内镜检查，可作出初步诊断。病理和免疫组化检查有利于确诊及鉴别诊断，如有出血、腹部包块等并发症时，可提供诊断线索。

（一）内镜检查

内镜检查是诊断 GIST 最重要的方法，内镜下见黏膜下包块，多数肿瘤表面黏膜正常，少数顶部可呈中央凹陷或溃疡，覆盖白苔或血痂。由于 GIST 为黏膜下肿瘤，内镜活检时较难获取黏膜下的病变组织，故术前定性诊断比较困难。GIST 在超声内镜上呈低回声团块，良性肿瘤回声均匀，恶性者则多不均匀，坏死液化后可见液性暗区，伴斑块状高回声。超声内镜能清晰地显示病变与胃肠壁的各层结构的关系。对于尚未侵及浆膜、<3 cm 的胃 GIST 可通过内镜黏膜下剥离术（ESD）等方式完整剔除肿瘤，获得组织学确诊。对于侵及浆膜、大的 GIST 主要通过手术获得标本确诊。胶囊内镜有助于发现小肠 GIST。

（二）影像学检查

CT 平扫发现肿瘤多呈圆形或类圆形，少数呈不规则形。增强 CT 可见密度均匀，多呈均匀中度或明显强化，螺旋 CT 尤以静脉期显示明显。这种强化方式多见于良性 GIST。坏死、囊变者常表现为肿瘤周边实体强化明显。MRI 检查发现，良性肿瘤 T_1 加权像的信号与肌肉相似，T_2 加权像呈均匀等信号或稍高信号，边界清晰。恶性 GIST，信号表现均不一致，可以是不均匀等低或高低混杂信号，这主要是由于瘤体内坏死、囊变和出血引起。对于小肠 GIST，当胶囊内镜发现病变后，可采用 DSA 为手术准确定位肿瘤部位及了解肿瘤血供状态。

五、治疗

完整切除 GIST 是最佳的治疗方法。由于 GIST 是一类潜在的恶性肿瘤，随着内镜治疗技术的发展和对器官保护需求的增加，关于手术时机已不严格按照肿瘤大小来决定。GIST 主要转移方式是腹腔种植和血行转移，淋巴结转移率小于 10%，即使是在有明确远处转移的胃 GIST 患者中淋巴结转移率也仅有 5%。因而胃 GIST 手术的主要目的是彻底切除肿瘤，保证切缘无肿瘤残留，而不必行常规的淋巴结清扫。

对于胃 GIST，在内镜黏膜下剥离术（ESD）技术发达的医院，可采用 ESD 切除 <3 cm 的黏膜下肿瘤，确诊和治疗同时并举，器官结构和功能没有因此受到影响。对于 >3 cm 的黏膜下肿瘤，可视其是否累及浆膜，考虑腹腔镜或 ESD 切除。

（一）内镜治疗

主要用于胃 GIST，采用 ESD 完整剜除 <3 cm 的黏膜下肿瘤的成功率可高达 90%，这有利于黏膜下肿瘤组织病理的确定。

ESD 联合腹腔镜，也可完整剜除 >3 cm 的不超过浆膜的黏膜下肿瘤，如果肿瘤已超过浆膜，可采用腹腔镜联合胃镜行胃楔形切除。

（二）外科手术治疗

手术治疗的原则是完整切除肿瘤，保证切缘阴性，且术中避免肿瘤破溃与播散，这是影响 GIST 预后最重要的因素。应根据肿瘤的部位、大小、性质和患者的全身情况确定手术切缘和范围，局限的胃和小肠原发 GIST 可行楔形切除及肠部分切除；位于食管、十二指肠和直肠的 GIST，楔形切除困难，可考虑扩大切除；网膜或肠系膜的 GIST 病灶应将可见病灶整块切除。

由于 GIST 往往质地脆，手术时应特别注意避免肿瘤破溃及挤压，以免发生腹膜种植转移或血行转移。GIST 与腺癌不同，很少发生周围淋巴结的转移，因此只有在明确淋巴结转移时才行淋巴结切除术，一般不必行广泛的淋巴结清扫或扩大根治术。

（三）介入治疗

对于 GIST，如有单个肝转移可做相应肝段切除，多处肝转移患者可行肝动脉栓塞术或经导管动脉栓塞化疗（TACE）。

（四）分子靶向治疗

近年来靶向药物成为治疗 GIST 的主要方法之一，伊马替尼是选择性酪氨酸激酶小分子抑制剂，它通过抑制 c-kit 受体的酪氨酸激酶和血小板衍化生长因子受体，从而抑制肿瘤生长。伊马替尼对 GIST 的缓解率（部分缓解和完全缓解）达 54% 左右。传统的化疗药物如多柔比星、丝裂霉素以及顺铂等对 GIST 的疗效极其有限，有效率均在 10% 以下。

对不能切除和（或）转移的恶性 GIST 患者，伊马替尼的推荐剂量为 400 mg/d，终生服药，停药后极易复发。在治疗后未能获得满意的反应，如果没有药物不良反应，剂量可考虑从 400 mg/d 增加到 600 mg/d。治疗期间应定期复查 CT，评估治疗效果，部分患者肿瘤缩小，还可以再次手术完全切除肿瘤。伊马替尼的不良反应主要包括：恶心、呕吐、腹泻、肌肉疼痛及肌痉挛、水肿和水潴留等。

对于术后中高危 GIST 患者，建议给予术后口服伊马替尼辅助治疗 1~2 年，以降低术后复发风险。对于耐药的患者而言，可以增加伊马替尼剂量或更换药物，如舒尼替尼等，达到治疗目的。

六、预后

GIST 总的 5 年生存率为 35%，肿瘤完全切除后 5 年生存率为 50%~65%，不能切除者平均生存期 <12 个月。肿瘤位置、大小、核分裂数和年龄均与预后有关。分子靶向药物治疗的出现极大地改变了 GIST 的治疗策略和预后。

（王　璠）

第六章

肝、胆、胰肿瘤

第一节 肝癌

一、临床分期

国内外有关肝癌的分期有很多，如 Okuda 分期、法国分期、Clip 分期、JIS 分期、中国肝癌协会分期、巴塞罗那临床肝癌（BCLC）分期、美国癌症联合会（AJCC）的 TNM 分期等。这些分期都有各自适合的人群，但在全球范围内尚无十分完善的统一分期标准，TNM 是目前应用最广泛的恶性肿瘤分期系统，可是对肝细胞肝癌（HCC）而言，尽管 2010 年的 AJCC TNM 分期（表6-1）引进了肝纤维化评分，但未列入 TNM 总分期中，因而未能全面体现肝功能、肝硬化对治疗方案的选择及判断预后的影响。BCLC 分期（表6-2）融入了患者的体力状况、肿瘤的数量和大小以及按 Child-Pugh 评分系统确定的肝功能等预后变量，并根据分期推荐相应的治疗方案，被认为是临床较为实用的分期，本书治疗原则即以其为指南。

表6-1 肝癌2010 AJCC TNM 分期

分期	T	N	M		T、N、M 简明定义
I	T_1	N_0	M_0	T_1	孤立肿瘤，没有血管受侵
II	T_2	N_0	M_0	T_2	孤立肿瘤，有血管受侵或多发肿瘤但直径均≤5 cm
IIIA	T_{3a}	N_0	M_0	T_{3a}	多发肿瘤，直径 >5 cm
IIIB	T_{3b}	N_0	M_0	T_{3b}	孤立肿瘤或多发肿瘤侵及门静脉或肝静脉主要分支
IIIC	T_4	N_0	M_0	T_4	直接侵及胆囊以外的周围组织，或穿破脏腹膜
IVA	任何 T	N_1	M_0	N_1	区域淋巴结转移
IVB	任何 T	任何 N	M_1	M_1	有远处转移

表6-2 肝癌 BCLC 分期

期别	PS 评分★	肿瘤状态		肝功能状态
		肿瘤数目	肿瘤大小	
0 期：极早期	0	单个	<2 cm	没有门静脉高压
A 期：早期	0	单个	任何	Child-Pugh A~B
		3 个以内	<3 cm	Child-Pugh A~B
B 期：中期	0	3 个以上	任何	Child-Pugh A~B
C 期：进展期	1~2	门静脉侵犯或 N_1、M_1	任何	Child-Pugh A~B
D 期：终末期	3~4	任何	任何	Child-Pugh C

注：★0~B 期需符合 PS 评分、肿瘤状态及肝功能状态的所有标准，C 期至少需符合 PS 评分和肿瘤状态中一项标准，D 期至少需符合 PS 评分和肝功能状态中一项标准。

二、肝功能评估

客观、全面、准确地评估肝癌患者的肝脏储备功能，对制订合理的治疗方案具有重要意义。Child-Pugh 评分系统（表6-3）包括有无肝性脑病、腹腔积液量、血清白蛋白含量、凝血酶原时间是否延长、血清胆红素含量5项常用临床指标，每一项指标评为1~3分，3分表示最严重程度，然后将5项指标的评分合计以确定肝功能好坏，<6分为 Child-Pugh A 级，7~9分为 B 级，10~15分为 C 级。该系统简便、实用，是30多年来国内外应用最广泛的评估系统，其局限性在于未能区分 Child-Pugh C 级中更严重的患者（极高胆红素或极低白蛋白），对肝性脑病和腹腔积液的评估有时会受主观因素的影响。

表6-3 肝功能 Child-Pugh 评分

项目	评分		
	1	2	3
肝性脑病	无	1~2期	3~4期
腹腔积液	无	少量	中等量及以上
血清白蛋白（g/dL）	>3.5	2.8~3.5	<2.8
凝血酶原时间延长（s）	1~4	4~6	>6
胆红素（g/dL）	<2	2~3	>3

注：对于原发性胆汁型肝硬化患者，胆红素1~3分的评分标准分别为<4 g/dL、4~10 g/dL 及>10 g/dL。

三、治疗

（一）治疗原则

肝癌的治疗应根据肿瘤大小、位置、分期、组织学类型、有无转移、年龄及包括肝功能在内的健康状况、治疗后并发症发生的风险及患者的意愿来决定最佳治疗方案。一般来说，以 BCLC 分期确定的治疗原则如下：0期、A 期的患者可选择肝切除术、肝移植，也可考虑局部消融治疗；B 期患者可选择经导管动脉化疗栓塞（TACE）或手术；C 期患者可选择索拉非尼治疗；D 期患者选择最佳支持治疗，中药配合沙利度胺或三苯氧胺治疗不良反应小、花费少，在部分晚期肝癌患者中可观察到病灶稳定甚至缩小，也不失为一种选择。

肝癌根治术后5年复发率为32.5%~61.5%，以肝内复发最常见，达90%左右，复发最早可在术后2个月内，高峰为术后1~2年。Kumada 等发现3年内复发多为原发灶播散，晚期多为肝癌多中心发生。目前对肝癌术后复发的治疗多持积极态度，其治疗原则及方法基本同首次治疗，局限于肝内的复发肿瘤符合肝移植适应证者可行肝移植，即补救性肝移植，有学者认为术后生存率与初次肝移植相当。

（二）手术治疗

1. 肝切除术

是局限性可切除的非肝硬化和部分 Child-Pugh A 级肝硬化肝癌患者的一线选择，早期肝癌术后5年生存率可达到60%~80%。切除的肝脏原则上不应超过有功能肝脏体积的50%，切缘距肿瘤边缘至少1 cm 以上，其具体适应证：一般情况良好，无明显心、肺、肾等重要脏器器质性病变，肝功能正常或仅有轻度损害（Child-Pugh A 级），或肝功能分级属 B 级，但经短期护肝治疗后恢复到 Child-Pugh A 级，肝储备功能基本在正常范围以内，无不可切除的肝外转移性肿瘤。禁忌证：全身情况差，或伴有严重心、肺、肾等重要脏器器质性病变；肝功能 Child-Pugh C 级，有严重出血倾向，经治疗后凝血酶原时间延长仍超过50%；肝癌为弥漫性，或已超过肝的两叶以上，或第1、第2、第3肝门已受侵犯，或伴有广泛门静脉癌栓；或有远处广泛转移；合并有明显的门静脉高压伴胃底-食管静脉曲张或腹部静脉曲张。术后病例应做肝炎病毒载量（HBV DNA/HCV RNA）检查，如有指征，应进行抗病毒治疗以减少肝癌再发的可能。

肝切除包括根治性切除和姑息性切除。无法行根治性切除的肝癌患者，可酌情切除肉眼可见的肿瘤，允许微小子灶的存在，尽可能保留正常肝组织。

2. 二期切除术

不能行手术切除的肝癌经手术（肝动脉结扎）或非手术疗法（TACE、局部消融）缩小后可进行二期切除，也称为降期后切除。二期切除术主要适用于 BCLCB 期和部分 C 期的患者，其适应证：肿瘤直径缩小 50% 以上，甲胎蛋白（AFP）升高者显著下降，肝功能恢复正常，降期治疗中的各种不良反应消失，体重上升，全身情况耐受手术切除，肝癌在技术上有切除可能（主瘤缩小的同时与邻近卫星灶融合，周边形成包膜，境界清楚）。在降期治疗的任一阶段，只要达到切除条件即可行手术，时间以 1~2 个月为宜，不应过分强调肿瘤的缩小程度以及 AFP 一定降到正常水平。二期切除禁忌证同一期肝切除术。

3. 腹腔镜肝切除术（LH）

可用作肝叶切除和肝段切除，尤其是伴有肝硬化的肝癌患者。LH 的禁忌证包括：肿瘤体积过大，导致第 1 和第 2 肝门无法清楚分离和显露；肿瘤侵犯下腔静脉或第 1、第 2 肝门血管；肝功能 Child - Pugh C 级，预计术后剩余肝脏功能不足以满足患者正常生理代谢需要；心、肺等其他重要脏器功能不能耐受手术。设备、经验、技术不足时不宜开展较复杂的 LH。

4. 肝移植术

适用于 BCLC 分期 0 期和 A 期的患者，是伴严重肝功能障碍的小肝癌患者的最佳选择，部分不符合移植标准的患者经 TACE 或局部消融的降期治疗后也可考虑肝移植。在我国由于受到肝源和经济条件的限制，肝移植术多作为因肝功能障碍或肝内病灶范围过大而无法行根治性手术切除、局部消融治疗以及肝癌术后复发而无法再次行肝切除术患者的补充治疗。肝移植标准有米兰标准、美国加州大学旧金山分校标准、日本京都大学标准、上海复旦标准和匹兹堡改良 TNM 标准。符合米兰标准的肝移植患者的预期 4 年总生存率为 85%，无复发生存率为 92%，但米兰标准过于严格，使许多有可能通过肝移植得到良好疗效的肝癌患者被拒之门外。国内的标准扩大了肝癌肝移植的适应证范围，可使更多的肝癌患者因肝移植手术受益，但尚待在高级别的循证医学基础上取得共识。

肝移植术后需长期使用免疫抑制剂，目前大多采用以钙调神经蛋白抑制剂（CNIs）为主联合嘌呤合成抑制剂、激素的三联免疫抑制方案，即他克莫司或环孢素 + 霉酚酸酯 + 泼尼松。他克莫司术后 0.1~0.15 mg/（kg·d）分 2 次口服，使血药浓度维持在 1 个月内 10~12 ng/mL，1~3 个月内 8~10 ng/mL，3 个月以上 5~10 ng/mL；或环孢素后 8~10 mg/（kg·d）分 2 次口服，使血药浓度维持在 1 个月内 150~250 ng/mL，1 个月后 100~200 ng/mL；霉酚酸酯 0.5~0.75 g，每日 2 次日服，半年内逐渐减停药。长期使用激素导致受者术后并发症增多，也可使肝癌复发的风险增加 4 倍，现已逐渐形成了对激素减少用量、早期撤除，甚至弃用的趋势。随着肝移植受者生存时间的延长，各种 CNIs 的不良反应也随之出现，如高血压、糖尿病、高钾血症、移植后淋巴增生性疾病、神经病变、高尿酸血症、多毛症、牙龈增生、皮肤色素沉着等。

在感染及肾功能损伤的情况下需要调整免疫抑制剂的治疗方案，肝移植受者发生术后感染时，应当及时降低免疫抑制强度，改联合用药为单一用药。由于霉酚酸酯的骨髓抑制作用，一般首先将其撤除，并根据患者的免疫力和感染控制情况，调整 CNIs 或西罗莫司（SRL）用量。在感染严重的情况下，可以完全停用，但感染控制后，需要及时恢复用药。因为 CNIs 的肾毒性因素，肝移植术后发生肾功能损伤时，一般采用 CNIs 减量 + 霉酚酸酯加量的方案。如果肾功能损害继续进展，则需将 CNIs 转换为 SRL。转换过程中，两种药物有一段时间的重叠，通常是给予 SRL 起始剂量后，暂停晨服他克莫司，保留晚服，直到 SRL 达到稳定治疗剂量，再完全停用他克莫司。

免疫抑制剂预防了肝移植受者的排斥反应，提高患者存活率的同时也使患者的免疫系统长期处于抑制状态。国外报道新发肿瘤已成为器官移植患者远期死亡的重要原因。

5. 复发后再切除术

复发后再切除术主要针对根治性肝切除术及肝移植后复发的患者，其手术适应证及禁忌证同首次肝切除术。

即使严格按照米兰标准筛选的肝癌肝移植患者，肝移植术后复发率仍高达 25% ~ 67%，复发多见于术后 6 ~ 12 个月，是导致患者远期存活率低的主要原因。肿瘤肝内复发后可行手术切除或射频消融（RFA）的患者的 5 年生存率均可达到 47%。然而，由于复发转移肝癌的多中心性，真正适合这两种治疗方法的患者只占一小部分。TACE 也是治疗肝癌肝移植后肝内肿瘤复发的方法之一。

肝移植后的复发转移，60% 的患者为多发病灶，最常见部位是移植肝、肺、骨、淋巴结，也可转移到其他少见部位如肾上腺、胸壁、脑等。即便影像学检查结果提示仅有肝脏复发，也仍然很可能有其他部位的转移。因此，Hollebeeque 等建议患者应先行姑息性治疗，观察 3 个月确认无肝外转移后再行手术。

（三）经导管动脉化疗栓塞

TACE 主要用于治疗病灶局限在肝内但不可切除的肝癌，通过栓塞肿瘤的供血动脉使肿瘤缺血坏死，同时在栓塞部位灌注化疗药物而发挥治疗作用。在 TACE 中，常用的栓塞剂有碘油和明胶海绵。常用的化疗药物通常为顺铂、蒽环类抗生素、丝裂霉素等细胞毒性药物。NCCN 肝癌指南建议，不能行根治性治疗的患者只要供应肿瘤的动脉血管与非靶血管不共干，均可考虑 TACE。

可行一期根治性切除的肝癌，术前 TACE 对远期生存并无益处，甚至可能增加肿瘤转移的风险。对于怀疑有子灶或血管有癌栓的患者，术前 TACE 有明确诊断及降低术后复发的作用。肝移植术前如需较长时间等待供肝的患者可考虑 TACE 控制肿瘤进展。对于切缘较近、有血管侵犯或有卫星病灶的患者行术后 TACE 或可延缓复发、改善生存。有门静脉癌栓的患者应根据具体情况采取包括手术在内的综合治疗。索拉非尼联合 TACE 治疗无远处转移的晚期肝癌也在研究之中。此外，TACE 还可作为肝癌二期切除术前的降期治疗，肝癌术后复发、不能或不愿手术切除及消融治疗的小肝癌控制疼痛、出血及堵塞肝动静脉瘘的手段。TACE 的禁忌证包括：肝功能严重障碍（Child-Pugh C 级）；凝血功能严重减退，且无法纠正；门静脉主干完全被癌栓栓塞，且侧支血管形成少；合并活动性感染且不能同时治疗者；肿瘤远处广泛转移，估计生存期 <3 个月者；恶病质或多器官功能衰竭者；肿瘤占全肝比例 ≥70%；外周血白细胞和血小板显著减少。

TACE 术后不良反应包括发热、恶心、呕吐、肝区疼痛、腹胀、呃逆、肝功能损害及黄疸等。以上反应多为一过性，经常规补液、保肝、抑酸、预防感染等对症处理后多在 1 周内缓解。肝区疼痛术中即可发生，若患者疼痛突然加重，应警惕肿瘤自发破裂出血可能。严重的并发症如异位栓塞、上消化道大出血较少见。

（四）消融治疗

消融治疗分为化学消融治疗和物理消融治疗。化学消融是用无水乙醇、乙酸等注入肿瘤内使局部组织细胞脱水、坏死和崩解，从而达到灭活肿瘤病灶的目的。物理消融是通过加热或冷冻局部组织灭活肿瘤，主要有 RFA、微波固化术、冷冻治疗、超声聚焦消融以及激光消融等。有 Meta 分析表明，在肿瘤完全坏死率、局部控制率、总生存率、无疾病生存率方面，RFA 均优于化学消融。直径 ≤3 cm 的肿瘤，RFA 治疗效果与手术切除相当，5 年生存率分别为 56.3% 和 54.2%，但局部复发率高于手术切除。我国有关学术组织的规定为：RFA 通常适用于单发肿瘤，最大直径 ≤5 cm；或肿瘤数目 ≤3 个，且最大直径 ≤3 cm；无血管、胆管和邻近器官侵犯以及远处转移；肝功能分级为 Child-Pugh A 或 B，或经内科护肝治疗达到该标准。对于不能手术切除的直径 >5 cm 的单发肿瘤，或最大直径 >3 cm 的多发肿瘤，RFA 可以作为姑息性综合治疗的一部分。RFA 的禁忌证包括：肿瘤巨大或者弥漫型肝癌；伴有脉管癌栓、邻近器官侵犯或远处转移；肝功能分级为 Child-PughC，经护肝治疗无法改善者；治疗前 1 个月内有食管 - 胃底静脉曲张破裂出血；不可纠正的凝血功能障碍和明显的血常规异常，具有明显出血倾向者；顽固性大量腹水，恶病质；合并活动性感染，尤其是胆管系统炎症等；心、肺、肝、肾、脑等主要脏器功能衰竭；意识障碍或不能配合治疗的患者；第 1 肝门区肿瘤应为相对禁忌证；肿瘤紧贴胆囊、胃肠、膈肌或突出于肝包膜为经皮穿刺消融的相对禁忌证；伴有肝外转移的病灶不应视为绝对禁忌，仍然可考虑采用局部消融治疗控制肝内病灶情况。

局部消融的常见并发症有：消融后综合征（发热、疼痛、血尿、寒战等少见）、感染、消化道出血、腹腔内出血、肿瘤种植、肝功能衰竭、邻近脏器损伤。

（五）放疗

肝脏是对放疗较为敏感的器官，其放疗敏感性仅次于骨髓、淋巴组织和肾。既往出于对放疗引起肝损害的顾虑，肝癌的放疗开展较少，但随着放疗技术的发展，如三维适形放疗和调强放疗已为放疗在肝癌中的应用提供了更多可能。Seong 等报道 27 例无法手术肝癌的三维适形放疗（常规分割，40 ~ 60 Gy）治疗，中位生存期为 14 个月，3 年生存率为 21.4%。Kim 等对 70 例无法手术切除、TACE 无效或无法行 TACE 治疗的肝癌患者进行放疗，结果显示有效率为 54.3%，中位生存期为 18 个月，合并门脉癌栓患者的有效率为 39%，中位生存期为 20.1 个月。

肝癌放疗的适应证包括：肿瘤局限，但因肝功能障碍或肿瘤位于重要解剖位置而无法手术，或患者不愿接受手术及其他局部治疗；术后残留、局部复发；对局部肿瘤放疗以控制并发症，如梗阻性黄疸；转移灶的放疗以减轻症状。对肝内肿瘤弥漫性播散，也可考虑全肝姑息性放疗。

各期肝癌的放疗或联合其他局部治疗手段均显示一定疗效：对于肝内肿块 >5 cm 的无法手术的 HCC 患者，放疗联合 TACE 可延缓肝内局部播散，提高有效率和生存率，Zeng 等报道其 1 年、2 年、3 年生存率分别为 71.5%、42.3%、24%，有效率 76%；肝癌伴门静脉/下腔静脉癌栓，放疗可以延长患者的生存期；肝癌伴淋巴结转移，放疗可显著改善淋巴结转移的肝癌患者的临床症状和生存期，Zeng 等报道放疗后淋巴结压迫相关症状缓解率高达 100%，客观缓解率 96.8%，1 年、2 年生存率分别为 42.1%、19.9%，中位生存期 9.4 个月。肝癌肾上腺转移的最佳治疗方案仍不确定，有报道放疗取得的中位生存达 10 个月。肝癌骨转移放疗的疼痛缓解率为 98.7%。

大分割照射（5 Gy/次，每日 1 次，每周 3 次，总剂量 50 Gy）的肿瘤控制率高，但对正常肝脏放射损伤也大。4 ~ 8 Gy/次的分割适形放疗，一旦发生放射性肝损伤，70% 以上患者在短期内死于肝衰竭。而常规分割照射 2 Gy/次，每日 1 次，每周 5 次，总剂量 50 ~ 62 Gy，疗效及正常肝脏耐受性皆较好，也是目前常用的方案。靶区多主张采用 CT 和 MRI 图像融合技术来确定肝癌肿瘤区（GTV），临床靶区（CTV）为 GTV 外加 5 ~ 10 mm，计划靶区（PTV）在使用主动呼吸控制装置条件下为 CTV 外加 6 mm，在没有使用主动呼吸控制装置条件下时要根据患者的呼吸来确定。

肝癌放疗的急性期不良反应主要表现为厌食、恶心、呕吐，较严重的有上消化道出血、急性肝功能损害及骨髓抑制等；后期不良反应主要是放疗诱发的肝病（RILD），典型的 RILD 发病快，常表现为非癌性腹水、肝肿大，伴碱性磷酸酶升高到正常值 2 倍以上或谷丙转氨酶升高至正常值 5 倍以上；非典型 RILD 是指仅有肝功能的损伤而无腹水和肝肿大。RILD 的发生与全肝放疗剂量、HBV 或肝硬化病、史、联合 TACE、肝脏肿瘤性质（原发肝脏肿瘤或肝脏转移瘤）等因素相关。Dawson 等报道：全肝常规分割放疗，30 ~ 35 Gy 的剂量，5% 的患者会发生 RILD；40 ~ 50 Gy 时，RILD 危险率增加到 50%；部分肝脏放疗，RILD 发生与肝平均照射剂量相关，当肝平均剂量 <31 Gy 时无 RILD 发生，当放疗剂量为 1.5 Gy，每日 2 次，5% 和 50% RILD 发生率的肝平均剂量分别为 31 Gy 和 43 Gy。部分肝脏照射的体积是 RILD 产生的重要预测因素，当少于 1/3 肝脏受到照射时，100 Gy 也是安全的。

RILD 通常发生于放疗结束后 2 周至 3 个月，最晚可到 7 个月后。治疗只能是对症处理，可高蛋白、高热量、高维生素、低脂饮食，使用保肝药物、利尿剂和激素。

（刘文华）

第二节　胆管恶性肿瘤

胆管恶性肿瘤来源于肝内/肝外胆管上皮或胆囊上皮，包括胆管癌（CCC）和胆囊癌（GBC），以胆囊癌最常见，约占 2/3。胆管恶性肿瘤占所有恶性肿瘤的 2%，在消化道恶性肿瘤中占第 5 位，东南亚国家发病率相对较高，非洲最低。近年来肝内胆管癌发生率上升显著，而胆囊癌和肝外胆管癌则呈下降的趋势。

胆管恶性肿瘤患者早期缺乏特异症状，有症状时大多数患者已进入进展期和晚期，仅10%患者得到早期诊断，适合手术治疗，总体预后差，5年生存率仅为5%。感染、胆管阻塞等并发症是胆管恶性肿瘤患者最佳治疗策略实施的主要障碍之一，此外，胆管病变难以评估，临床证据主要来源于小样本Ⅱ期临床研究数据，胆管恶性肿瘤包括不同来源部位的肿瘤，且这些肿瘤的临床特征、分子特征、生物学行为、预后和对治疗的反应存在差异，但目前临床试验通常一并纳入，难以为临床实践提供准确可靠的信息。近年来，由于对胆管恶性肿瘤生物学行为和分子特征认识的加深，以及在诊断、影像、手术、放疗、化疗等方面的进展，胆管恶性肿瘤的预后在一定程度上得到改善。

一、诊断和分期

（一）胆管癌

胆管癌是起源于胆管上皮细胞的恶性肿瘤，临床较少见，占所有消化道肿瘤的3%左右，为肝脏胆管系统第二大恶性肿瘤。胆管癌的发病以老年人为主，多见于65岁以上，且随年龄增长发病呈上升趋势。男性发病略高于女性，约为1.5：1。胆管癌根据解剖位置分为肝内胆管癌（IHCC）（20%~25%）、肝门部胆管癌（50%~60%）和远端胆管癌（EHCC）（20%~25%）。肝外胆管癌包括肝门部胆管癌和远端胆管癌。肝门部胆管癌也称为克拉茨金瘤，范围累及左、右肝管至肝总管，现国内外临床广泛采用Bismuth-Corlette分型，该分型根据病变发生的部位，将肝门部胆管癌分为5型，即Ⅰ型：肿瘤位于肝总管，未侵犯汇合部；Ⅱ型：肿瘤位于左右肝管汇合部，未侵犯左、右肝管；Ⅲ型：肿瘤位于汇合部胆管并已侵犯右肝管（ⅢA）或侵犯左肝管（ⅢB）；Ⅳ型：肿瘤已侵犯左右双侧肝管。在此基础上，国内学者又将Ⅳ型分为ⅣA及ⅣB型。

1. 发病因素

胆管癌的病因至今尚不十分清楚，已发现与下列因素有关：①胆管慢性炎症，长期的慢性炎症刺激是胆管癌发生的基础；②胆石症；③溃疡性结肠炎，溃疡性结肠炎患者胆管癌发生率较一般人群高10倍，可能与慢性门静脉菌血症有关；④胆管囊性畸形，先天性胆管囊肿病人胆管癌的发病率高达2.5%~28%，癌变机制认为可能与胰液反流、胆汁淤滞、结石形成和囊腔内慢性炎症等有关；⑤硬化性胆管炎，原发性硬化性胆管炎病人患胆管癌机会高于一般人群；⑥K-ras基因突变，近年来分子生物学研究表明胆管癌K-ras基因12密码子突变率达77.4%，说明K-ras基因突变在胆管癌的发生中可能起较重要的作用；⑦肝吸虫感染、胆管手术史、放射性二氧化钍、乙型肝炎病毒感染等。

2. 病理特征

根据肿瘤的大体形态可将胆管癌分为乳头状癌、硬化型癌、结节型癌和弥漫浸润型癌4种类型，其中以浸润型较多见，其次为结节型，而乳头型较少见。

（1）乳头状癌：常为管内多发病灶，向表面生长，形成大小不等的乳头状结构，好发于下段胆管，易引起胆管的不完全阻塞，此型肿瘤主要沿胆管黏膜向上浸润，一般不向胆管周围组织浸润，手术切除成功率高，预后良好。

（2）硬化型癌：表现为灰白色的环状硬结，常沿胆管黏膜下层浸润，使胆管壁增厚，大量纤维组织增生，并向管外浸润形成纤维性硬块，伴部分胆管完全闭塞，好发于肝门部胆管，是肝门部胆管癌中最常见的类型，预后较差。

（3）结节型癌：肿块形成一个突向胆管远方的结节，结节基底部和胆管壁相连续，瘤体一般较小，基底宽，表面不规则，常沿胆管黏膜浸润，向胆管周围组织和血管浸润程度较硬化型轻，手术切除率较高，预后较好。

（4）弥漫浸润型癌：较少见，约占胆管癌的7%，癌组织沿胆管壁广泛浸润肝内和肝外胆管，管壁增厚，管腔狭窄，管周结缔组织有明显炎症反应，难以确定癌原始发生的胆管部位，一般无法手术切除，预后差。

1994年日本癌症研究组根据肝内胆管癌肿的大体特征将其分为三类：肿块型、胆管周围浸润型和胆管内生长型。根据生长模式分为硬化性、结节型和管内乳头样型。

根据病理组织学分类，90%以上胆管癌为腺癌，少数为印戒细胞癌、腺鳞癌、鳞癌、小细胞癌、黏液癌、囊腺癌等。

3. 临床表现

主要表现为黄疸、腹痛、食欲不振、消瘦、乏力、全身瘙痒、恶心呕吐等，黄疸为最常见的症状，约占 36.5%，多呈进行性加深。

患者临床表现因癌肿位置及病程早晚而有所不同。肝内胆管癌多以发热、腹痛和发热等非特异性症状起病，胆管阻塞相关症状不常见，有时以影像学发现肝内肿块影就诊。肝外胆管梗阻时黄疸较深，中下段胆管癌常表现为无痛性胆汁淤积性黄疸，尿色深黄或呈茶色，大便变浅或为陶土色。胆总管末段壶腹部肿瘤以胆总管及胰管阻塞为突出症状，且由于癌肿崩溃可有肠道出血及继发贫血现象，患者常有进行性黄疸及持续性背部隐痛，胰管有时受到阻塞，可能影响胰腺的内分泌而有血糖过高或过低现象，更可能因外分泌的缺失导致脂肪性腹泻，胆、胰管同时受阻塞，磁共振胰胆管成像（MRCP）检查可有典型的"双管征"，并时常伴有胆囊增大和肝脏肿大现象；肝总管内的癌肿以黄疸为显著症状，肝脏肿大明显，胆囊则不肿大，有时仅含黏液及白胆汁。

晚期因腹膜侵犯，或侵犯门静脉，导致门静脉高压，可出现腹水等；癌组织易向周围组织浸润，常侵犯神经和肝脏；病人常并发肝内和胆管感染而致死。

转移途径包括淋巴转移、浸润转移、沿神经蔓延和血行转移。淋巴转移为胆管癌最常见的转移途径，并且很早期就可能发生，有报道显示仅病理检验限于黏膜内的早期胆管癌便发生了区域淋巴结转移。胆管癌细胞沿胆管壁向上下及周围直接浸润是胆管癌转移的主要特征之一，且与胆管及周围结缔组织增生并存，使胆管癌浸润范围难以辨认，为手术中判断切除范围带来困难。此外，直接浸润的结果也导致胆管周围重要的毗邻结构如大血管、肝脏受侵，使手术切除范围受限而难以达到根治性切除；神经侵犯发生率可达 33.3% ~83.4%，临床上以黄疸和疼痛为多见症状，支配肝外胆管的迷走神经和交感神经在肝十二指肠韧带上组成肝前神经丛和肝后神经丛，包绕神经纤维有一外膜完整，连续的间隙，称为神经周围间隙。统计表明，神经周围间隙癌细胞浸润与肝及肝十二指肠韧带结缔组织转移明显相关；血行转移以肺为最常见。

4. 辅助检查

（1）肿瘤标志物：包括 CA19-9、CEA 和 CA125 等。约85%的胆管癌患者 CA19-9 上升。合并原发性硬化性胆管炎（PSC）时，CA19-9 >100 kU/L 诊断胆管癌的敏感性和特异性分别为38% ~89%和50% ~98%，无 PSC 时敏感性为53%。CA19-9 +40 ×CEA >400 对胆管癌的诊断率高达100%，而敏感性和特异性分别为67%和100%；CEA >512 μg/L 时，如果 CA19-9 >180 kU/L，敏感性和特异性均达到100%。此外，CA19-9 >100 kU/L 并且 IL-6 >50 ng/L 时，敏感性和准确率分别达到80%和76%。

（2）超声显像检查：梗阻性黄疸患者的首选检查方法。B 超能显示肝内外胆管扩张情况和肿瘤部位。彩超可显示肿块的血供、淋巴结侵犯及肝动脉、门静脉受侵情况。超声造影可动态显示胆管癌不同时相血供变化，有助于和其他肿瘤鉴别。超声内镜和胆管内超声避开了肠道气体和肥胖因素干扰，清楚显示肿瘤和周围脏器关系，对中下段胆管癌和肝门部胆管癌的浸润深度判别的准确性可分别达到82.8%和85%，还有助于判别区域淋巴结有无转移。在超声引导下还可以做梗阻部位胆汁的脱落细胞检查和直接穿刺病变组织的组织学检查，但前者阳性率只有58%，后者可达74%。

（3）磁共振胰胆管成像（MRCP）：图像不受梗阻部位的限制，是一种无创伤性的胆管显像技术，可以详尽地显示肝内胆管树的全貌、肿瘤阻塞部位和范围、有无肝实质的侵犯或肝转移，是目前肝门部胆管癌理想的影像学检查手段。

（4）CT/MRI：延迟性增强 CT/MRI 被推荐，对于肝内胆管癌和肝外胆管癌，可以显示肿瘤的血供，判断其与周围血管和组织间的关系，评估有无卫星病灶、肝内远处转移、淋巴结累及等，较准确显示胆管扩张、梗阻部位和范围，便于术前可切除性判断。

（5）内镜逆行胆胰管成像（ERCP）：相对于 MRCP，ERCP 是一种相对有创的检查，可以了解整个胆管情况，但目前除了可直接收集胆汁胆管癌脱落细胞外，其他诊断上的作用可基本被 MRCP 替代。ERCP 在胆管癌治疗上的作用更显重要，对有黄疸的晚期肿瘤患者、一般情况差难以耐受手术或者需要行术前减黄患者，ERCP 在通畅胆管引流，延长患者生存，改善生活质量上有着重要价值。

（6）经皮穿刺肝胆道成像（PTC）：是诊断胆管癌的主要传统方法，可清晰地显示肝内外胆管树的形态、分布和阻塞部位。

（7）PET/CT：PET 诊断胆管癌敏感性较高，但较难和炎性病变鉴别，容易出现假阳性结果，但在淋巴结转移、远处转移的识别上具有优势，特异性显著高于 CT（100% vs 59%）。PET/CT 显像技术结合了两者优点，使胆管癌诊断和定位水平显著提高。PET/CT 价钱昂贵，尚未普及。

（8）消化道内镜：对于怀疑病例，可行上下消化道内镜排除原发胃肠道肿瘤的肝转移。

（9）免疫组化：病理免疫组化 CK7 和 CK20 检查有助于肝内胆管癌与肠癌肝转移的鉴别诊断，前者 CK7＋，CK20-和 CDX2-，后者 CK7-和 CK20＋。

5. 临床分期

第 6 版美国癌症联合会（AJCC）分期中，肝内胆管癌分期与肝细胞癌分期相同，未纳入肝内胆管癌本身特有的可作为预后因素的临床病理特征。通过对 598 例肝内胆管癌术后患者资料的分析提出肝内胆管癌第 7 版 AJCC 新分期，见表6-4，该分期按照 TNM 可更好地预测肝内胆管癌患者预后。对于肝外胆管癌，结合胆管侵犯部位、肝脏萎缩程度和门静脉受侵情况，第 7 版 AJCC 分期系统将肝门部胆管癌分期和远端胆管癌分期分开，分别见表6-5 和表6-6。

表6-4 肝内胆管癌 TNM 分期（AJCC 第7版）

分期	T	N	M
0	Tis	N_0	M_0
I	T_1	N_0	M_0
II	T_2	N_0	M_0
III	T_3	N_0	M_0
IVA	T_4	N_0	M_0
	任何 T	N_1	M_0
IVB	任何 T	任何 N	M_1

注：T_X，原发肿瘤不能确定；T_0，无原发肿瘤证据；Tis，原位癌或胆管内肿瘤；T_1，孤立性肿瘤无血管侵犯；T_{2a}，孤立性肿物伴血管侵犯；T_{2b}，多个肿物伴血管侵犯；T_3，累及脏腹膜或直接侵犯局限性累及肝外结构；T_4，侵及胆管周围结构；N_X，区域淋巴结无法确定；N_0，无区域淋巴结转移；N_1，有区域淋巴结转移；M_0，无远处转移；M_1，有远处转移。

表6-5 肝门部胆管癌 TNM 分期（AJCC 第7版）

分期	T	N	M
0	Tis	N_0	M_0
I	T_1	N_0	M_0
II	$T_{2a\sim b}$	N_0	M_0
IIIA	T_3	N_0	M_0
IIIB	$T_{1\sim3}$	N_1	M_0
IVA	T_4	$N_{0\sim1}$	M_0
IVB	任何 T	N_2	M_0
	任何 T	任何 N	M_1

注：T_X，原发肿瘤不能确定；T_0，无原发肿瘤证据；Tis，原位癌或胆管内肿瘤；T_1，肿瘤仅限于胆管内，侵犯肌层；T_{2a}，肿瘤突破管壁；T_{2b}，肿瘤侵犯邻近肝实质；T_3，肿瘤侵犯门静脉或肝动脉的单一分支；T_4，肿瘤侵犯肝动脉主干，或门静脉主干，或门静脉双侧分支，或双侧二级胆管，或一侧二级胆管合并对侧门静脉或肝动脉累及；N_X，区域淋巴结无法确定；N_0，无区域淋巴结转移；N_1，有区域淋巴结转移；N_2，转移到腹主动脉旁、腔静脉旁、肠系膜上动脉旁、髂血管旁等处淋巴结；M_0，无远处转移；M_1，有远处转移。

表 6-6　远端胆管癌 TNM 分期（AJCC 第 7 版）

分期	T	N	M
0	Tis	N_0	M_0
ⅠA	T_1	N_0	M_0
ⅠB	T_2	N_0	M_0
ⅡA	T_3	N_0	M_0
ⅡB	T_1	N_1	M_0
	T_2	N_1	M_0
	T_3	N_1	M_0
Ⅲ	T_4	任何 N	M_0
Ⅳ	任何 T	任何 N	M_1

注：T_X，原发肿瘤不能确定；T_0，无原发肿瘤证据；Tis，原位癌或胆管内肿瘤；T_1，肿瘤仅限于胆管内；T_2，肿瘤突破管壁侵犯；T_3，肿瘤侵犯胆囊、胰腺、十二指肠或其他邻近器官，但未累及腹主动脉和肠系膜上动脉；T_4，肿瘤累及腹主动脉和肠系膜上动脉；N_X，区域淋巴结无法确定；N_0，无区域淋巴结转移；N_1，有区域淋巴结转移；M_0，无远处转移；M_1，有远处转移。

（二）胆囊癌

胆囊癌是胆管系统最常见的恶性肿瘤，发病率居消化道恶性肿瘤的第 5 位，恶性程度高，预后非常差，5 年存活率不到 10%，总体中位生存时间为 8～10 个月。男女之比为 1：3，发病年龄随年龄的增加而增加，多数在 40 岁以上，70 岁左右达到高峰。起病隐匿，临床症状无特异性，大部分病人发现胆囊癌时已是典型进展期。

1. 发病因素

与胆囊癌发生密切相关的高危因素有：胆石症、胆囊息肉（直径大于 1 cm 的息肉或单发息肉或广基无蒂息肉容易恶变）、胰胆管汇合异常、肥胖、吸烟、糖尿病、内外源性雌激素、性别（女性，尤其是多产妇女）、节段性胆囊腺肌症、慢性炎症性肠病、结肠息肉、米里齐综合征、伤寒菌携带者、职业因素（从事炼油、化工、造纸、制鞋、纺织等）、胆囊造瘘术后、胆囊癌家族史、细菌感染（如沙门菌、伤寒和副伤寒杆菌以及螺旋杆菌等，可能与细菌感染诱导胆汁酸降解有关）、饮食习惯、手术治疗消化性溃疡与胆囊癌有关、年龄（＞60 岁的人群）等。临床上见到以上高危因素患者时，应该注意对胆囊癌的筛查，对合并有胆囊癌高危因素的患者应行胆囊切除，以提高对胆囊癌的早期诊断率。

胆石症是胆囊癌最主要的危险因素，95% 以上的胆囊癌患者合并有胆囊结石，相对危险度是普通人的 8.3 倍。胆石症发生胆囊癌的高危因素包括：①年龄＞60 岁，尤其女性；②胆石症病史 10 年以上；③结石直径＞2.0 cm 或多发结石，充满型结石者；④胆囊颈部结石嵌顿或米里齐综合征者；⑤B 超提示胆囊壁有局限性增厚；⑥胆囊结石疼痛由间断性转变为持续性；⑦合并胆囊息肉样病变；⑧胆囊无功能、瓷性胆囊；⑨萎缩性胆囊炎或胆囊壁钙化。

2. 病理特征

病理学检查是确诊胆囊癌最重要的依据。胆囊癌大体形态分为浸润型和结节型，多发生在胆囊颈部。绝大多数是腺癌（包括 NOS 腺癌、乳头状腺癌、黏液腺癌、未分化腺癌、管状腺癌、印戒细胞癌），其他较少见的病理亚型有乳头状腺癌、黏液癌、鳞癌和腺鳞癌等。

3. 临床表现

早期胆囊癌没有特异性的临床表现，常与胆囊结石、胆囊炎症状相似，表现为右上腹隐痛不适、食欲不振、恶心等；晚期患者因胆管侵犯或肝十二指肠韧带的转移可出现黄疸、乏力和消瘦等全身症状。出现腹痛、黄疸、腹部肿块等明显临床症状时大多已经属于中晚期，根治性切除率低，术后生存期短。

原发性胆囊癌有沿淋巴管、血管、神经鞘和经胆管、腹膜或直接浸润 6 种转移途径，较早就可出现转移。

4. 辅助检查

（1）实验室检查：迄今尚未发现对胆囊癌有特异性的肿瘤标志物。研究表明 CEA、CA19 - 9、

CA50、CA125、DR-70 等可作为胆囊癌早期诊断的辅助指标。合并肝门部胆管侵犯、梗阻性黄疸时，CA19-9 诊断特异性低，胆管引流减黄后 CA19-9 仍维持较高水平提示胆囊癌可能。最近研究表明 CA242 在胆囊癌特异性的肿瘤标志物中诊断价值较高，诊断灵敏度为 84%，明显优于 CEA、CA19-9、CA-125。

（2）超声：目前临床诊断和筛查胆管疾病首选影像学方法。B 超对胆囊隆起样病变的动态观察具有独特的优越性；彩色多普勒超声可以了解肿块血供、门静脉及肝动脉有无受侵犯等；超声内镜（EUS）可以评估胆囊癌浸润范围，对临床分期有指导意义；超声造影对良恶性胆囊病变的诊断率可达 70% ~ 90%。

（3）CT 和 MRI：作为胆囊癌影像学诊断和分期的重要手段，可了解肿瘤位置、大小、单发或多发、是否合并胆管扩张和血管侵犯，以及有无腹腔淋巴结及远隔器官转移等，对于胆囊癌的定性优于 B 超，对胆囊癌确诊率高于 B 超，但在发现胆囊癌的小隆起病变方面不如 B 超敏感。

多层螺旋 CT 对胆囊内直径小于 1 cm 的良、恶性息肉的鉴别具有较高的价值，其诊断敏感度及特异度分别为 88% 和 87%。

磁共振血管成像（MRA）也用于胆囊癌的诊断，MRI 与 MRA 联合可以显示血管浸润（敏感度 100%，特异度 87%）、胆管浸润（敏感度 100%，特异度 89%）、肝脏浸润（敏感度 67%，特异度 89%）、淋巴结转移（敏感度 56%，特异度 89%）；MRCP 在胆胰管梗阻时有很高的诊断价值，特别是可以显示胆胰管合流异常，早期发现胆囊癌高危因素。

（4）PET/CT：有助于胆囊癌的诊断，尤其是对在诊断不明确的病变、假定良性病变胆囊切除术后胆囊床的残余病灶、常规未发现的远处转移病灶有很大价值，但尚未普及。

（5）ERCP：不作为胆囊癌诊断的首选，伴有胆管梗阻时作用较大。内镜可以观察病灶并取材活检，为有创检查，技术要求高，很难普及。

（6）经十二指肠乳头胆囊穿刺活检：据报道成功率可达 88.9%，胆囊癌诊断准确率可达 100%，但实际上此操作复杂，难度较大，在实际临床工作中较难推广。

（7）腹腔镜检查：术中检查随着现代外科技术的不断进步，特别是腹腔镜的广泛运用和胆囊切除术的广泛开展，越来越多的胆囊癌在手术中被意外发现。对于术中切除的胆囊应触摸其有无局限性增厚、硬结和肿块，并常规剖开检查，对可疑病灶应行冰冻切片检查，以期术中能早期发现胆囊癌。

5. 临床分期

胆囊癌有多个分期系统，常用的有 Nevin 分期、日本胆管外科协会（JBSS）分期及 TNM 分期，各分期系统各具特色和优缺点。TNM 分期由 AJCC 和 UICC 联合发布（表6-7），主要根据肿瘤侵犯胆囊壁的深度（T）、淋巴结转移的远近（N）及远处转移（M）分为 4 期，是目前占绝对主导地位的分期方法，既反映了人们对胆囊癌治疗观点和态度的变迁，更重要的是反映了目前人们对胆囊癌生物学行为等科学问题认识的加深。

表6-7 胆囊癌 TNM 分期（AJCC 第7版）

分期	T	N	M
0	Tis	N_0	M_0
I A	T_1	N_0	M_0
I B	T_2	N_0	M_0
II	T_3	N_0	M_0
III A	T_3	N_0	M_0
III B	$T_{1\sim3}$	N_1	M_0
IV A	T_4	$N_{0\sim1}$	M_0
IV B	任何 T	N_2	M_0
	任何 T	任何 N	M_1

注：T_X，为原发肿瘤无法判断；T_0，为无原发肿瘤证据；Tis，为原位癌；T_1，为肿瘤侵犯固有层或肌层；T_{1a}，为肿瘤侵犯固有层；T_{1b}，为肿瘤侵犯肌层；T_2，为肿瘤侵犯肌层周围结缔组织，尚未侵及浆膜或肝脏；T_3，为肿瘤侵透浆膜和（或）直接侵犯肝脏和

（或）一个邻近器官或组织；T_4，为肿瘤直接侵犯门静脉或肝动脉主干或侵犯 2 个或更多的肝外器官或组织。N_X，为区域淋巴结转移无法评估；N_0，为无区域淋巴结转移；N_1，为胆囊管、胆总管、肝动脉和（或）门静脉淋巴结转移；N_2，为腹主动脉、下腔静脉、肠系膜上动脉和（或）腹腔干旁淋巴结转移。M_X，为远处转移无法评估；M_0，为无远处转移；M_1，为有远处转移。

二、治疗

（一）外科治疗

1. 胆囊癌的外科治疗

对于 TNM 分期为 Tis、T_{1a} 期的胆囊癌，行单纯胆囊手术切除即可达到根治性切除目的，切缘阴性的治愈率高达 85%～100%。对于 T_{1b} 期胆囊癌，由于侵犯肌层后易发生早期淋巴结转移，单纯胆囊切除的 5 年生存率仅有 50%，建议扩大手术切除范围或行根治性切除。T_2 期侵及肌层周围结缔组织，单纯胆囊切除不能确保能够获得 R_0 切除，需要行包括肝脏和肝十二指肠淋巴结清扫在内的整块切除，术后的 5 年生存率可提高到 80%。T_3 期患者的手术至少要包括肝脏和区域淋巴结清扫在内的整块切除，如果胆囊癌侵犯了肝脏和主要的血管，还需要行大部肝切除；如果侵犯了胆管，还需要行肝外胆管的切除和重建，如果直接侵犯到了邻近的脏器（十二指肠、胃或结肠），也应将其整块切除，术后 5 年生存率可达 30%～50%。T_4 期胆囊癌几乎不能根治性切除，要考虑姑息治疗。但对于门静脉侵犯可以切除并重建，或多个邻近器官侵犯可整块切除的患者应争取根治性切除。

意外胆囊癌常见于腹腔镜胆囊切除术后，更多见于胆囊炎病史较长、胆囊壁增厚以及较大的结石及胆囊息肉的患者。部分患者由于术中胆囊的破损，术后可能出现腹腔及穿刺针道的肿瘤种植转移，处理起来相当困难，预后差。因此，胆囊切除术前检查应尽可能齐备，对于胆囊癌高危倾向的患者，尽可能不要进行腹腔镜胆囊切除。

2. 胆管癌的外科治疗

肝内胆管癌手术方式与原发性肝细胞癌类似，肝内胆管癌往往不伴肝硬化，肝脏储备功能良好，故积极手术尤为重要，应争取无瘤边缘，是获得长期生存的最重要因素。肝内胆管癌淋巴转移现象常见，而淋巴转移与手术效果及患者预后密切相关，故在淋巴清扫方面肝内胆管癌与原发性肝细胞癌又有明显的区别，肝内胆管癌强调淋巴清扫，以提高手术治疗的效果。

肝门部胆管癌由于肝门局部解剖复杂，肿瘤发现时多已侵犯肝门部重要结构，故手术切除率低，而能获得根治性手术切除者更少。但无论如何，即使是姑息性切除，其改善患者生活质量的作用也远优于经皮穿刺置管引流或内支架置管。因此，对肝门部胆管癌应采取积极的手术态度。对临床较有指导意义的是改良 Bismuth-Corlette 临床分型，对Ⅰ型肿瘤可采取局部切除，Ⅱ型行局部切除加尾叶切除，Ⅲ型行局部切除附加尾叶和右半肝（ⅢA）或左半肝（ⅢB）切除，Ⅳ型行全肝切除及肝移植术。肝门部胆管癌一旦侵犯周围组织，淋巴结转移发生率可达 48%，主要是肝十二指肠韧带内沿肝动脉至胰上缘的淋巴结，胆管癌切除时应该行肝十二指肠韧带内淋巴结清扫。肝门部胆管癌常出现门静脉等重要血管的侵犯，选择合适的病例联合门静脉或肝动脉血管切除重建是提高肝门部胆管癌手术切除率改善患者预后的重要方法之一。

远端胆管癌一般需行胰十二指肠切除术（Whipple 手术），手术死亡率一般低于 10%，5 年生存率可达 15%～20%。Whipple 手术是治疗远端胆管癌、壶腹部癌和胰头癌的经典手术，切除的范围包括胰头部、胃幽门窦部、十二指肠全部和胆总管下段加行区域淋巴清扫，同时对胆总管、胰管和胃分别与空肠吻合重建消化道。

3. 肝移植

晚期胆囊癌、肝内胆管癌患者的肝脏移植效果较差，术后极易复发。目前肝移植多应用于肝门部胆管癌。Robel 等报道，36 例肝门部胆管癌患者肝移植术后 1、3、5 年生存率分别达 82%、53% 和 32%。Rea 等回顾性分析肝门部胆管癌的新辅助治疗效果，入组 125 例患者，包括Ⅰ期、Ⅱ期胆管癌及不能手术的晚期胆管癌，分析显示放疗序贯化疗之后行肝移植者，其 1、3、5 年生存率分别为 92%、82% 和

82%，显著高于单纯手术切除者的 82%、48% 和 21%（$P = 0.022$），提示选择合适的受体，新辅助治疗后行肝移植，可改善肝门部胆管癌患者的预后。但由于病例数及相关文献较少，肝移植供体缺乏，治疗费用高等，肝移植在胆管恶性肿瘤治疗中的应用进展缓慢。国内外尚无胆囊癌患者行肝脏移植手术的大宗病例报道。

4. 胆管引流术

治疗的主要目的是缓解症状。若术前分期不准确，或术中探查发现有肿瘤远处转移、侵犯主要血管而无法根治切除等原因，不能达到根治性切除目的，在不增加手术创伤和风险大前提下，应尽量行胆管内引流或外引流，改善肝功能，以提高患者生活质量。若术前已明确无手术指征且黄疸较严重时，应行内镜逆行胆胰管成像（ERCP）、内支架置管甚至经皮穿刺肝胆道引流（PTCD），在改善肝功能的基础上，联合放疗、化疗等可能延长患者的生存期。ERCP 相对于手术内引流具有创伤小、恢复快、患者容易接受等优势，因此，对于不能行手术根治的胆管癌且需要减黄患者具有重要价值。对部分因胆管梗阻段较长等原因所致的 ERCP 失败者，行 PTCD 外引流同样具有改善患者预后的重要意义。

（二）辅助/新辅助治疗

胆管恶性肿瘤患者术后复发率和转移率高，术后辅助治疗十分必要。目前针对胆管系统恶性肿瘤的术后辅助治疗研究开展较少，且大多为小样本回顾性研究，入组患者包括胆管癌、胆囊癌，甚至胰腺癌等，证据级别较低。

R_0 切除后是否需要辅助性治疗，需根据肿瘤 TNM 分期个体化制订，对进展期肿瘤患者酌情行化疗。迄今尚无标准的辅助化疗方案值得推荐，是单药还是联合有待进一步研究，借鉴晚期患者的化疗，辅助化疗推荐以氟尿嘧啶为基础或吉西他滨为基础的方案。对于边缘阳性或区域淋巴结阳性的肝外胆管癌患者，可行放疗，推荐考虑氟尿嘧啶同期放化疗后加氟尿嘧啶或吉西他滨辅助化疗。靶向药物的治疗价值尚待进一步研究证实。

（三）光动力治疗

目前越来越多的研究表明，光动力治疗（PDT）可作为胆管癌的一种有前景的姑息性治疗方法。PDT 主要包括光敏剂、光源和氧三大要素。光敏剂能被恶性肿瘤组织选择性摄取和潴留，在特定波长光波的照射下，通过氧的参与，发生光敏化作用，从而达到局部杀伤肿瘤组织的目的。PDT 的抗肿瘤效应主要发生在两个层面：直接杀伤肿瘤细胞和损伤血管以减少组织血流，抗肿瘤机制主要包括介导的细胞毒反应机制、抗血管效应及抗肿瘤免疫反应。PDT 的不良反应较少，主要的不良反应为皮肤光敏反应，如红斑、肿胀和灼烧感，少数较严重的不良反应如水疱、皮肤退色和易脆性增加、头发过速生长等，也有便秘、咳嗽、注射部位疼痛或肿胀、性格改变、发热、心动过速、贫血、恶心及眩晕等不良反应的报道，但均非常少见。

PDT 在不可切除的胆管癌的姑息治疗中发挥了重要的作用。研究显示，PDT 联合胆汁引流及化学治疗对不可切除胆管癌有明显效果，且病死率降低，患者生存率和生活质量也有明显提高。6 项回顾性研究将胆汁引流联合 PDT 与单独胆汁引流进行了比较，其中 5 项实施了内镜下治疗，4 项结果显示 PDT 治疗后患者生存时间明显延长。在一项 PDT 联合金属支架置入的研究中，尽管生存时间延长，但差异无统计学意义，考虑可能与对照组随访不完善、PDT 后引流不畅等原因相关。

（四）化疗

胆管恶性肿瘤通常被认为对化疗不敏感，但姑息化疗已被多项研究证实可改善部分晚期胆管恶性肿瘤患者的生活质量和延长生存。氟尿嘧啶类药物（包括 5-FU、卡培他滨和替吉奥）、吉西他滨、顺铂是目前临床上胆管恶性肿瘤的常用药物，丝裂霉素、阿霉素和伊立替康等在胆管恶性肿瘤化疗中显示了一定活性，上述单药化疗客观有效率为 8%～30%，中位 OS 为 6～11 个月，联合化疗的有效率为 20%～40%，中位生存期为 6～13 个月。

现有证据支持对于晚期胆管癌患者推荐吉西他滨为基础或氟尿嘧啶为基础的两药联合化疗方案。常用化疗方案包括：吉西他滨 + 顺铂，吉西他滨 + 卡铂，吉西他滨 + 奥沙利铂，培他滨 + 奥沙利铂，卡培他滨＋顺铂，5-FU＋顺铂等。表6-8和表6-9分别汇总了以氟尿嘧类药物和以吉西他滨类药物为基础的联合化疗方案治疗恶性胆管肿瘤的Ⅱ期临床研究结果，总的说来，各方案耐受性可，因为每个临床研究的选择偏倚及较小的样本量，很难对比疗效，也就难以明确何为最佳方案。

表6-8　以氟尿嘧啶类药物为基础的联合方案

化疗方案	例数	有效率（%）	中位OS（月）
5-FU + MMC + LV	25	26	6
5-FU + MMC + ADM	14	31	—
5-FU + DDP	42	42.9	7.5
5-FU + DDP + EPI	30	40	13.2
5-FU + LV + DDP	29	34	9.5
5-FU + LV + DDP	28	19	8
5-FU + LV + CDCBA	14	21.4	5
5-FU + IFN	32	34	12
5-FU + DDP + Doxo + IFN	41	21	14
CAP + DDP	38	21.4	9.1
CAP + DDP	32	40.6	12.4
CAP + DDP + EPI	43	40	8
CAP + MMC	26	1	9.2
CAP + GEM	45	31	14
CAP + GEM	44	32	14
CAP + OXA	47	27	12.8
S-1 + GEM	35	34.3	11.6
S-1 + GEM	25	30.4	12.7
S-1 + DDP	51	30	8.6
S-1 + OXA	49	24.5	8.6

注：5-FU，5-氟尿嘧啶；MMC，丝裂霉素；LV，亚叶酸钙；DDP，顺铂；EPI，表阿霉素；ADM，阿霉素；CDCBP，卡铂；CAP，卡培他滨；GEM，吉西他滨；OXA，奥沙利铂；S-1，替吉奥。

表6-9　以吉西他滨为基础的联合方案

化疗方案	例数	有效率（%）	中位OS（月）
GEM + DDP	30	36.6	5
GEM + DDP	40	27.5	9
GEM + DDP	29	34.5	11
GEM + DDP	38	32	8
GEM + DDP	30	21	9.7
GEM + DDP	204	26.1	11.7
GEM + DDP	40	19.5	11.2
GEM + CDCBA	20	36.7	—
GEM + CDCBA	48	31	10.6
GEM + OXA	31	26	11
GEM + OXA	67	14.9	8.8
GEM + OXA	40	15	8.5
GEM + OXA	53	18.9	8.3

续表

化疗方案	例数	有效率（%）	中位 OS（月）
EM + OXA	26	30.8	9.5
GEM + OXA + 5-Fu	72	19	10
GEM + 5-FU + LV	42	9.5	9.7
EM + 5-FU	27	33	5.3
GEM + MM	25	20	6.7
GEM + DCT	43	9.3	11

注：GEM，吉西他滨；DDP，顺铂；CDCBP，卡铂；OXA，奥沙利铂；5-FU，5-氟尿嘧啶；LV，亚叶酸钙；MMC，丝裂霉素；DCT，泰素帝。

（五）分子靶向治疗

关于胆管恶性肿瘤靶向治疗的临床研究，多为Ⅰ期或Ⅱ期研究，Ⅲ期研究极少。有研究已初步探讨了厄罗替尼、西妥昔单抗、贝伐单抗和索拉非尼等的潜在治疗地位，结果显示有一定的客观缓解率，但生存益处有待观察。

1. 针对 EGFR 通路

一项关于胆管癌 EGFR 等蛋白表达的大样本队列研究（1991~2004 年）共纳入 236 例，其中 IHCC 106 例，EHCC 包括肝门胆管癌在内 130 例。结果提示 IHCC 患者的 EGFR、VEGF 与 HER-2 蛋白过表达率分别为 27.4%、53.8% 和 0.9%，EHCC 患者分别为 19.2%、59.2% 和 8.5%，多因素分析显示 EGFR 是胆管癌的强烈预后指标。

2. 针对 VEGF 通路

一项贝伐单抗联合 GEMOX 方案治疗未切除或转移胆管癌Ⅱ期临床研究结果提示，25 例胆管癌和 10 例胆囊癌患者中，14 例患者获得 PR，10 例（34%）SD，中位 OS 和 TTP 分别为 12.7 个月和 7.0 个月，6 个月的 PFS 达 63%，不良反应可控。

3. 其他靶向治疗

研究发现胆管癌细胞 *c-kit* 和 PDGF 的表达率分别为 50% 和 75%，为伊马替尼治疗胆管恶性肿瘤提高治疗基础。2009 年 Sprenger 等在 ASCO 会议报道一项伊马替尼联合 5-FU/CF 治疗无法切除或转移胆管癌患者的多中心Ⅱ期研究结果，41 例患者入组（胆囊癌 19 例和胆管癌 22 例），26 例可评价疗效患者中，1 例 CR，1 例 PR，13 例 SD。

（王新安）

第三节 胰腺癌

胰腺癌是常见的消化道肿瘤，治疗效果差，1 年生存率约为 23%，5 年生存率不到 5%。导致胰腺癌高病死率的原因可以归结为：①难以早期发现，多数患者确诊时已处于进展期，只有不到 25% 可行根治性切除；②易发生转移，肿瘤 <2 cm 时便可发生淋巴和血行转移。胰腺癌的另一特点是取材和诊断困难，指南中明文指出可在没有病理诊断的情况下谨慎进行抗肿瘤治疗，这在实体恶性肿瘤中并不多见。

一、临床分期

胰腺癌的 TNM 分期仅适用于胰腺外分泌肿瘤，对内分泌源性肿瘤（后者常起源于胰岛）和类癌并不适合。最新的第 7 版分期系统与上一版相比变化不大，且 pTNM 分期和 cTNM 分期标准一致，区域淋巴结根据胰腺癌部位而定（表 6-10、表 6-11）。

表 6-10　胰腺癌 TNM 分期（AJCC 第 7 版 2010 年）

分期	T	N	M	T、N、M 简明定义
Ⅰ A	T_1	N_0	M_0	T_1：肿瘤局限于胰腺内，最大直径≤2 cm
Ⅰ B	T_2	N_0	M_0	T_2：肿瘤局限于胰腺内，最大直径＞2 cm
Ⅱ A	T_3	N_0	M_0	T_3：肿瘤侵犯至胰腺外，但未累及腹腔干或肠系膜上动脉
Ⅱ B	$T_{1\sim3}$	N_1	M_0	T_4：肿瘤侵及腹腔干或肠系膜上动脉（原发肿瘤不可切除）
Ⅲ	T_4	任何 N	M_0	N_1：区域淋巴结转移
Ⅳ	任何 T	任何 N	M_1	

注：剖腹手术或腹腔镜手术中腹腔冲洗液的细胞学阳性，相当于 M_1。

表 6-11　胰腺癌的区域淋巴结

部位	区域淋巴结
胰头癌	6、8、9、11、12、13、14、17、18 组
胰体尾癌	8、10、11、12a1、12a2、12b1、12b2、13、14、17、18 组

注：6. 幽门下淋巴结；8. 肝固有动脉周围淋巴结；9. 腹腔干周围淋巴结；10. 脾门淋巴结；11. 脾动脉周围淋巴结；12. 肝十二指肠韧带中淋巴结（12a1-肝动脉上半部分，12a2-肝动脉下半部分，12b1-胆管上端，12b2-胆管下端，12p1-门静脉后上，12p2-门静脉后下）；13. 胰十二指肠后淋巴结；14. 肠系膜上动脉周围淋巴结；17. 胰十二指肠前淋巴结；18. 胰体尾下缘淋巴结。

和所有的肿瘤一样，胰腺癌的检查应能满足定位、定性、分期和了解全身功能状况及有无重要并发症、合并症的需要。

二、治疗

（一）治疗原则

手术仍是胰腺癌唯一的根治性疗法，然而，超过 75% 的患者因病期较晚而失去手术机会。放疗、化疗及新靶点药物治疗需根据患者身体状况、年龄、肿瘤部位、侵及范围、黄疸以及肝肾功能水平等综合考虑。

可切除的Ⅰ、Ⅱ期患者应该及时接受手术，之后进行辅助治疗。肿瘤可切除的判定标准：①无远处转移；②腹腔干、肝动脉和肠系膜上动脉（SMA）周围的脂肪间隙清晰；③没有肠系膜上静脉（SMV）和门静脉被肿瘤组织围绕、变形、瘤栓形成或无静脉被肿瘤组织包绕的影像学证据。术后辅助治疗建议吉西他滨或 5-氟尿嘧啶/亚叶酸钙或卡培他滨为基础的单纯化疗，或基于氟尿嘧啶类药物或吉西他滨的化放疗。

潜在可切除的患者先予新辅助治疗，对于血管受累有限的所谓临界可切除的肿瘤患者特别有意义。潜在可切除的判定标准：①没有远处转移；②SMV 或门静脉受累，提示肿瘤组织包绕血管，侵及管壁并伴管腔狭窄；肿瘤组织包裹 SMV/门静脉但未包裹周围动脉；或者由于肿瘤组织包裹或癌栓导致小段静脉闭塞，但在受累静脉的近侧和远侧有合适的血管可进行安全切除及重建；③胃十二指肠动脉至肝动脉有小段动脉被肿瘤组织包裹，或肝动脉直接被包裹，但尚未侵及腹腔干；④以血管本身圆周为界，肿瘤围绕 SMA 未超过 180°。新辅助治疗后如果仍然无法切除，没有病理的患者建议活检并重新分期，然后参照相应分期的胰腺癌治疗。

胰腺癌根治术后复发率约为 50%，怀疑术后复发者，建议活检证实和全面检查。若仅为局部复发，对于先前未进行过化放疗的患者，可以考虑化放疗；NCCN 指南不推荐再次手术，因为其并不能改善生存率；但也有研究认为术后复发时间间隔≥9 个月、年龄≤65 岁、CA19-9 ＜100 IU/mL 的患者有可能从再次手术中获益，中位生存期约为 11.2 个月。如果出现远处转移，无论是否伴有局部复发，治疗决策应考虑从辅助治疗结束到发现远处转移的时间间隔。在初始治疗完成 6 个月后，可以选择和先前一样的全身治疗方案，当然也可以更换化疗方案；若在初始治疗完成 6 个月以内，建议更换化疗方案。

局部晚期无法切除的Ⅲ期胰腺癌，治疗有赖于化疗±放疗，同步放化疗较单纯放疗或化疗能够延长生存。接受放化疗后显著缓解的患者，尽管目前缺少确切的证据支持，NCCN指南仍推荐可考虑手术切除肿瘤。局部无法切除的判定标准：①肿瘤位于胰头，肿瘤围绕SMA>180°，或侵犯腹腔干（任何度数）；SMV/门静脉闭塞且无法重建；肿瘤侵犯和围绕腹主动脉；②肿瘤位于胰体，肿瘤围绕SMA或腹腔干>180°；SMV/门静脉闭塞且无法重建；肿瘤侵犯腹主动脉；③肿瘤位于胰尾，肿瘤围绕SMA或腹腔干>180°；④淋巴结状态，淋巴结转移范围超出手术所能切除范围视作不可切除。

已发生远处转移的胰腺癌中位生存时间只有5~8个月，主要治疗是化疗及姑息治疗。除非用于姑息目的，联合放化疗不大使用。最有效的单药化疗有效率为5%~20%，但对患者的2年生存率影响很小。

（二）综合治疗

根治性手术切除指征：①年龄<75岁，全身状况良好；②临床分期为Ⅰ~Ⅱ期的胰腺癌；③无腹水；④术中探查癌肿局限于胰腺内，未侵犯门静脉和肠系膜上静脉等重要血管；⑤无远处播散和转移。

常用手术方式有：①Whipple术，胰头肿瘤最常采用；②胰腺末端切除术和脾切除术，胰体尾部肿瘤常采用；③局限或扩大胰腺切除术；④全胰切除术，肿瘤较大，范围包括胰头、颈、体时采用此术式。胰腺的切缘要>3 cm，为保证足够的切缘可于手术中对切缘行冰冻病理检查。标准的淋巴结切除术包括十二指肠和胰腺、肝十二指肠韧带的右侧、肠系膜上动脉的右侧以及胰十二指肠前方和后方的淋巴结。

胰腺癌的腹主动脉旁淋巴结转移率与肿瘤的大小没有相关性，即使很小的肿瘤也可以有腹主动脉旁淋巴结的转移，倘若不清扫主动脉、腔静脉三角区的淋巴结，胰腺癌在术后复发的概率甚高。

2011年卫健委胰腺癌诊疗规范中规定理想的组织学检查应包括至少10枚淋巴结。Slidell分析美国监测、流行病学与最终结果数据库1988~2003年里4 005例胰腺癌患者的资料，比较淋巴结清扫数目及阳性淋巴结占总淋巴结数目的比例与预后的相关性，所有患者特别是N_0患者，清扫12个淋巴结以上者预后显著好于淋巴结不足12个者，未有淋巴结检出的患者预后最差；对于N_1患者，阳性淋巴结与总淋巴结数目的比例与预后存在显著负相关性。

34%有神经侵犯的胰腺癌患者并无淋巴结转移，很多所谓根治术后复发的主要原因是受侵的胰周神经丛及腹膜后组织切缘残留，所以扩大淋巴结切除术不仅要切除标准手术中所涉及的淋巴结，还包括右侧的从右肾门至腹主动脉左侧的后腹膜软组织，以及左侧的从门静脉至肠系膜下动脉起始部位之间的软组织。

腹腔镜主要用于胰腺癌的探查和分期、胰腺远端切除术和局部切除术。

对术前判断不可切除的胰腺癌患者，如同时伴有黄疸、消化道梗阻，在全身条件允许的情况下可行姑息性手术，行胆肠、胃肠吻合，胆囊造瘘，安放支架等。

（三）内科治疗

放疗在胰腺癌的治疗中占有重要地位，术中放疗常单独进行，姑息性放疗可酌情同步化放疗或单纯放疗。患者若存在胆管梗阻，可酌情行临时性或永久性支架置入。

术前放疗用于潜在可切除或局部晚期不能切除的胰腺癌，放疗期间出现远处转移者，可避免不必要的手术。术前放疗常与化疗同时进行，也可先行2~4周期诱导化疗。推荐CT模拟加三维适形放疗计划，治疗体积应包括原发肿瘤和区域淋巴结所在部位，放疗剂量：45~54 Gy，每次1.8~2.5 Gy；或36 Gy，每次2.4 Gy。治疗后如能手术，最好在放疗结束后4~8周进行，以免放疗后纤维化增加手术难度。

术中放疗主要用于肿瘤残存、切缘不净或淋巴结残存等，或是不可切除胰腺癌探查术后。优点：①直接在需要照射的部位进行照射；②可以降低局部复发率，延长复发时间；③对周围正常组织和器官保护好。Reni等报道的127例患者中，Ⅰ~Ⅱ期患者相对于单纯手术，手术联合术中放疗可以显著降低局部复发率、延长术后至局部复发时间、提高5年生存率；Ⅲ~Ⅳ期患者，如果术中放疗的射线能量高于 9MeV，可以明显降低局部复发率，但对总生存的获益不大。术中放疗的剂量缺少统一意见，美国 MD 安德森肿瘤中心建议根据肿瘤情况给予不同剂量：①根治性切除（切缘阴性），剂量 10 Gy；②切缘阳性，或肿瘤未切除但十二指肠部分在照射野内，剂量 15 Gy；③肿瘤大体切除，或肿瘤未切除但十二指肠全部在照射野外，剂量 20 Gy；④十二指肠全部在照射野内，剂量 12.5 Gy。

根治性切除术后的辅助治疗尚有不同意见。美国基于胃肠肿瘤研究组、肿瘤放疗协作组 97-04 等研究建议术后辅助化放疗，而欧洲基于欧洲胰腺癌研究组的临床试验 1、ESPAC-3 等结果建议仅予以辅助化疗。不过，切缘阳性、病灶离切缘过近、肿瘤侵犯邻近器官、区域淋巴结转移等高危因素以及胰头癌，术后化放疗没有太多的争论。RTOG 临床试验 97-04 显示，在肿瘤位于胰头的患者中，使用吉西他滨或连续滴注 5-氟尿嘧啶并联合放疗，有延长总生存期的趋势，虽然其增幅并不显著。这些结果与加入了放疗的大规模、单中心系列研究的结果相似。放疗靶区范围：临床靶区包括瘤床、吻合处以及邻近淋巴结区域，特别强调要包括腹腔干及其周围 2 cm。CTV 外放 0.5～2 cm 为计划靶区。放疗剂量 95% PTV DT 45～46 Gy/1.8～2 Gy，瘤床和吻合口再推量 5～9 Gy，但要注意小肠的剂量。

局部晚期不可手术切除胰腺癌，若患者一般情况允许，给予同步化放疗，其后应通过详细的影像学检查再次分期，有 R0 切除可能性时可考虑手术。对于预期同步放化疗后可能也难以切除（如肿瘤完全包裹 SMA 或腹腔干动脉）或存在可疑的远处转移灶的患者，可以先给予 2～6 周期的化疗，再行同步放化疗。肿瘤靶区（gross target volume，GTV）：肿瘤、阳性淋巴结（短径 >1 cm，或 PET/CT 检查 FDG 高代谢区），GTV 外放 0.5～1.5 cm 为 CTV，CTV 外放 0.5～2 cm 为 PTV，根据肿瘤范围相应外放即可，如靶区未包括全胰腺则可不做全胰腺放疗；不做区域淋巴结的预防照射。放疗剂量 95% PTV DT45～54 Gy/1.8～2.5 Gy（若临床需要，也可高于 54 Gy）或 36 Gy/2.4 Gy。

晚期胰腺癌因肿瘤压迫所致梗阻、严重疼痛，或高龄、基础病多等，可酌情同步放化疗或单纯放疗。放疗剂量 30～36 Gy，每次 2.4～3.0 Gy。

术前、术后或姑息性放疗均可联合化疗，但可供选择的方案不多，文献报道的基本方案是氟尿嘧啶类药物或吉西他滨。

（程宏敏）

第七章

结直肠癌

第一节 病因与预防

随着社会经济发展、居民生活方式转变以及人口老龄化的加剧，我国的结直肠癌发病和死亡病例数呈现明显增长趋势。GLOBOCAN-2018 资料显示，我国结直肠癌世标发病率为 23.7/10 万，居世界第 54 位，世标病死率为 10.9/10 万，居世界第 39 位。

基于人群的癌症生存分析研究提示，全球范围内结直肠癌患者的生存率在不同国家和地区有很大的变化，且近几年结直肠癌患者的生存率持续升高，不同年龄组患者的生存率差异较大。

CONCORD 研究是 IARC 委托伦敦大学热带与卫生医学院负责对全球范围的癌症患者生存数据进行跟踪监测和分析的研究。CONCORD-2 研究收集了来自全球 67 个国家 279 个肿瘤登记处基于全人群的癌症生存数据。CONCORD-2 研究结果显示，美国、加拿大等发达国家的结直肠癌患者 5 年年龄标准化净生存率相对较高，而我国的结直肠癌患者 5 年年龄标准化净生存率相对较低，但是近几年持续升高。

一、发病因素

结直肠癌与大多数肿瘤的发病原因类似，是环境因素与遗传因素长期交互作用的结果。环境因素是个体所在的地域环境、饮食、环境污染物、药物接触、病原微生物、社会心理等体外暴露与作用因素的集合。非外界或非外来的个体因素在肿瘤的发病中也起到一定的作用。遗传因素是个体因素中重要的部分，它决定了个体的生物性状。除遗传因素外，个体因素还包括年龄、性别、免疫状态、内分泌状态、营养状况和社会心理应激经历与状态等，也包括个体的运动情况、疾病情况等。目前已知，遗传因素改变导致的肿瘤占总肿瘤发病率的 5%～10%，而环境因素导致的肿瘤发病率占 90%～95%，其中饮食因素导致的肿瘤发病占 30%～35%。在结直肠癌中，与遗传相关的发病率约占结直肠癌总发病率的 20%。

（一）遗传因素

研究显示，家族遗传因素引发的结直肠癌约占结直肠癌发病总数的 6%。结直肠癌相关的家族遗传病主要有家族性腺瘤性息肉病、加德纳综合征、胶质瘤息肉病综合征和遗传性非息肉病性结直肠癌。遗传性结直肠癌相关的遗传病大致分为两类，即息肉病性和非息肉病性。此类结直肠癌相关的遗传病表现为常染色体显性遗传特性。流行病学调查显示，有结直肠癌家族史的人群比一般人群患结直肠癌的风险高 2～6 倍，且发病年龄明显提前，中位发病年龄为 45 岁。除此之外，还有部分散发性结直肠癌也具有一定的遗传特征。

1. 遗传性结肠腺瘤性息肉病

遗传性结肠腺瘤性息肉病包括家庭性腺瘤性息肉病、加德纳综合征、特科特综合征等。其主要特征为结直肠黏膜生长出数十到数百个大小不等的息肉，严重者从口腔一直到直肠肛管均可出现息肉，多者可达数千个。息肉病发病初期多无明显症状，随着息肉的增大、增多，患者可表现出腹部不适、腹痛、大便次数增多、黏液血便等。有结直肠息肉者结直肠癌的发病率高出无结肠息肉者约 5 倍。遗传性家族性息肉病与结直肠癌的发病关系密切，其中超过 80% 的遗传性家族性息肉病患者在 50 岁以后可能发展成为结直肠癌。多数结直肠癌是由腺瘤癌变而来，整个癌变过程需要 10 年左右，发病迅速者可在 2 年以内发生癌变。腺瘤内一旦发生癌灶，可在 1 年内形成溃疡型癌。

FAP 是一种常染色体显性遗传性疾病，表现为整个结直肠布满大小不一的腺瘤。FAP 患者多在 15 岁前后出现息肉，起初息肉数量稀少，随着年龄增长而逐渐增多。FAP 患者可出现腹痛、腹部不适感、大便带血或带黏液、大便次数增多等症状。流行病学调查显示，FAP 患者如不及时治疗，随着年龄的增大，FAP 患者 100% 会发生癌变，可形成同时或异时多原发性肠癌。观察研究显示，FAP 患者肠道内任何大小的息肉均可发生癌变，息肉越大癌变风险越高，与形态无明显相关。

加德纳综合征又称为家族性结肠息肉症、家族性多发性结肠息肉 - 骨瘤 - 软组织瘤综合征。1905 年，Gardner 首度报道了结肠息肉病合并家族性骨瘤、软组织瘤病患者发生结肠癌的概率更高。1958 年，Smith 提出结肠息肉、软组织肿瘤和骨瘤三联症为加德纳综合征。时至今日，加德纳综合征发病机制尚不明确，而其与结肠息肉均为腺瘤性息肉，癌变率达 50%，并发的骨瘤均为良性。此病男女均可罹患，有明显的家族遗传特征。

特科特综合征又名胶质瘤息肉病综合征，疾病特征为家族性多发性结肠腺瘤伴有中枢神经系统恶性肿瘤。临床罕见，男女共患，可全年龄段发病（2～84 岁），平均发病年龄为 17 岁，以青年人多见。

2. 遗传性非息肉病性结直肠癌

林奇综合征是常染色体显性遗传病，发病的遗传学基础是 DNA 错配修复基因发生种系突变。约 70% 的林奇综合征患者是由 *MSH2* 和 *hMLH1* 突变诱发，约 30% 由 *MSH6* 和 *PMS2* 突变诱发。林奇综合征患者多在 45 岁以前出现结直肠癌，病位多为右半结肠，病理组织学上多为低分化黏液腺癌或印戒细胞癌，肿瘤组织内可见有大量淋巴细胞浸润。DNA 错配修复基因种系突变患者往往有多器官癌变倾向，如胃、子宫、卵巢、胆道、胰腺等均易发生癌变，但癌变最常见的靶器官为结肠和子宫内膜。林奇综合征诱发结直肠癌的发生率高，在年龄 >70 岁的结直肠癌患者中，女性约占 35%，男性约占 45%，而 50%～80% 的林奇综合征患者会发生结直肠癌。子宫内膜是林奇综合征的第 2 个癌变靶器官，40%～60% 的林奇综合征患者会发生子宫内膜癌。在女性林奇综合征患者中，子宫内膜癌的发病率与结直肠癌发病率相当，甚至超过结直肠癌发病率。林奇综合征诱发的子宫内膜癌患者约占全部子宫内膜癌患者的 2%。

3. 部分散发性结直肠癌

研究显示，部分散发性结直肠癌也具有一定的遗传特征。流行病学研究发现，若父母得过结直肠癌，其子女在一生中结直肠癌的发生风险比普通人群要高 8 倍。遗传背景和相同的生活状况可能在这种肠癌发生中共同发挥作用。

（二）饮食因素

尽管肿瘤受遗传因素影响，但大部分结直肠癌的发病都与包括饮食在内的环境因素有关。流行病学研究表明，70%～90% 的肿瘤发病与环境因素和生活方式有关，其中 40%～60% 的环境因素在一定程度上与饮食、营养相关。故在肿瘤发病中饮食因素是极为重要的诱发因素。

1. 蛋白质、脂肪

目前认为，高动物脂肪、高蛋白质、低纤维饮食是发生结直肠癌，尤其是结肠癌的主要高危因素；而食物中的其他营养成分，包括维生素和一些微量元素等是保护性因素。一些小分子营养物，如叶酸和蛋氨酸可以降低结肠癌发病风险。另有研究发现，结直肠癌的发病率与总蛋白摄入量，尤其是动物蛋白摄入量（主要是红肉类）成正相关，与植物蛋白成负相关。而一些动物实验则发现，大豆可以降低结直肠癌的发病风险。

2. 维生素

有研究发现，腺瘤患者经平均 31 个月内的补充多种维生素和钙，均能使新生腺瘤的发生危险率降低 40%～50%。这一结果提示，通过简单地补充维生素和矿物质可预防结直肠腺瘤和癌的发生。前瞻性对照研究表明，胡萝卜素、维生素 B_2、维生素 C、维生素 E 均与降低结肠癌发病相对危险有关，且呈现剂量依赖关系。维生素 D 和钙也是保护性因素。

3. 葱蒜类

葱蒜类食品对机体的保护作用已受到广泛的重视，一些基础研究证实葱蒜类食物对肿瘤生长具有抑制作用。大蒜油能明显减少致癌物二甲基胆蒽引起的结肠黏膜细胞损伤，可能使小鼠结肠癌诱发率降低75%。病例对照研究结果，蒜类食品摄入量多者结肠癌的发病危险是摄入量少者的74%。

4. 食盐和腌制食品

对食盐摄入量与胃癌、结肠癌、直肠癌之间的关系进行研究发现，食盐摄入量多者 3 种癌症的相对危险度均增高。病例对照研究提示，每周摄取 3 次以上腌制食品者结肠癌的发生风险是每周摄入不足 1 次者的 2.2 倍，左半肠癌的发生风险为 2.1 倍，右半结肠癌的发生风险为 1.8 倍。这可能与食品腌制过程所产生的致癌物有关，而食盐摄入量多可能是一种伴随状态。

5. 茶和咖啡

茶多酚能抑制致癌物的致癌作用。每周饮茶（绿茶或红茶）3 次以上者直肠癌发生风险为每周饮茶不足 1 次者的 75%，而与结肠癌发生风险关系报道不一。有研究提示，饮茶与结肠癌发生风险呈显著负相关性，但也有与此结果相反的报道。将饮茶作为结肠癌保护性因素的研究较少，目前还难以评价饮茶在结肠癌发病过程中所起的作用。咖啡与结肠癌之间的关系尚难以确定，但最新的报道认为，咖啡也是一种致癌物。

6. 微量元素和矿物质

（1）硒：包括结肠癌在内的多种癌症的病死率与当地膳食硒的摄入量及土壤中硒含量成负相关。因此，推测硒的摄入量多与结肠癌发生风险低相关。但也有人认为这可能仅仅是一些伴随因素，并不直接影响人群结肠癌的发生风险。

（2）钙：有动物实验表明，钙能改善脱氧胆酸对肠道上皮的毒性作用。有学者认为，肠道中胆汁酸与游离脂肪酸的浓度增加可以促进结肠癌的发生，而钙可以与之结合形成不溶性的皂化物，使它们对肠道上皮的刺激与毒性作用减轻。一些流行病学研究也提示，摄入钙可防止结肠癌的发生。

7. 糖

最新研究表明，高糖饮食也是结直肠癌发病的一大诱因。实验研究发现，肿瘤干细胞或成体干细胞均要求高糖培养环境。肿瘤干细胞与成体干细胞多为静息状生长，糖利用与消耗少，高糖低氧高酸的环境有利于其生长。最新的大宗前瞻性研究已证实高糖饮食与癌的相关性，高糖饮食易造成肥胖，体内脂肪过多，也是诱发肿瘤的强烈因素之一。

8. 其他

肉食的加工方式也是结直肠癌发生的重要诱因，油炸、烧烤、腌制的肉食和蔬菜均含有大量的致癌物质，现已明确长期食用增加患癌风险。

（三）体力活动减少、肥胖

流行病学认为，长年久坐办公室而很少从事体力活动，是发生结直肠癌的一种危险因素，体力活动或长期的体育运动可以降低结直肠癌的发生风险。因此，体力活动是结直肠癌最重要的保护性因素之一。既往研究发现，体重指数（BMI）与结肠癌，尤其是男性结肠癌的发生风险增加相关，而在女性中这种关系则表现得较弱。但 BMI 与直肠癌的发生风险之间未发现明显相关性。

肥胖与肿瘤之间的关系，现在尚缺乏明确的数据。但一些器官发生肿瘤与肥胖有明确的相关性，如肾癌等。

（四）生活方式

早睡早起，顺应天时，是古人的养生之道。随着现代生活方式的改变，越来越多的人养成了晚睡晚起的不良生活习惯。长期熬夜导致人体天然的生物节律发生改变，造成神经系统和内分泌系统的紊乱，成为多种恶性肿瘤的一大诱发因素。

排便习惯与结直肠癌发病也有密切的关系。规律的排便能够使肠道形成其固有生物节律,排便在特定的时间自然顺畅,可明显减少肠功能紊乱的发生。而排便不规律、生物节律紊乱的人群,则有更多包括结直肠癌在内的肠道疾病。

(五) 药物因素

越来越多的现代研究证据提示,激素替代疗法 (HRT) 与降低结直肠癌的发生风险有关,但仍需进一步研究明确 HRT 的作用。

(六) 疾病因素

结直肠息肉史、慢性结肠炎性疾病及胆囊切除术史等也与结直肠癌的发生有关。慢性结直肠炎如溃疡性结肠炎、克罗恩病患者,发生结直癌的风险高于一般人群,炎症在增生性病变过程中,常伴有慢性溃疡或形成炎性息肉等。据资料统计,有结肠息肉患者的结肠癌发病率是无结肠息肉患者的 5 倍。而个人肿瘤史、感染、血吸虫病、糖尿病等也与肠癌发生有一定相关性。结肠疾病如克罗恩病或溃疡性结肠炎,可能增加结直肠癌的发病风险。此类患者结肠癌的发生风险是常人的 30 倍。大部分结直肠癌是从息肉这一小的癌前病变发展而来的。其中,绒毛样腺瘤样息肉更容易发展成癌,恶变的概率约为 25%,管状腺瘤样息肉恶变概率为 1% ~ 5%。

1. 肠道炎症与息肉

肠道慢性炎症和息肉、腺瘤及患广泛溃疡性结肠炎超过 10 年者,结肠癌的发生风险较一般人群高数倍。严重不典型增生的溃疡性结肠炎患者演变为结肠癌的概率约为 50%。显然,溃疡性结肠炎患者发生结肠癌的风险较一般人群高。我国的资料提示,发病 5 年以上溃疡性结肠炎患者结肠癌的发生风险较一般人群高 2.6 倍,但与直肠癌的关系不密切。病变局限且炎症间歇性发作者,患结肠癌的发生风险较小。

克罗恩病也是一种慢性炎症性疾病,多侵犯小肠,有时也累及结肠。越来越多的证据表明,克罗恩病与结肠癌、小肠腺癌的发生有关,但其相关关系不及溃疡性结肠炎。

2. 血吸虫病

有研究根据 1974 ~ 1976 年浙江省肿瘤死亡回顾调查、1975 ~ 1978 年中国恶性肿瘤调查资料和中华血吸虫病地图集资料,探讨了血吸虫病流行区与结肠癌发病率和病死率之间的相关性。我国南方 12 个省市自治区和浙江省嘉兴地区 10 个县的血吸虫病发病率与结肠癌病死率之间具有非常显著的相关性。这提示在我国血吸虫病严重流行地区,血吸虫病可能与结肠癌高发有关。但从流行病学研究得到的关于结肠癌与血吸虫病相关的证据很少。浙江嘉善县结肠癌发病率、病死率与血吸虫病发病率均曾为我国最高的地区。近年来该地区的血吸虫病日渐得到控制血吸虫病感染率明显下降,结直肠癌发生率与病死率也有所下降。近年来结肠息肉癌变的流行病学及病理学研究报告也认为,息肉癌变与息肉中血吸虫虫卵的存在与否无关。此外,在上述两个地区进行的人群结肠癌普查结果也不支持血吸虫病是结肠癌的危险因素。病例对照研究结果未发现血吸虫病史与结肠癌发病存在相关性。

3. 胆囊切除术

近年来,我国有多篇文献论及胆囊切除术与结肠癌发病的关系。其中一些研究表明,胆囊切除术后患者结肠癌尤其是近端结肠癌的发生风险增加。男性在胆囊切除术后结肠癌的发生风险增加;与之相反,女性在胆囊切除术后结肠癌的发生风险反而降低了。也有观点认为,胆囊切除后对女性结肠癌发生风险的影响比男性大。

(七) 其他因素

1. 年龄因素

结直肠癌可以发生在任何年龄,但 90% 都发生在 50 岁以上,而且年龄越大,结直肠癌的发生风险越高。高龄几乎是所有致癌因素中相关性最强的一个因素。现在有多种理论用以解释其中可能的发病机制:基因突变累积说、免疫功能下降说和癌变概率累积说等。甚至有学者提出新的假说认为,随着年龄增加,人体的一些成体干细胞在经历过多的自我更新式分裂之后,逐渐获得更为原始化干细胞属性,具备了更强的自我复制能力，于是缺乏自我约束的癌细胞渐次出现。

2. 吸烟

吸烟导致人体摄入多种致癌物质，包括杂环胺、亚硝胺。已经证实，吸烟是结直肠腺瘤的危险因素。目前研究认为，吸烟是结直肠癌基因突变的刺激因素，但需要经过大约40年的时间才能发生作用，而吸烟所诱发的癌症更多地体现在肺癌上。总之，吸烟与结直肠癌的关系目前尚不十分肯定。

3. 饮酒

许多队列研究和病例对照研究都认为，酒精的摄入与结直肠癌有关。此外，酒精的摄入与结直肠腺瘤发生风险增加有关。

4. 职业暴露

有研究发现，从事与石棉暴露相关职业的人易患结直肠癌。动物实验也证实，石棉在通过消化道时能够穿透肠黏膜。

5. 感染因素

感染幽门螺杆菌、梭杆菌属细菌及其他的一些潜在传染病原体可能与结直肠癌的发病有关。

二、结直肠癌的预防

肿瘤学界已普遍认可肿瘤的发生是多种因素共同作用的结果，结直肠癌也不例外。遗传因素在结直肠癌发病中所产生的影响仅占小部分，而结直肠癌作为一种与饮食密切相关的疾病，饮食因素在诱发结直肠癌中占据重要的地位。多数研究认为，高脂、高蛋白、高热量及低纤维素摄入的饮食模式占据结直肠癌发病诱因的主导地位。而其他一些致癌因素的作用相对较弱，如疾病因素、遗传因素、职业因素等。可以认为结肠癌是以饮食因素作用为主，与其他因素长期共同作用的结果。因此，病因的确认为结直肠癌预防提供了明确的技术手段与方法。

WHO认为，1/3的癌症完全可以预防，1/3的癌症可以通过早期发现得到根治，1/3的癌症可以通过科学的治疗延长患者生存时间、改善其生存质量。结直肠癌发病因素较为明确，未发病之前可防，早期病症或癌前病变又可早期发现，其预防与早期治疗效果显著。

基于以上各危险因素，以结直肠癌发病为终点事件，肿瘤学界将社会人群划分为高危人群和一般危险人群。高危人群主要指存在结直肠癌高危因素的人群，如一级亲属有结直肠癌史，FAP，有遗传性非息肉病性结直肠癌家族史，发现有结直肠息肉（腺瘤性息肉），既往有结直肠癌的人群，有炎症性肠病、慢性腹泻、慢性便秘的人，经历较大精神创伤或痛苦的不良生活事件史的人群，有慢性胆囊炎史、胆囊切除术史或慢性阑尾炎或阑尾切除史的人群。那些无高危因素的人群则划归为一般危险人群。

我们改变不了个体的遗传特征，但可以根据有无高危因素，或根据具体的高危因素采取相应的预防性措施，在结直肠癌未发病之前进行有效的预防，以降低结直肠癌发病率。

（一）饮食管理

摄入过多的糖类可增加结直肠癌的发病率，因此在饮食中适当控制糖类和淀粉类的摄入，有助于降低结直肠癌的发病率。也有研究认为，多摄入肉类饮食是结直肠癌的高危因素，因此，应控制肉食的摄入量。膳食中多蔬菜水果与结直肠癌发生风险降低有明确的相关性，其中最为典型的一个证据是"地中海饮食"。地中海饮食以高纤维素、高维生素、低脂、低热量为特点，长期坚持地中海饮食的人，糖尿病、结直肠癌呈现明显的低发状态。

摄食过多，尤其是糖、肉食摄入过多，是明确的结直肠癌危险因素。因此，在平素进食中控制进食量尤为重要。中国早就有谚语告诫后人，如"早吃好，午吃饱，晚吃少"和"饭吃七分饱"。

饮食管理还包括对食物加工方式的管理。现在已有充足的证据表明，油炸和腌制食品、剩的饭菜以及红烧、烧烤类食物中含有大量的致癌物质，禁食这类食物有利于预防结直肠癌。

（二）生活方式管理

起居有时，饮食有度，顺应天时。养成定时排便的习惯，形成良好的生活作息，坚持早睡早起，不抽烟，不酗酒，避免久坐，多运动。

（三）药物预防

长期服用非甾体抗炎药，结直肠癌发病率降低。每月服用 10~15 次小剂量阿司匹林，可以使结直肠癌的发生风险下降 40%~50%。舒林酸、塞来考昔和罗非考昔对预防结直肠癌也有明确的价值。

（四）对家族遗传病进行早期干预

一般人群不具备识别家庭遗传病的能力，流行病学工作者、医务工作者有必要掌握各个结直肠癌遗传病的诊断标准，在调研与临床实践中，当遇到有遗传特征的病患者时，应当及时识别判断。当识别判断明确后，则应以适当的方式告知患者及其亲代家属，并告知筛查预防措施。

结直肠息肉性腺瘤与结肠癌有密切关系。因此，一旦发生结直肠腺瘤应尽早切除。而这就需要相关的检查手段来早期发现结直肠息肉性腺瘤。目前主要应用手段有大便潜血检查、电子结肠镜检查等。结肠镜检查如发现多发腺瘤或 1 个直径 >1 cm 的腺瘤，应在内镜下切除，并每 1~3 年检查 1 次肠镜。遗传性非息肉病性结直肠癌家族成员应从 20 岁开始随访，每 1~2 年行全结肠镜检查 1 次，40 岁以后每年检查 1 次。观察结果表明，遗传性非息肉病性结直肠癌家族成员从 20 岁开始患结直肠癌的风险增加，而且小腺瘤可很快发展为癌。

家族性腺瘤性息肉病患者 50 岁以后的癌变率几乎为 100%，一般此类人群宜从 40 岁开始筛查。

（五）早期筛查，积极治疗与结直肠癌发病相关的基础病变

结直肠癌患者术后第 1 年，进行 1 次全结肠镜检查，如正常，3 年后再查，再次复查仍正常者，可每 5 年进行一次肠镜检查。一旦肠镜检查发现腺瘤，则应按腺瘤进行监视检查。

炎症性肠病患者并发结直肠癌的概率明显高于正常人，约为 5%，病程超过 10 年者，则高达 20%。炎症性肠病患者应尽早治疗，在药物治疗失败或无效时，可求助外科手术治疗，切除病发部位。炎症性肠病患者应在患病 8 年后，每 1~2 年检查一次全结肠镜；如病变仅累及左半结肠，可以在患病 15 年后进行监视检查。

（六）一般危险人群的预防

一般危险人群发生结直肠癌，一般为散发性，其发病晚，多出现于 50 岁以后。因此，对此类人群，一般建议 50 岁起进行大便隐血筛查和肠镜筛查，早期发现病变，早期进行干预。

（曾　杰）

第二节　早诊早治

大部分早期结直肠癌患者预后良好，5 年生存率 > 90%，部分患者可行内镜微创治疗并可获得根治。目前我国结直肠癌的早期诊断率，明显低于欧美国家。因此，逐步普及结直肠癌筛查、推广内镜下早诊早治是提高我国结直肠癌早期诊断率、降低结直肠癌相关死亡率的有效途径。

一、概述

（一）结直肠癌癌前病变

结直肠癌癌前病变指与结肠癌发生密切相关的病理变化，包括结直肠腺瘤、结直肠腺瘤病和炎症性肠病相关异型性增生等，新近命名的传统锯齿状腺瘤（TSA）和广基锯齿状腺瘤/息肉（SSA/P）等锯齿状病变也属于癌前病变。

1. 结直肠腺瘤

可分为管状腺瘤、管状 - 绒毛状腺瘤及绒毛状腺瘤。其中，绒毛状腺瘤癌变率最高，管状腺瘤最低，大多数结肠癌经由腺瘤 - 腺癌途径形成。

2. 进展期腺瘤

指满足以下一项或多项标准的腺瘤：①直径 >10 mm；②含有绒毛成分；③有重度异型性增生或高

级别上皮内瘤变。

3. 锯齿状病变

指一组以上皮锯齿状结构为特征的病变，包括增生性息肉、SSA/P 和 TSA。一般认为增生性息肉无发生癌变可能，而 SSA/P 和 TSA 可通过锯齿状途径发生癌变。SSA/P 根据细胞异型性分为不伴和伴有细胞异型增生型。

4. 锯齿状息肉病综合征

符合以下一项标准：①在乙状结肠近端的结肠中发现 5 个及以上锯齿状病变，且 2 个或 2 个以上直径 >10 mm；②有锯齿状息肉病家族史的受检者在乙状结肠近端的结肠发现锯齿状病变；③存在 20 个以上锯齿状病变，且分布于整个结肠。

5. 侧向发育肿瘤（LST）

指肿瘤直径≥10 mm，沿肠壁侧向扩展而非垂直生长的一类表浅性结直肠病变，依据其表面形态可分为颗粒型（颗粒均一型和结节混合型）和非颗粒型（扁平隆起型和假凹陷型）。LST 分型并非组织学分类，其病理可能为腺瘤或锯齿状病变等，有黏膜下浸润风险。

（二）上皮内瘤变

低级别上皮内瘤变相当于原来的轻中度异型性增生，高级别上皮内瘤变则包括重度异型性增生、原位癌、原位癌可疑浸润以及黏膜内癌。

（三）早期结直肠癌

早期结直肠癌是指癌细胞局限于黏膜层或黏膜下层，无论有无淋巴结转移。其中局限于黏膜层的为黏膜内癌，浸润至黏膜下层但未侵犯固有肌层者为黏膜下癌。黏膜下癌根据其浸润深度可分为 SM1（癌组织浸润黏膜下层上 1/3）、SM2（癌组织浸润至黏膜下层中 1/3）和 SM3（癌组织浸润至黏膜下层下 1/3）。对于黏膜切除标本，SM1 指癌组织浸润至黏膜下层的深度 <1 000 μm。

（四）早期结直肠癌的内镜分型

早期结直肠癌在内镜下可分为 3 型：隆起型病变（0-Ⅰ）、平坦型病变（0-Ⅱ）和凹陷型病变（0-Ⅲ），其中 0-Ⅰ型又分为有蒂型（0-Ⅰp）和无蒂型（0-Ⅰs）；0-Ⅱ型根据病灶轻微隆起、平坦、轻微凹陷分为 0-ⅡA、0-ⅡB 和 0-ⅡC 3 个亚型。还存在混合型，即包括 2 种形态分类，如 0-ⅡA +ⅡC 型、0-Ⅲ +ⅡC 型等。

（五）结直肠癌的病理学分型

结直肠癌可分为腺癌、腺鳞癌、梭形细胞癌、鳞状细胞癌、未分化癌，其中腺癌又包括筛状粉刺型腺癌、髓样癌、微乳头癌、黏液腺癌、锯齿状腺癌、印戒细胞癌 6 个变型。非特殊类型腺癌依据腺样结构形成的比例，分为 3 个级别（高分化、中分化、低分化，又称 1、2、3 级）或 2 个级别（低级别、高级别）。

二、筛查

我国人口众多，若直接采用结肠镜进行人群普查需消耗大量的人力、物力，且结肠镜检查有一定的并发症发生风险，因此对一般风险人群进行初筛，再对高危人群行结肠镜精查，是行之有效的方法。

（一）结直肠癌风险分层

基于我国无症状人群年龄、性别、结直肠癌家族史、吸烟史、BMI 和糖尿病史的评分系统，有助于筛查方案的选择。根据系统评分，结合我国实际情况，推荐高危患者（3~6 分）行结肠镜检查，低危患者（0~2 分）可考虑大便隐血筛查和（或）血清（浆）标志物筛查（如 *Septin 9* 基因甲基化检测等）。

（二）筛查对象

多数亚洲国家将 50 岁作为结直肠癌筛查的起始年龄。我国 50 岁以上人群结直肠癌发生率显著上升，因此也建议将 50 岁作为结直肠癌筛查的起始年龄。对 75 岁以上人群是否行筛查尚有争议，结合我国国情，暂不推荐对 75 岁以上人群进行筛查。40% ～50% 的结直肠癌患者无报警症状，因此不建议根据有无报警症状纳入或排除筛查对象。根据我国国情和结直肠癌的流行病学特征，符合以下①以及②、③中任一项者为高危人群，建议作为筛查对象：①年龄 50 ～75 岁，男女不限；②大便隐血试验阳性；③既往有结直肠腺瘤性息肉、溃疡性结肠炎、克罗恩病等癌前疾病。

（三）筛查方法

1. 大便隐血试验

大便隐血试验是结直肠癌无创筛查的重要手段，目前常用愈创木脂法和免疫化学法。愈创木脂法价格低廉、检查便捷，人群筛查参与率相对较高，但其检查结果易受食物、药物等多种因素影响，假阳性率相对较高；免疫化学法有更高的敏感性和特异性，也更为实用，检查结果不受食物或药物的影响，更适合用于人群普查。

2. 血浆 *Septin 9* 基因甲基化检测

甲基化 *Septin 9* 基因是结直肠癌早期发生、发展过程中的特异性分子标志物。最近我国一项大规模临床试验发现，血浆 *Septin 9* 基因甲基化检测法诊断结直肠癌的敏感性和特异性分别为 74.8% 和 87.4%，两者均高于同期进行的免疫化学法。血浆 *Septin 9* 基因甲基化检测已获国家市场监督管理总局批准，可用于结直肠癌的早期诊断。

3. 乙状结肠镜筛查

乙状结肠镜筛查可显著降低一般风险人群结直肠癌的发病率和病死率，但由于乙状结肠镜的局限性，导致乙状结肠镜筛查对近端结直肠癌发病率无明显降低作用。37.9% 的结肠腺瘤和 42.4% 的结肠癌位于近端结肠，因此单纯进行乙状结肠镜筛查会遗漏大量结肠病变。对需要行下消化道内镜检查者，建议行全结肠镜检查。

4. 结肠镜检查

结肠镜下病理活检是目前诊断结直肠癌的金标准。根据患者年龄、大便隐血试验结果、结直肠癌家族史等危险因素筛选出结直肠癌高风险人群，进行有目的的结肠镜筛查是较为可行的诊断策略。

三、诊断

（一）白光内镜

规范的结肠镜检查很容易发现隆起型早期结直肠癌及癌前病变，但扁平型病变则不易被发现，检查时应仔细观察黏膜的细微变化，如局部色泽改变、局部呈结节状粗糙不平、轻微隆起或凹陷、毛细血管网中断或消失、黏膜质脆、易自发出血、肠壁僵硬、蠕动差或消失等。有些病灶周边存在"白斑"，类似鸡皮样改变，也有助于发现病变。伴有结肠黑变病时，肿瘤性病灶常无明显黑变而相对呈粉红色，也有助于发现病变。当在白光内镜下观察到病变具有表面结构缺失、形态饱满、显著凹陷或有清晰边界的浅凹陷、凹陷处隆起，蒂部不均一肿大，分叶消失，多点皱襞集中等特征时，应怀疑为浸润癌。

（二）染色放大内镜

染色内镜可通过在局部喷洒染色剂（靛胭脂、亚甲蓝、甲酚紫等）显示病变范围和黏膜表面形态。而放大内镜可将病灶放大 100 ～150 倍，能观察到结直肠黏膜腺管开口，即隐窝形态，可在不做黏膜活检的条件下判断病灶的组织学类型，对鉴别肿瘤性与非肿瘤性病变有重要意义，并可对肿瘤的黏膜下侵犯程度进行较为准确地判断，为病变能否行内镜治疗提供依据。结肠镜下判断结直肠病灶组织类型的最经典方法是工藤分型，即用靛胭脂或甲酚紫染色后，根据放大内镜下结直肠病灶腺管的开口形态将直肠病灶组织分为 5 型。

（三）电子染色内镜

电子染色内镜系统可通过对不同波长光的切换突出显示黏膜表面结构或微血管形态，以便清晰地观察病变的边界和范围，获得与色素内镜类似的视觉效果。与普通高清白光结肠镜相比，应用电子染色内镜系统进行筛查并不能提高腺瘤性息肉的检出率，但是利用电子染色内镜结合放大内镜观察黏膜腺管开口形态和黏膜表面微血管网，可实时、准确地判断早期结直肠癌及其癌前病变的病理性质，为制订治疗方案提供依据。电子染色内镜系统鉴别肿瘤性与非肿瘤性结直肠息肉的敏感性约为90%，特异性约为85%，其中以窄带成像（NBI）技术应用最为广泛。

（四）内镜超声

内镜超声可显示黏膜面及黏膜以下各层组织的变化，以便判断癌的浸润深度，有利于发现适合内镜切除的 T_1 期病变，并可判断结直肠癌淋巴结转移情况。内镜超声对结直肠癌 T 分期的准确率为84.2%，对 N 分期的敏感性和特异性分别为80.1%和72%，准确率为74.4%。结合内镜超声引导下的细针穿刺活检可提高淋巴结转移的诊断准确率。

（五）CT 检查

CT 检查可显示肠癌累及肠壁向腔内和腔外生长的范围、临近的解剖关系以及有无转移等，主要用于判断结直肠癌有无远处转移（准确率为95%），对 T 分期（准确率为67%）和 N 分期（准确率为69%）的诊断作用有限。

四、治疗

（一）治疗原则

原则上，无淋巴结转移或淋巴结转移风险极低、使用内镜技术可以完整切除、残留和复发风险低的病变均适合行内镜下切除。内镜下切除具有创伤小、并发症少、恢复快、费用低等优点，且疗效与传统外科手术相当，5 年生存率均可达到约90%。

（二）内镜下切除治疗的适应证

内镜下切除治疗主要用于淋巴结转移风险低且可能完整切除的结直肠癌病变。国内尚无统一规范的内镜切除治疗适应证，目前多参考日本指南。

1. 高频电圈套法息肉切除术的适应证

5 mm 以上的隆起型病变（Ⅰ型）。

2. 内镜黏膜切除术的适应证

①5～20 mm 的平坦病变；②直径 >10 mm 的广基病变怀疑为绒毛状腺瘤或 SSA/P；③可疑高级别上皮内瘤变或黏膜下轻度浸润癌的病变，直径≤20 mm，预计内镜黏膜切除术能完整切除。

3. 内镜分片黏膜切除术的适应证

①直径为 20～30 mm 的 LST 颗粒型病变，如为结节混合型，应首先切除最大的结节（如直径≥10 mm）并整块送检；②尚未掌握 ESD 技术的医院，对直径 >30 mm 的 LST 患者可行内镜分片黏膜切除术，但应关注高残留和复发风险问题并密切随访。

4. 内镜黏膜下剥离术的适应证

①符合内镜切除标准，但肿瘤直径 >20 mm，内镜黏膜切除术难以整块切除的病变（如非颗粒型 LST 直径 >20 mm，特别是假凹陷型；颗粒型 LST 直径 >30 mm；腺管开口呈Ⅵ型特征的病变；黏膜下轻度浸润癌；大的凹陷型肿瘤；大的隆起型病变怀疑癌变的）；②伴有黏膜下纤维化的黏膜病变；③慢性炎症（如溃疡性结肠炎）伴发的单发局部肿瘤；④内镜切除后局部残留的早期癌。

（三）内镜下切除治疗的禁忌证

1. 禁忌证

①术前判断病变发生黏膜下深度浸润、固有肌层侵犯、淋巴结转移甚至远处转移；②经美国麻醉医师协会分级为Ⅲ级及以上，评估患者无法耐受内镜手术；③患者无法行肠道准备（如肠梗阻等）；④患者有其他结肠镜检查禁忌证。

2. 应权衡利弊慎行内镜下切除治疗的情况

①患者伴肠腔环周病变、累及多个皱襞等评估技术难度大、穿孔风险高的病变；②患者伴家族性结

直肠息肉病、遗传性非息肉性结直肠癌；③患者伴结直肠另一部位进展期癌，预计外科手术可一次性切除；④患者伴其他器官恶性肿瘤，预期寿命短；⑤肿瘤位置不利于内镜治疗。

3. 应择期内镜下切除治疗的情况

①患者伴血液病、凝血功能障碍（凝血功能尚未得到纠正）或服用抗凝剂；②患者处于肠道急性炎症活动期，如活动性溃疡性结肠炎活动期；③患者伴高热、严重腹痛、低血压等症状；④患者肠道准备不良或不配合。

（四）内镜切除术

早期结直肠癌常用的内镜切除技术主要包括常规内镜息肉切除术、内镜黏膜切除术（EMR）和内镜黏膜下剥离术（ESD）等。

1. 内镜息肉切除术

根据息肉的形态、大小等选择不同的切除方法。对于直径≤5 mm 的息肉，可采用冷或热活检钳钳除术或氩离子凝固术（APC）处理；对于直径≤5 mm 的隆起型病变（Ⅰp 型、Ⅰsp 型）或直径≤1 cm 的广基隆起型病变（Ⅰs 型），可采用高频电圈套法息肉切除术；对于粗蒂大息肉（大型Ⅰp 型息肉），为防止术后出血，可采用尼龙绳结扎加电切法；对于直径 >1 cm 的广基隆起型病变，如怀疑伴绒毛成分、SSA/P 癌变，应考虑行 EMR 或 ESD 治疗。

2. 内镜黏膜切除术

EMR 是指在内镜下将黏膜病灶整块或分块切除的方法，分为非吸引法（黏膜下注射切除法）和吸引法（透明帽法和套扎法）。黏膜下注射切除法最常见，透明帽法和套扎法使用较少，且切除病变大小有限并有全层切除的风险，用于切除结肠病变尤应慎重。国内报道 EMR 治疗早期结直肠癌的整块切除率为 71.7% ~87.4%，累积完整切除率为 70.6% ~91.7%，平坦型结直肠肿瘤的治愈性切除率 >90%。

内镜分片黏膜切除术（EPMR）可用于传统 EMR 不能一次完整切除的较大病灶，EPMR 是将病灶分为几部分多次切除，适用于直径 >2 cm 的巨大平坦型病变。EPMR 切除的组织标本体外拼接困难，影响精确的病理学评估，局部残留复发率高达 20%，故对分片较多的患者应密切随访。

3. 内镜黏膜下剥离术

ESD 是在 EMR 基础上发展起来的新技术。ESD 是指对部位、大小、浸润深度不同的病变，在进行黏膜下注射后使用特殊电刀（如 IT 刀、Dual 刀、Hook 刀等）逐渐分离黏膜层与固有肌层之间的组织，将病变黏膜与黏膜下层完整剥离的方法。与 EMR 相比，ESD 的整块切除率和完全切除率更高，局部复发率更低。结肠肠壁薄、部分肠段相对游离、肠腔操作空间小等解剖因素决定了结直肠 ESD 操作难度较大。目前国内只有少数大中心能常规开展结直肠 ESD，整块切除率为 85.5% ~98.3%，治愈性切除率为 83.3% ~97.6%。

（五）内镜治疗的常见并发症及处理方法

内镜下切除早期结直肠癌及其癌前病变虽属微创手术，但仍有发生一定并发症的风险，ESD 常见并发症有出血、穿孔、电凝综合征等。

1. 出血

出血包括术中出血和术后出血。术中出血指术中需要进行止血治疗（如电凝或止血夹止血）的局部创面出血；术后出血指术后 2 周内出现需急诊留观、住院或干预处理（再次行结肠镜干预、血管造影栓塞或外科手术）的出血，多发生在术后 48 小时内。国内报道称，EMR 的术中出血率为 1.0% ~3.1%，术后出血率为 0.6% ~3.0%；ESD 的术中出血率为 0 ~15.6%，术后出血率为 1.4% ~12.5%。术中出血多为自限性，少量渗血可采用电凝或 APC 处理，喷射性出血可使用金属夹止血。大多数术后出血是自限性的，若患者循环情况稳定，无需内镜止血；如采用支持治疗后患者循环情况仍不稳定，则须于急诊结肠镜下进行止血。

2. 穿孔

术中穿孔多能被即刻发现，如在操作结束后腹部平片检查发现膈下游离气体、CT 检查发现腹腔游离气体或查体见明显广泛腹膜刺激征等，应考虑为术后穿孔。文献报道，EMR 术后穿孔率 <1.5%，ESD 术后穿孔率为 0.8%~20.4%，国内 ESD 术后穿孔率为 2.9%~14.5%。穿孔早期发现后应立即尝试行内镜下夹闭处理，对于直径≤10 mm 的小穿孔可予以金属夹夹闭治疗，对于直径 >10 mm 的穿孔，钛夹夹闭困难时，可尝试尼龙绳与钛夹结合行荷包缝合或使用内镜吻合夹（OTSC）系统夹闭穿孔，如创面可有效夹闭且无弥漫性腹膜炎，则保守治疗有望成功。对临床疑有穿孔者，在影像学确诊前即可行经验性治疗；对怀疑和确诊穿孔的患者，须密切监护生命体征、补液、静脉应用广谱抗生素；对内镜修补困难或失败的患者，应尽早行外科手术修补。

3. 电凝综合征

电凝综合征又称为息肉切除术后综合征或透壁综合征，患者表现为结肠病变高频电切术后出现局限性腹痛、发热、白细胞升高、腹膜炎而无明显穿孔征象，发生率为 0.003%~0.1%。血压高、病变直径较大、病变形态平坦是电凝综合征的独立危险因素。直肠和乙状结肠病变 ESD 术后电凝综合征的发生风险较低，而位于其他肠段、直径 >30 mm 的病变术后须密切观察，以便及时发现电凝综合征。电凝综合征患者一般可采取静脉补液、使用广谱抗生素、禁食直至症状消失等措施进行治疗，通常能获得良好预后。

（六）内镜治疗后需追加外科手术的指征

当垂直切缘阳性时，需追加外科手术。如存在以下征象，建议行肠切除及淋巴结清扫术：①黏膜下浸润深度≥1 000 μm；②有淋巴管、血管浸润；③低分化腺癌、印戒细胞癌或黏液腺癌；④浸润最深部位有高级别肿瘤芽（2 或 3 级）；⑤带蒂息肉有蒂部浸润。

（曾 杰）

第三节 治疗

美国的癌症统计数据显示，结直肠癌患者 5 年总体生存率约为 60%，肿瘤分期为Ⅰ~Ⅱ期、Ⅲ期和Ⅳ期患者的 5 年生存率分别约为 90%、70% 和 10%。早期诊断是改善结直肠癌患者预后的关键，对进展期和晚期肿瘤患者实施规范化的手术和综合治疗也能够改善患者生存时间。外科医师是结直肠癌诊断治疗临床实践的最重要参与者，规范化的诊断与治疗是改善患者预后的关键所在。基于结肠癌的淋巴结转移规律以及全结肠系膜切除理论，结肠癌的手术治疗已经进入规范化和标准化的时代。而在 TME 和 CME 作为结直肠癌手术金标准的基础上，结直肠癌的手术方式还需进行个体化考量。

一、结直肠癌的外科治疗新方法

目前，结直肠癌外科治疗的新方法包括经肛门内窥镜微创手术（TEM）、腹腔镜手术、达·芬奇操作系统、经自然孔道内镜外科手术（NOSTES）、经肛门全直肠系膜切除术等。

（一）肛门内窥镜微创手术

TEM 由德国的 Gerhard Buess 设计发明，于 1983 年首次报道，并于 2001 年详尽描述了其设计思路和临床应用结果，影响日盛。TEM 设计巧妙，利用人体的自然开口（肛门）插入独特的单孔内镜外科系统，直达病变完成一系列操作，利用立体视镜提供三维视野也是其独到之处。TEM 集内镜、腹腔镜和显微手术三种技术特点于一身，微创、显露良好、切除精确，能切除较高部位的直肠肿瘤，并能获取高质量的肿瘤标本，可有助于获得精确的病理分期，与传统局部切除术比较具有明显的优势。TEM 的主要适应证是适合局部切除的直肠局限性肿瘤，占据肠腔周径 3/4 以内的一般肿瘤，距肛门 4~24 cm 的肿瘤。

综上所述，TEM 具有创伤小、痛苦少、疗效好、恢复快、可保留肛门括约肌等优势。TEM 既可作为直肠宽基腺瘤和 T_1 期直肠癌的治愈性手术，也可作为 T_2 期直肠癌的姑息治疗手段，是目前直肠肿瘤局部切除的首选方法。

（二）腹腔镜手术

腹腔镜手术在我国开展已近 20 年，成为一种外科理念在结直肠外科领域得到广泛认可与普及。欧洲的结肠癌腹腔镜手术和开腹手术（CCLOR）研究组对腹腔镜结肠癌手术和开腹结肠癌手术进行多中心临床随机对照研究。结果表明，腹腔镜组与开腹组患者 3 年生存率、5 年生存率和复发率差异均无统计学意义。腹腔镜结肠癌 CME 已经有了充分的临床证据，因此腹腔镜结肠癌 CME 早已得到 NCCN 指南的推荐，然而腹腔镜直肠癌 CME 从技术层面上讲是否已经成熟，其安全性、近期和远期疗效如何，一直悬而未决。

进入微创时代，腹腔镜手术成为结肠癌的手术金标准，然而腹腔镜直肠癌手术仍有一定争议，还需要更多的证据表明系膜完整切除对患者长期生存的影响。目前我们认为，选择合适的直肠癌患者，医生具备一定的腹腔镜操作技巧，可保证 TME 手术质量，在此情况下，行腹腔镜直肠癌切除手术可作为临床推荐，希望池畔教授的临床研究能给予该观点更多的临床佐证。

（三）达·芬奇机器人

2008 年，Baik 等报道了 9 例应用达·芬奇机器人实施直肠癌 TME 的成功先例。2009 年，Baik 等又将达·芬奇机器人与传统腹腔镜手术的优势进行了对比，发现达·芬奇组的患者中转开腹率和术后并发症发生率明显低于传统腹腔镜组（分别为 0 vs 10.5% 和 5.4% vs 19.3%）。达·芬奇机器人的技术特点决定其在细小狭窄空间内能精细灵活操作，这是传统开放手术和腹腔镜手术所无法比拟的，其次相比于器械灵活性受限、术者易产生疲劳的腹腔镜手术，传统开放手术和腹腔镜手术入手术可以通过机械手精确的复制人手腕、手指的动作和双手的交流与配合，触及一些传统开放手术和腹腔镜手术很难到达的位置，还能避免因疲劳而产生的颤动，增加动作的稳定性。基于此背景，达·芬奇机器人在直肠癌的应用渐为广泛。

目前大多数的研究认为，达·芬奇机器人直肠癌手术术后并发症发生率与腹腔镜直肠癌手术相似，在泌尿功能和性功能保护、淋巴结清扫数目、环周切缘阳性率及标本质量等方面两者没有太大的区别，关于达·芬奇机器人直肠癌术后患者长期生存的研究较少，需要进一步开展相关的随机对照研究。

而在达·芬奇机器人结肠癌手术方面，目前认为达·芬奇机器人结肠癌手术是安全可行的。多数研究认为，达·芬奇机器人结肠癌手术时间长于腹腔镜手术，可能与术中调整安装机械臂有关；少部分研究认为，两组手术时间差异无统计学意义。

尽管达·芬奇机器人手术的安全性和有效性已得到肯定，但机器人手术在结肠癌中的应用仍较少；达·芬奇机器人自身的设计缺陷导致机械臂移动范围较小；腹腔镜结肠癌手术相对简单易行，且被列为 NCCN 推荐术式。这些都是达·芬奇机器人结肠癌手术发展缓慢的原因。目前机器人结直肠癌手术已逐渐被接受和采纳，但仍需要不断的开展随机对照研究，以获取更多的长期获益证据。目前推广达·芬奇机器人的最大障碍是成本效益比，昂贵的系统费用和使用费用造成在国内做大面积推广困难。

（四）NOTES 及类 NOTES

NOTES 的概念于 1998 年被首次提出，即经人体的自然孔道（口腔、肛门、尿道和阴道等）置入软式内镜，分别穿刺空腔脏器（胃、直肠、膀胱和阴道后穹隆等）到达腹腔，在内镜下完成各种外科手术操作，从而实现患者腹壁不留手术瘢痕的目的。NOTES 的优点：患者腹壁不会留下手术瘢痕，术后疼痛减轻；避免切口感染和切口疝的形成；与开腹和腹腔镜手术相比，NOTES 术后患者肠粘连、肠梗阻发生率显著降低，患者住院时间缩短，可较快恢复正常工作。NOTES 存在的问题包括手术入路、内脏穿刺孔闭合、预防感染、缝合技术与吻合设备、空间定位问题、新设备与器械的开发等方面。

在 NOTES 理念的冲击下，结直肠肿瘤微创外科正在经历一个快速而多样的发展过程，经自然腔道取标本手术（NOSES）应运而生，NOSES 巧妙地结合 NOTES 的"无瘢痕"理念，同时兼具腹腔镜手术良好的操作优势，也可称为类 NOTES。NOSES 腹壁瘢痕小，微创效果与 NOTES 相近。根据取标本的途径不同，结直肠 NOSES 主要分为经肛门和经阴道两大类。依据结直肠肿瘤的大小和位置、患者性别、肿瘤到肛门的距离、是否行新辅助治疗等因素综合判断 NOSES 的具体操作方式。此外，根据取标本和消化道重建的方式不同，又可分为 3 类：标本外翻体外切除（外翻切除式）、标本拉出体外切除（拉出切除式）、标本体内切除拖出体外（切除拖出式）。

腹腔镜与 NOSES 看似仅是腹部手术切口不同，但 NOSES 减少的是患者身体和精神的创伤。从外科手术的并发症而言，只要掌握 NOSES 无瘤、无菌等原则，缩小腹壁腹膜创面，可以减轻患者术后腹部疼痛，实现患者术后早期活动，明显减轻术后腹腔内肠管粘连导致的疼痛，甚至可降低肠梗阻发生率。

理论上讲 NOSES 适用于所有结直肠癌患者，但在实际临床工作中，考虑到无瘤、无菌等原则，需要排除术前有明确肠梗阻和无法进行肠道准备的患者，这些患者无法达到无菌要求，术中容易引起腹腔污染。对于肿瘤较大或者系膜较为肥厚，预计无法从自然腔道取出者，也需要慎重选择。对于预计需要行术后预防性造瘘的患者，如直肠癌已行新辅助治疗的患者，预防性造瘘切口可取标本，则无须再经自然腔道移除标本。

（五）经肛门全直肠系膜切除术

经肛门全直肠系膜切除术（TaTME）是近年来直肠癌手术领域的研究热点之一。TaTME 融合了 NOSES、经肛门微创手术及 TME 的概念，可在保证在直肠肿瘤根治的基础上达到腹部无瘢痕的效果。TaTME 是经肛门在内镜或腹腔镜下自下而上地游离直肠系膜，进行全直肠系膜切除的新术式，从广义上讲也属于 NOSES。TaTME 对中低位直肠癌尤其是男性、肥胖或骨盆狭小患者的直肠系膜间隙术野显露具有一定优势。TaTME 可提高手术质量和降低副损伤，因此具有良好的应用前景。当然 TaTME 尚处起步阶段，需要谨慎选择适应证，如术前分期 $\leq T_3$ 期肿瘤体积大的中低位直肠癌患者。与腹腔镜手术的短期效果相比，TaTME 早期再入院率较低，但两者安全性相近。与大多数的 NOSES 一样，TaTME 仍有待于多中心、大样本和长期随访的临床数据验证其安全性、有效性和适应证，期待 TaTME 在中低位直肠癌的治疗中发挥作用。

二、结直肠癌外科姑息治疗

结直肠癌已经发生腹膜广泛转移或多叶的肝、肺转移，经 MDT 讨论后认为无根治的可能，均属晚期结直肠癌。但癌肿与周围非重要脏器的炎性粘连、浸润甚至直接穿破周围非重要脏器，均不能视为癌肿不能被根治的表现，如能整块切除，同样可以达到根治目的。当不能根治时，可采用姑息治疗。姑息治疗在晚期结直肠癌的治疗中的价值不可小觑。

晚期结直肠癌姑息治疗的意义在于减轻患者的痛苦，解除患者的症状，提高患者的生活质量，相对延长患者的生存时间。晚期结直肠癌的姑息治疗分为以下两种方式：①非外科侵入性治疗；②姑息性外科手术。

（一）非外科侵入性治疗

晚期结直肠癌患者出现肠梗阻、出血的情况较为常见。当出现上述情况时，除可以考虑姑息性手术切除原发病灶或转移病灶外，还可以考虑采用非外科侵入性治疗。对于结肠梗阻的患者可通过置入支架的方式缓解肠梗阻；对于肠道出血的患者，行数字减影血管造影（DSA）介入栓塞止血也是一种治疗手段，但可能会存在肠管缺血坏死的风险，需根据患者的疾病状态、基础情况等进行选择。

（二）姑息性外科手术

姑息性外科手术包括局部切除术、结肠短路手术及结肠造瘘术等。

1. 局部切除术

对于癌肿本身较为局限，但存在腹膜广泛转移或者肝肺转移的患者，经 MDT 讨论后无根治可能，但局部癌肿存在一定的症状，影响内科综合治疗的实施，在患者身体条件允许的情况下，需要对原发病灶进行姑息性外科手术，可考虑实施对病灶的局部切除术，手术以能尽快进行内科全身综合治疗为准则。

2. 结肠短路手术

对于肿瘤局部病变较重的患者，在内科综合治疗过程中发生出血、肠梗阻等风险较大，在排除放置肠道支架可能的情况下，可在梗阻部位近侧端肠袢与病变远侧端肠袢之间行侧侧吻合或端侧及双端侧吻合。

3. 结肠造瘘术

对于癌肿局部病变较重、肿瘤与周围重要脏器粘连而不能切除、近端肠袢完全或不完全梗阻、肠袢水肿肥厚严重，以及处于局部进展期的直肠癌患者，在行内吻合短路术有危险时，可行结肠造瘘术，一般以双腔造瘘为主，可降低远端闭袢梗阻的发生风险。结肠造瘘术通常采用盲肠、末端回肠、横结肠和乙状结肠造瘘术。

三、局部进展期直肠癌的放疗

对于局部晚期直肠癌 [$T_{3\sim4}$和（或）N +]，NCCN 指南或 ESMO 指南均推荐将新辅助放化疗联合 TME 作为标准的治疗方案，使局部晚期直肠癌的疗效有了显著提高，局部复发率 < 10%。

2004 年，NEJM 报道的德国 CAO、ARO 和 AIO-94 研究奠定了新辅助放化疗在局部进展期直肠癌治疗中的重要地位。NCCN 指南针对新辅助治疗方案给出了 3 种选择，包括同步放化疗、短程放疗以及化疗前移。

同步放化疗是目前新辅助治疗的标准治疗方案。需要注意的是，同步放化疗后的病理完全缓解（pCR）率为 10% ~25%，远处转移仍是治疗失败的主要原因。此外，约有 50% 的患者因为毒性反应和依从性问题不能按计划完成术后 6 个月的辅助治疗。因此，主要从以下两方面对新辅助治疗模式进行优化：①提高新辅助治疗阶段的治疗强度，包括增加放疗剂量、增加同期化疗强度或将辅助化疗前移，有可能提高 pCR 率、降低远处转移率；②在保证疗效的情况下，通过短程放疗或单纯新辅助化疗，降低近期治疗毒性、增强患者耐受性。在新辅助放化疗已成为规范治疗的当下，如何优化治疗方案，成为目前局部进展期直肠癌的研究热点。

（一）同步放化疗

对于局部进展期直肠癌患者，长程新辅助放化疗是目前的标准治疗方案，推荐照射剂量为 45 ~50.4 Gy，每次 1.8 ~2.0 Gy，共 25 ~28 次，放疗同期给予单药 5-Fu 或卡培他滨。

各国学者尝试通过各种措施增加治疗强度来获得更好的肿瘤退缩。包括：①在 5-Fu 基础上加入奥沙利铂、伊力替康或靶向药物；②提高放疗剂量，如盆腔直肠肿块同期加量；③同步放化疗过程中加入热疗等。

目前的指南并不推荐放疗期间应用联合化疗方案，但若能筛选出可从联合化疗中获益的患者，则对指导直肠癌的个体化治疗意义重大。

（二）短程放疗

短程放疗不同于常规放疗，通常采用 5 Gy ×5 的照射方式。瑞典和荷兰的研究结果显示，与单纯手术相比，短程放疗后手术能降低局部复发率，而且具有治疗费用少、治疗便捷等优势。已有研究表明，对于可切除的直肠癌，短程放疗与常规放化疗的局部控制率和总体生存率相似，且短程放疗毒性更低。但在 Polish Ⅱ 研究和 RAPIDO 研究中，短程放疗的肿瘤降期率低于常规放化疗。

NCCN 指南推荐短程放疗用于 T_3 或 N + 的直肠癌，但不推荐 T_4 期患者行短程放疗，同时强调行短程放疗需要经过 MDT 讨论，预测患者是否有肿瘤降期的需要并需考虑远期毒性反应。

（三）化疗前移

目前，直肠癌的标准治疗是在新辅助放化疗和手术之后行辅助化疗，在 NCCN 指南推荐中，新辅助化疗 - 放化疗 - 手术 - 辅助化疗也可作为治疗选择。将化疗提前，甚至在手术前完成全部新辅助治疗。能否提高患者对治疗的耐受性，同时不影响治疗疗效？目前对于这一问题的研究均为 Ⅱ 期研究，这种治疗模式是目前研究的热点之一。

1. 诱导化疗

西班牙 GCR-3 Ⅱ 期临床研究，将 108 例中低位局部进展期直肠癌随机分为常规放化疗后辅助化疗组（A组：放化疗－手术－化疗）和新辅助化疗联合放化疗组（B组：化疗－放化疗－手术），两组的放化疗均为盆腔放疗 50.4 Gy，同期卡培他滨联合奥沙利铂化疗；其中，A组在术后行 4 个周期 CapeOX 方案辅助化疗，B组在放化疗前行 4 个周期 CapeOX 方案新辅助化疗。结果显示，B组完成率明显高于 A 组（91% *vs* 54%，*P* < 0.0001），B组与 A 组的 pCR 率无统计学差异（14% *vs* 13%，*P* = 0.94），肿瘤降期率、切除率及 TRG 评分之间也无统计学差异；B组新辅助化疗期间出现的 3~4 级不良反应显著低于 A 组；中位随访 69.5 个月后，A 组与 B 组的 5 年无病生存期（DFS）（64% *vs* 62%，*P* = 0.85）和总生存期（OS）（78% *vs* 75%，*P* = 0.64），局部复发率（2% *vs* 5%，*P* = 0.61）和远处转移率（21% *vs* 23%，*P* = 0.79）差异均无统计学意义。尽管新辅助化疗联合放化疗未显示出生存方面的获益，但这种治疗方式毒性更低、完成率更高，未来也不失为另一种治疗选择。

2. 间隔期化疗

MSKCC 开展的 Ⅱ 期临床非随机研究，通过增加术前 mFOLFOX6 方案化疗的疗程数来提高 pCR 率。该研究共分为四组，组 1 是在放化疗后直接手术，组 2~4 是在放化疗后分别接受 2 个周期、4 个周期和 6 个周期 mFOLFOX6 方案化疗再行手术治疗，所有患者在围手术期共接受 8 个周期的化疗。四组 pCR 率分别为 18%、25%、30% 和 38%（*P* = 0.0036）。各组出现的 3~4 级不良反应和手术相关并发症均在可接受范围。目前，该研究正在进行 Ⅲ 期临床。

（四）单纯新辅助化疗

目前正在进行的 PROSPECT 研究提出了选择性放化疗。该研究比较了 FOLFOX 方案新辅助化疗联合选择性放化疗与常规放化疗后的手术切除率、肿瘤控制和远期生存情况。研究入组的是 T_2N_1、T_3N_0 及 T_3N_1 期直肠癌患者。试验组患者首先接受 6 个周期 FOLFOX 方案新辅助化疗，进行 MRI 和内镜超声评估肿瘤退缩情况。如果肿瘤退缩未达到 20%，则接受同期以 5-Fu 为主的放化疗；如果肿瘤退缩超过 20%，则直接手术，手术切缘阴性者接受 6 个周期 FOLFOX 方案辅助化疗，切缘阳性者行 5.5 个周的放疗后再行辅助化疗。5-Fu 联合放疗组行常规放化疗，同期给予 5-Fu 或卡培他滨，术后行 8 个周期 FOLFOX 方案化疗。该研究选取的是相对较早的局部进展期直肠癌患者，对于这部分患者，未来可能可通过新辅助化疗替代放化疗。

（五）术后辅助放化疗

对于 Ⅱ~Ⅲ 期直肠癌（$T_{3\sim4}N_0M_0$ 或任何 $TN_{1\sim2}M_0$），以 5-Fu 为基础的同步放化疗方案早已成为直肠癌根治术后的标准治疗方案，但术后盆腔射野内小肠体积大、术后乏氧环境影响放化疗疗效成为术后放疗的缺点。

而术前放疗有更明显的优势。基于 CAO、ARO-094 等多项随机临床研究证据，认为直肠癌术前较术后同步放化疗可进一步提高局部控制率和降低毒性。重要的是，术前同步放化疗组的急性和长期不良反应显著低于术后同步放化疗组，并且术前同步放化疗组吻合口瘘、术后出血和肠梗阻的发生率未增加。虽然伤口延迟愈合高于术后同步放化疗组，但差异无统计学意义。术前同步放化疗与术后同步放化疗相比，前者显著改善了局部控制率，不良反应较低，更多的患者能保留肛门括约肌。

（六）总结

直肠癌的多学科综合治疗模式的提出已有几十年历史，新辅助放化疗的开展仍依赖于多学科团队的协作，术前的精确分期对指导后续治疗至关重要，对于术前未行放化疗、根治术后病理诊断为 Ⅱ~Ⅲ 期的直肠癌患者，则必须行术后同步放化疗。在新辅助治疗方案中，放化疗是标准的治疗模式，但是对于如何进一步提高疗效，如何选择获益人群，放疗与化疗如何配合，如何选择化疗疗程、放化疗或短程放疗与化疗如何联合以及如何优化，仍有待进一步的临床研究。

四、不同部位转移性结直肠癌的多学科治疗

（一）结直肠癌肝转移

肝脏是结直肠癌最常见的转移部位，初诊时已有 15%~20% 的患者合并有肝转移，超过 50% 的患

者在整个疾病过程中会发生肝转移。大部分结直肠癌肝转移曾被认为是不可手术切除、不可治愈的。随着治疗观念的改变、治疗策略的完善，部分结直肠癌肝转移患者可以通过手术、射频、介入等局部治疗手段联合全身治疗，实现生存期延长，甚至治愈。临床研究结果显示，可切除的结直肠癌肝转移患者通过积极的手术治疗5年生存率和10年生存率分别可达到40%和25%，而此类患者单纯全身姑息化疗的5年生存率只有10%。虽然部分行肝转移病灶切除术后的患者仍然会复发，但是仍有一部分患者可以从合理有序积极的治疗中明显获益。因此，多学科综合治疗在结直肠癌肝转移患者中尤为重要。

1. 结直肠癌肝转移的分组

结直肠癌肝转移的分组方式多样。按肝转移灶数目可分为单发转移和多发转移。

按肝转移发现的时间可分为同时性肝转移和异时性肝转移。同时性肝转移是指在结直肠癌确诊时发现的或在结直肠癌根治术后6个月内发生的肝转移。异时性肝转移是指在结直肠癌根治术6个月后发生的肝转移。

目前临床上应用最为广泛，最具有临床指导意义的分组方式是2015年ESMO提出的。首先，根据年龄、体力、器官功能及并发症等情况分为临床适合和不适合两类；其次，根据疾病状态分为寡转移性疾病和转移性疾病两大类寡转移性疾病（一般指转移部位≤2个、总体转移数目≤5个的疾病状态）；最后，根据治疗目标分为以"治愈"为目的的结直肠癌肝转移、以"缩小肿瘤"为目的的结直肠癌肝转移和以"控制疾病"为目的的结直肠癌肝转移。

2. 结直肠癌肝转移的诊断技术

结直肠癌肝转移临床上较为常用的诊断技术有超声诊断、CT和MRI检查。

转移性肝癌在超声图像上表现各异，临床上超声诊断主要依据常规灰阶超声、彩色多普勒超声和超声造影等进行综合判断，大多数患者能得到明确诊断。但也有部分患者由于病情复杂导致诊断困难，此时可采用介入性超声穿刺活检病理学检查以进一步明确诊断。

CT和MRI检查可以帮助临床准确了解以下情况：①肝转移病灶的部位、大小、数日；②转移灶与周围血管之间的关系，尤其是门静脉和肝静脉有无受累，有无癌栓和血栓及二者的鉴别；③肝门和后腹膜有无淋巴结转移；④有无肝硬化和门静脉高压及侧支血管形成、腹水和脾肿大等情况；⑤测定肝脏体积和血液灌注状态，间接了解肝脏功能等。大部分结直肠癌肝转移灶为乏血供病灶，少数可为富血供病灶，故动脉期增强扫描一般强化不明显或仅边缘环状强化，而门脉期增强扫描常常可见病灶典型的边缘环状强化，特别是见到同心面状的"牛眼征"或"靶征"，这对诊断转移性肝癌有特异性。MRI检查白旋回波序列 TWI 常为低信号，T_2WI 为稍高信号，如果肿瘤内伴有明显的坏死或囊变，则 T_2WI 上可呈明显的高信号。MRI特别是DWI、T_2WI 为和增强扫描发现病灶的敏感性高。因此，CSCO指南推荐肝转移灶可局部处理和潜在可局部处理的结直肠癌肝转移患者使用MRI进行评估。

PET/CT检查在结直肠癌肝转移患者中不作为常规推荐。结直肠癌肝转移患者往往合并淋巴结转移和远处器官转移。手术治疗前后，明确患者肝外转移灶的有无及其数量，全面了解病变的全身累及范围，准确进行临床分期，对选择治疗方案有重要意义。

3. 结直肠癌肝转移的治疗

20世纪90年代以后，学术界对手术治疗结直肠癌肝转移基本达成了共识——肝切除术被视为唯一可能治愈肝转移癌的标准治疗方案。从理论上说，对于局灶性生长的肝转移病灶，存在完整切除病灶的可能性，患者可能因此获得长期生存。如前文所述，ESMO指南将结直肠癌肝转移患者根据治疗目标分成了3类，并制订了相应的临床实践策略。

（1）以"治愈"为目的的结直肠癌肝转移。以"治愈"为目的治疗手段主要包括：①通过手术完全切除，达到 R_0 状态；②通过非手术的"局部毁损性治疗"，达到无瘤状态。以"治愈"为目的患者主要包括结直肠癌肝转移初始可切除的患者和潜在可切除的患者。

1）结直肠癌肝转移初始可切除患者：结直肠癌肝转移初始可切除的患者的肝转移灶在技术上是可切除或可局部处理的，患者无相关的"生物学"禁忌证。对于符合EORTC-40983研究入组标准的结直肠癌肝转移初始可切除患者的标准治疗是给予FOLFOX方案的围手术期化疗（新辅助和辅助化疗各3

个月）。目前，仅有的一项Ⅲ期临床试验研究显示，围手术期采用 FOLFOX 方案治疗能提高结直肠癌肝转移患者的无病生存率，但未能提高总存活率。对于转移灶数目和大小均较局限（如单发、肝转移灶直径 <2 cm）的患者，可采用先手术切除再行辅助化疗的治疗方案。ESMO-CRC 共识建议，对于未接受新辅助化疗的结直肠癌肝转移根治性切除患者，术后可进行 6 个月的辅助化疗，但目前对于术后辅助化疗及其药物的选择仍缺乏有力证据，临床上更多的是借鉴Ⅲ期结直肠癌的辅助化疗。

新辅助化疗是指在实施局部治疗方法（如手术或放疗）前所做的全身化疗。一方面新辅助化疗可以缩小肝转移灶和原发灶、及早杀灭看不见的转移细胞，以利于后续的手术治疗、放疗等；另一方面采用新辅助化疗后可以观察肿瘤的生物学行为，验证肿瘤细胞对化疗药物的敏感性，为术后治疗提供病理缓解依据。

2）结直肠癌肝转移潜在可切除患者：潜在可切除是指肝转移灶初始难以达到 R_0 切除，但经过化疗或联合靶向药物等治疗可能达到 R_0 切除。

（2）不可切除结直肠癌肝转移患者的治疗：不可切除结直肠癌肝转移患者分为结直肠癌肝转移在技术上不可能切除且需要中等强度治疗的患者（即以"缩小肿瘤"为目的）和结直肠癌肝转移多发转移无法切除但无须强化序贯治疗的患者（即以"控制疾病"为目的）。两类患者肿瘤状态不同，处理方法不同，但均以内科治疗为主，实行多线治疗，以延长生存时间、改善生活质量为目的。在诊治过程中，不可切除肝转移灶依旧存在转化成可切除肝转移灶的可能，因此定期进行多学科评估尤为重要。

1）在技术上不可能切除且需要中等强度治疗的结直肠癌肝转移患者：对于有症状的患者（尤其是肿瘤侵袭性强或病变范围广泛者）和最有可能在短期内诱导肝转移灶退变者，选择非常积极的一线治疗，似乎是最佳的治疗方案。对于在技术上不可能切除且需要中等强度治疗的结直肠癌肝转移患者，其治疗目标是姑息性治疗，建议首选两种细胞毒性药物联合靶向药物。靶向药物的选择因 *RAS*、*BRAF* 基因状态以及肿瘤原发部位的不同而不同。*RAS* 突变的结直肠癌肝转移患者，无论肿瘤原发部位为左半结肠还是右半结肠，均考虑使用贝伐珠单抗。

2）多发转移无法切除但无须强化序贯治疗的结直肠癌肝转移患者：多发转移无法切除但无须强化序贯治疗的结直肠癌肝转移患者的病情相对呈惰性，在尚无症状或者病情快速恶化风险较低时，主要的治疗目标并非是最大限度地缩小转移灶，而是用最小的治疗负荷阻止肿瘤进展、延长患者的生存时间。主治医师需与患者充分沟通治疗获益与疾病风险之间的关系。初始治疗方案可以选择细胞毒性药物 ± 靶向药物，或选择以氟尿嘧啶 + 贝伐珠单抗等不良反应较轻的方案。如病情进展，可考虑选择以奥沙利铂或伊立替康为基础的联合方案（序贯）化疗 + 靶向药物治疗。

综上所述，对于结直肠癌肝转移（尤其是可切除或潜在可切除的结直肠癌肝转移）患者，应该由包括一名经验丰富的肝脏外科医生在内的 MDT 专家组共同讨论并制订治疗策略。结直肠癌肝转移患者的分组治疗是"个体化"诊治理念的体现：对可切除或潜在可切除的结直肠癌肝转移患者，以增加肿瘤 R_0 切除率和提高生存率为目标；而对于不可切除的结直肠癌肝转移患者，则以改善肿瘤相关症状和提高生活质量为目标。

（二）结直肠癌肺转移

1. 概述

复发和转移是结直肠癌患者最常见的癌症相关死亡原因，对于伴有远处转移的结直肠癌患者，肺是仅次于肝脏的常见远处转移靶器官。肺转移往往通过血行转移而来，是全身转移的一部分，肺转移患者常常合并多器官广泛转移。因此，有学者认为，肺转移灶是肝脏转移灶进一步发展和转移所致。但是，临床上也有一些病例的肺转移是以孤立性转移病灶的形态存在的。目前，结直肠癌患者伴随同时性肺转移的发病率为 2% ~18%，约有 10% 的结直肠癌患者在行根治术后发生肺转移。结直肠癌肺转移可分为同时性肺转移和异时性肺转移。同时性肺转移是指在发现原发性结直肠癌的同时发生肺转移；异时性肺转移是指在原发性结直肠癌治疗完成后所发生的肺转移。肺转移灶可单发，也可多发；可局限于单侧肺脏，也可累及双侧肺脏。

2. 诊断

结直肠癌肺转移的诊断主要根据病史、临床表现及影像学资料。早期肺转移患者一般无明显症状，晚期肺转移患者可出现咳嗽、胸痛、咯血、发热等症状，如转移病灶侵犯胸膜，也可出现胸腔积液。一般结直肠癌首诊检查或手术后复查时发现的肺转移灶，常位于肺外周和胸膜下。

胸部 X 线片和 CT 检查是肺转移重要的筛查手段。X 线片常表现为单肺或双肺、单发或多发性结节或空洞，仅有 1.8% ~ 12.0% 的肺转移灶是可切除的。肺转移灶 CT 多表现为粟粒样、单发或多发、大小不等、密度均匀、轮廓清楚的结节影，以中下肺为主。CT 易发现位于肺周边、直径 <3 mm 的小病灶，特别是多发的位置较低的结节，并且可以确定解剖部位，对于此类病灶 CT 的检出率高于 X 线片。因此，NCCN 指南、ESMO 指南和 CSCO 指南，已将胸部 CT 作为结直肠癌术前分期的常规检查之一。在 2017 版 ESMO 指南 M 分期中，删除了"胸部 X 线片"这一检查项目。而在 2017 版 CSCO 指南中，对于 M 期，更是将胸、腹、盆强化 CT 作为推荐的检查项目。如胸部 X 线片和 CT 诊断均困难，可行 CT 引导下经皮肺穿刺活检术，其诊断的特异性和敏感性均在 90% 以上。近年来，随着对肺转移瘤生物学行为认知的提高，以及影像学技术的发展，PET 和 PET/CT 已被广泛运用于临床，肺转移瘤的诊断率有了明显提高。PET 和 PET/CT 对肺转移瘤的诊断特异性高（99.1%），特别是对直径 >9 mm 的结节，但由于费用较高，不推荐将其作为结直肠癌患者的常规检查。

3. 治疗

目前，结直肠癌肺转移患者的治疗以化疗为主，其他治疗手段有手术治疗（包括传统手术和胸腔镜手术）、RFA 和 SBRT。不幸的是，仅有 1% 的结直肠癌肺转移患者适合手术治疗。手术治疗仅仅适用于选择性病例，而单个肺转移病灶被认为是手术指征。对于存在 2 ~ 3 个肺转移灶的患者是否行手术切除仍存在争议，部分学者建议扩大手术适应证。术后复发同样是肺转移灶手术切除治疗后需面临的问题，对于选择性病例，可以再次行手术切除，这部分患者会有较长的生存时间，从某个角度可以解释肺转移灶切除术后患者生存时间延长。肺转移灶切除术后患者的生存率，与转移的数目及其出现的时间密切相关。肺转移灶数目越少，原发灶切除术与转移灶切除术间隔时间越长，患者生存率越高。一项对欧洲胸外科医师学会（ESTS）成员进行的调查显示，86% 的胸外科医师认为，肺转移灶的切除数目是没有明确上限的。

（1）内科治疗：文献报道称，结直肠癌肺转移单纯化疗患者生存时间不超过 24 个月。随着靶向药物（西妥昔单抗和贝伐珠单抗）的开发以及与联合化疗的应用，已很难明确全身化疗和手术治疗对结直肠癌肺转移患者总体生存的作用。故全身化疗常作为术后辅助治疗方法，选用多种化疗药物组成联合化疗方案。2010 年发起的 PuIMiCC 临床随机对照试验，随机给予结直肠癌肺转移患者单纯化疗或手术联合化疗，以确定手术切除肺转移病灶能否延长患者生存时间、改善生活质量。目前该研究仍在英国和欧洲招募患者，我国河南省肿瘤医院有幸参与了该临床试验研究（该研究采用的局部治疗方法包括影像引导下热消融、RFA、冷冻消融术、微波消融术及激光消融术和手术切除）。该研究设计的现实基础是，在临床实践中，绝大部分结直肠癌肺转移患者因为自身特征、肿瘤生物学行为而未行转移灶切除术，仅有少部分人选择了手术治疗。试验的全部细节可在皇家布朗普顿医院研究中心网站上查看。2020 年为观察终点，结果值得期待。

（2）外科治疗：当影像学可以明确诊断时，即可作为手术依据，不需要再进行组织病理和经皮穿刺活检。当影像学提示转移灶不典型等情况时，可通过组织病理学检查对转移灶加以证实，或通过密切观察加以佐证。随着治疗技术的不断发展，人们对结直肠癌肺转移的认识不断深入，外科手术治疗肺转移灶已在临床实践中广泛开展。

目前，国内外对结直肠癌肺转移灶需进行手术治疗基本达成了共识。手术治疗原则：①患者原发肿瘤必须能根治性切除；②肺外有不可切除病灶者，不建议行肺转移病灶切除术；③肺转移病灶切除后必须能维持患者肺功能；④部分患者可以考虑分次切除（选择性病例：术中可能保护正常肺组织，如果情况允许，推荐采用胸腔镜操作，为以后再次手术提供基础）；⑤可同期或分期处理肺外可切除转移病灶。结直肠癌肺转移灶切除的时机尚无定论。①即刻手术，可避免可切除病灶进展为不可切除病灶，或者出现肿瘤播散；②延迟手术，因肺的多发转移较常见，故对单个微小结节可留3个月的窗口观察期，以避免重复手术；③对于可同期切除肺转移灶和肝转移灶的患者，如患者身体情况允许可行同期切除术，对于不能耐受同期切除的患者，建议按"先肝后肺"的顺序切除。

1）传统手术：手术方法的选择取决于肿瘤组织类型、数量、位置和疾病分期等因素。传统手术常用的方式主要为肺楔形切除术，其次为肺叶切除术、肺段切除术和全肺切除术。文献资料显示，临床上最常采用肺楔形切除术，因其可以保留足够的肺功能，预防术后肺衰竭的发生，尤其适用于多发肺转移灶和伴有肺源性心脏病的结直肠癌患者。同时，也可为以后再次行肺切除术保留足够多的正常肺组织。肺门或纵隔淋巴结转移是肺转移灶切除术后预后不良的重要因素。Welter等报道，伴有肺门或纵隔淋巴结转移的结直肠癌肺转移患者术后5年生存率为0，因此认为，伴有肺门或纵隔淋巴结转移的结直肠癌肺转移患者不适合行手术切除。目前，对于肺转移患者是否有必要行系统的淋巴结清扫，少有报道。

2）微创手术：20世纪90年代，电视辅助胸腔镜手术（VATS）能够在尽可能保留肺组织的前提下，完成肺外周病变的楔形切除术。医生进行VATS需要一定的学习过程，且手术费用昂贵；早期VAST推广相对困难，主要因为术中病灶难以被发现而另行开胸手术比例较高。但随着CT影像技术的发展，以及术前CT引导下导丝定位针定位、亚甲蓝标记、通过胸腔镜操作孔进行术中手指触摸和仪器定位、术中超声定位等技术的应用，目前VATS被广泛应用于对肺转移灶的治疗。该手术方式具有良好的操作视野，可降低手术操作对机体的损伤，缩短患者术后恢复时间，在减少并发症、缩短住院时间以及疗效方面与传统手术相当。

纳米激光切除：适用于多发肺转移灶或转移灶位于深层的患者。

结直肠癌患者肺转移灶切除后复发率高，如复发病灶可切除且患者具备手术条件，可进行二次甚至多次切除手术。切除手术能够有效延长生存时间。

（3）射频消融（RFA）：RFA首次开展临床应用是用于治疗原发性肝癌。随着射频医疗器械的发展，目前可仅使用一根射频穿刺针进入病灶处就能产生直径为1.5~2 cm的超高热区域。对于最大直径<3 cm的肺转移灶和远离大血管的肺转移灶，RFA能够表现出良好的局部控制率（约为90.1%）。但是当肿瘤邻近大血管或直径>3 mm时，该疗法常失败。有文献报道，采用RFA治疗结直肠癌肺转移，患者3年生存率约为50%；对于肺转移灶直径<3 cm，且无肺外转移的患者，3年生存率高达78%。

RFA治疗的适应证包括：①原发肿瘤已行或可行根治性切除术，无局部复发；②高龄患者、合并心脑血管疾病患者，以及经历多次手术打击，体质虚弱，难以再次接受手术治疗的患者；③肺转移灶数目≤3个，肺转移灶直径<5 cm；④肺转移灶位于肺外2/3带，远离纵隔区。

RFA治疗的并发症包括：气胸、胸腔积液、脓胸、咯血、胸痛、咳嗽、肺脓肿、发热及胸膜炎等，无死亡病例报道。

（4）立体定向体部放疗：对于不适合手术或消融治疗的肺转移患者，SBRT能提供良好的局部控制率和可接受的并发症发生率，可作为一种替代治疗方案。

（5）其他局部治疗：影像引导下热消融（IGTA）、冷冻消融术、微波消融术和激光消融术对结直肠癌肺转移的治疗效果，期待PuIMiCC临床研究在2020年终止后的结果报告。

（三）结直肠癌卵巢转移

1. 发生机制

卵巢转移是结直肠癌转移的一种特殊形式。1896年，由Krukenberg首先提出，临床上称为库肯勃瘤，特指起源于消化道、镜下表现为黏液特性的转移性卵巢癌。转移性卵巢癌占所有卵巢癌的9.5%~28%，其中，28.6%~37.0%的转移性卵巢癌源于结直肠癌。目前有关结直肠癌卵巢转移的机制尚不明确，一般认为结直肠癌的转移途径可能有直接侵犯、淋巴转移、血行转移及腹腔种植转移等。

（1）直接侵犯：原发肿瘤位于盆腔，邻近卵巢时，可以通过直接侵犯卵巢的方式形成转移灶。原发的乙状结肠癌、上段直肠癌或回盲部癌均可通过直接侵犯方式转移至卵巢，术中探查可以发现原发肿瘤与转移灶粘连明显。

（2）淋巴转移：卵巢具有网状组织结构丰富的淋巴管，与腹膜后淋巴结和腹主动脉旁淋巴结均有交通支。癌细胞可阻塞淋巴导管的上行道路,进而引起淋巴回流,淋巴回流将癌细胞带到盆腔淋巴结和腹主动脉旁淋巴结,而卵巢的淋巴回流通道紧靠这些区域,所以容易形成卵巢转移。证据如下:①大部分卵巢转移灶为双侧转移灶;②因转移灶存在而增大的卵巢通常为原来的形状,且在包膜内生长;③卵巢转移患者常合并输卵管转移,且镜下表现为淋巴管内癌栓,而外观却往往正常,这表明输卵管转移不是卵巢转移癌的直接侵犯或蔓延,而是两者可能存在共同的来源和转移途径。

(3)血行转移:结直肠癌卵巢转移常见于中青年女性患者,且多见于绝经前,绝经后患者的卵巢转移率较绝经前和围绝经期患者低。卵巢与机体的血运交通丰富,癌细胞易通过血行途径转移至卵巢。绝经前女性卵巢生理功能活跃,血运丰富,有利于癌细胞的种植生长。也有证据支持此种理论:①对于早期结直肠癌患者(即肿块未浸润肠壁全层或肠周者,或系膜淋巴结无转移者),也发现有卵巢转移灶的存在;②双侧卵巢常同时出现转移灶;③转移灶常在卵巢实质内发生,生长在卵巢包膜上的比较少见。

结直肠癌转移途径并非孤立存在,有时可通过几种不同的途径转移到卵巢。主要转移途径是通过淋巴转移和血行转移;一些晚期结直肠癌也可穿出黏膜经腹水运送,种植于卵巢,或是通过直接侵犯转移至邻近卵巢。

2. 临床表现和诊断

同早期卵巢癌一样,卵巢转移癌往往没有明显的症状,有症状也不十分典型,如不明原因的下腹痛、腹胀以及体重下降等。除原发肿瘤的临床表现之外,结直肠癌卵巢转移患者常见的临床表现主要有腹痛和腹部包块、腹水以及阴道不规则出血等。

(1)腹痛和腹部包块:腹痛和腹部包块是结直肠癌卵巢转移患者的常见症状。患者就诊时的首发症状也与结直肠癌卵巢转移有关,其中临床表现仅有大便性状改变者的卵巢转移率最低,而仅出现腹部症状者的卵巢转移率最高。据统计,高达45%的结直肠癌卵巢转移患者被误诊为原发性卵巢癌,主要是由于大部分患者的卵巢转移灶巨大,压迫了附近的脏器,从而导致首发症状为腹痛或腹部包块等非特异性症状。

(2)腹水:腹水在结直肠癌卵巢转移患者中非常常见,其形成的原因目前尚未明确。术后常规病理检查时常常发现淋巴管内存在癌栓和间质水肿,而淋巴回流导管的阻塞可能是癌性腹水的主要原因。另外,卵巢转移灶的肿瘤组织可能会产生一部分癌性腹水。

(3)阴道不规则出血:部分结直肠癌卵巢转移患者可出现阴道不规则出血或绝经后出血等症状。

结直肠癌卵巢转移不典型症状,临床上较为少见,易被忽视,也易造成漏诊和误诊。一些患者以卵巢转移癌的症状和体征来院就诊,因此易忽略原发性肿瘤。对于首诊为结直肠癌的女性患者,应该常规进行盆腔检查,并结合影像学检查排除是否已发生卵巢转移。而对于初步诊断为卵巢癌的患者,应考虑转移性卵巢癌的可能,需进一步追问各系统病史,并考虑到为结直肠癌卵巢转移的可能,必要时可行肛门指诊检查和肠镜检查明确诊断。

运用免疫组化技术检测 CK7、CA125、Vim、CK20 等免疫标志物的表达状态,对于鉴别诊断原发性卵巢癌和转移性卵巢癌具有一定意义。研究表明,原发性卵巢癌患者 CK7、Vim、CA125 表达呈阳性,CK20 表达呈阴性,而转移性卵巢癌患者 CK20 表达呈阳性,Vim、CA125 表达往往呈阴性。

另外,在行结直肠癌根治术中,可以有针对性地探查卵巢,并且在术后给予积极的妇科、盆腔检查以及相关指标的定期监测,有助于卵巢转移癌的早期诊断和及早治疗。

3. 治疗

迄今为止,国内外对于结直肠癌卵巢转移患者的治疗方案尚未达成一致。结直肠癌卵巢转移患者往往伴有其他器官转移,如肝、盆底腹膜、大网膜、肺等,属于疾病晚期,预后较差,疗效不佳,手术干预的地位也备受争议。有研究表明,结直肠癌卵巢转移患者手术组的平均生存时间要长于未手术组,差异有统计学意义。因此,对于结直肠癌卵巢转移患者,在控制原发肿瘤的前提下,建议创造机会积极进行手术治疗。

目前,手术治疗主要分为根治性手术、姑息性手术和预防性手术。

如果原发灶已经切除或者可同期切除，而卵巢转移灶又相对局限，可以完整切除时，应该尽量争取切除转移灶以达到肉眼无残留或减少肿瘤负荷，可行双附件＋子宫全切除术。对于年轻女性，术中探查如果一侧卵巢已经发生转移，而另一侧卵巢正常时，是否必须行双附件切除术有待于进一步探讨。当结直肠癌卵巢转移患者合并其他器官（如肝、肺、骨、网膜及盆底腹膜等）转移时，不能盲目扩大手术范围，手术目的应以减瘤为主，例如切除巨大肿块减轻压迫症状，兼顾改善患者生存质量。

目前，对于预防性卵巢切除术的争议较大。对于结直肠癌卵巢转移患者来说，根治性切除术能延长患者的生存时间。但是对于无卵巢转移患者，在行结直肠癌根治性手术时，是否预防性切除双侧卵巢应当注重个体化处理。对于术中发现卵巢异常或卵巢与原发肿瘤粘连明显的患者、绝经后妇女、中晚期结直肠癌的绝经前妇女及结直肠癌卵巢转移高危人群，可考虑行预防性卵巢切除术。在绝经前行卵巢切除术，患者会出现围绝经期综合征等并发症，因此对术中确认卵巢正常，尤其是处于生育年龄的患者，应尽量保留患者子宫和双侧附件，术后定期随访，如进行 CA125 和盆腔 CT 等必要的检查。

（曾　杰）

第八章

膀胱肿瘤

第一节　膀胱癌

膀胱癌在男性是继前列腺癌、肺癌和直肠癌以后排名第4位的最常见的恶性肿瘤之一。在欧洲和美国，膀胱癌占男性恶性肿瘤的5%~10%。年龄75岁以下的男性膀胱癌发病危险度为2%~4%，女性为0.5%~1%。在欧洲，意大利北部、西班牙和瑞士日内瓦男性发病率最高，为30/10万，英、德、法发病率居中。1973~1999年，上海市肿瘤登记处共收集到新发老年膀胱癌病例7 535例，其中男性5 709例，女性1 826例。普遍认为男性与女性的发病率的差异与他们的生活习惯和职业相关（两者是公认的明确的膀胱癌的危险因素）。但也有学者认为在过去的几十年中，女性加入男性的工作环境并且女性社会习惯有所改变，这使得她们暴露于职业和环境的致癌因素中，所以不能用简单的生活习惯和职业环境的差异来解释男性膀胱癌高于女性。

研究发现了一些与生活方式和饮食有关的风险因素，如低热量饮食、某些脂肪、增加水果和某些蔬菜的摄入可能降低膀胱癌的患病风险。食物中的硒可能降低膀胱癌的患病风险，这个效应在非吸烟者中尤其显著。维生素A对膀胱癌患病风险的影响目前还不清楚，一些资料显示长期补充维生素C可能有利于降低膀胱癌的患病风险，维生素E可能也有保护作用。非选择性（如非甾体抗炎药）和选择性环氧化酶-2（COX-2）抑制剂能够降低膀胱癌的风险。一项流行病学研究显示长期规律应用非甾体抗炎药者与不规律或不用非甾体抗炎药者相比患膀胱癌的风险下降了20%，在应用乙酸类非甾体抗炎药物（如吲哚美辛和舒林酸）者中这个作用最显著，患病风险下降了约50%。我国存在的主要问题是缺乏膀胱癌患病低风险因素的流行病学研究和前瞻性的膀胱癌预防研究。

一、病理

在临床实践中，膀胱肿瘤的分类是以其组织细胞类型、分化程度即分级及其浸润深度（分期）为依据。构成膀胱的任何组织均可发生肿瘤，所以从组织发生学来说，膀胱肿瘤可分为两大类，即源于上皮组织和非上皮组织即间叶组织的肿瘤。

1. 病理分型

（1）原位癌：是一种特殊的移行上皮性肿瘤。开始时局限于移行上皮内，形成稍突起于黏膜的绒毛状红色片块，不形成乳头状肿块，不侵犯基底膜，但细胞分化不良，往往为M级，细胞间的黏附性丧失，癌细胞容易脱落，故尿细胞病理学检查阳性率可高达80%~90%。在我国，由于没有普遍开展膀胱黏膜多处活检和膀胱切除标本连续切片病检，原位癌的检出率明显低于其他发展国家，对其认识也有待进一步提高。

（2）乳头状瘤：多数为表浅 T_a 及 T_1 期肿瘤，乳头短，融合，深红色或褐色，或间有灰白色坏死组织，广基或短蒂，膀胱内注水时肿瘤活动很少，附近黏膜增厚、水肿、充血，表示肌层有浸润或淋巴管有梗阻。

膀胱乳头状瘤是一种临床上和病理方面都容易发生混乱的诊断名词。其发病率在移行上皮性肿瘤中差异很大（3%～40%），究竟属良性或恶性肿瘤各家意见也不一致，如国内吴文斌（1991）认为是良性肿瘤，而在美国则将其归类于移行细胞癌。发病率的差异主要是诊断标准不一致之故。过去，泌尿外科医师和病理学家常用乳头状瘤这一术语来表示上皮起源的外生性肿瘤，甚至包括基质浸润的膀胱肿瘤。目前，这一术语仅用于由形如正常的移行上皮所构成的纤细乳头簇状肿物。从组织上看，乳头状瘤起源于正常膀胱黏膜，像水草样突入膀胱腔，具有细长的蒂。瘤体直径很少超过 2 cm，肿瘤上皮的基底层分界清楚，无浸润征象，细胞层次虽有增多（5～7层），但无异型性，应属良性病变。但是从肿瘤的生物学行为看，乳头状瘤有复发的倾向，5 年内复发率为 60%，且其中一部分肿瘤复发很快，肿瘤恶性程度及范围逐步增长，或发生肌层浸润，故应视为恶性肿瘤。也有学者认为乳头状瘤属交界性肿瘤。因此，应严格掌握乳头状瘤的诊断尺度。

（3）移行细胞癌：占上皮性肿瘤的 90%。组织病理学显示移行细胞层次增多，形成黏膜的乳头状瘤簇，细胞从基底到表层缺乏正常的分化，极性丧失，或出现瘤巨细胞，胞核深染，核胞浆比例增大，染色质集聚，有丝分裂象活跃。

其中乳头状癌占绝大多数，约为 70%。肿瘤大小不等，单个或多发，瘤体直径自几毫米到几厘米；有时形成巨大肿块，占据膀胱，往往有瘤蒂或集簇形成广基。瘤体血管丰富，组织脆弱，部分瘤体可破裂，随尿液排出。乳头状癌通常分化良好，没有肌层浸润，预后较好。实体性癌占 10%，表面不平，没有明显的乳头，呈结节状，基底宽，无瘤蒂，早期向深层浸润，细胞分化不良，预后不佳。20% 的移行细胞癌为乳头状和实体性的混合型。

浸润性癌常为 T_3、T_4 期，块状隆起，无蒂，境界不清，表面褐色或灰白色，上覆灰绿色脓苔或有磷酸盐类沉淀，肿瘤坏死处形成溃疡，边缘隆起并向外翻，肿瘤为结节团块状，膀胱容量缩小，与肿瘤相邻黏膜皱缩水肿，充血或出血（往往伴严重的膀胱刺激症状），尿液浑浊，可见肿瘤脱落的"腐肉"样坏死组织。

2. 恶性程度

膀胱肿瘤的恶性程度以级"grade"来表示。最早采用的是 Broder（1922）4 级法。目前普遍采用 WHO 3 级法，根据瘤细胞的间变程度将其分为分化良好、中度分化和分化不良 3 级，用 grade 1、2、3 或 grade I、E、M 分别表示。以膀胱移行细胞癌为例，I 级癌指瘤细胞分化良好，移行上皮层次多于 7 层，细胞呈轻度间变和多形性，核胞浆比例增大，从基底到表层细胞的成熟轻度紊乱，有丝分裂象偶见。E 级癌的瘤细胞从基底层到表层的成熟高度紊乱，极向丧失，核胞浆比例明显增大伴核多形性，核仁粗大，有丝分裂象较常见。M 级癌为低分化型，核多形性显著，有丝分裂象多见，瘤细胞与正常移行上皮几乎无相似之处。

3. 浸润深度

膀胱肿瘤的分期指肿瘤的浸润深度及转移情况，是判断膀胱肿瘤预后的最有价值的参数。目前有两种主要分期方法，一种是美国的 Jewett-strong-Marshall 分期法，另一种为国际抗癌协会（UICC）的 TNM 法（T 指肿瘤本身，N 代表淋巴结，M 代表转移）。

二、临床表现

血尿肉眼可见是膀胱癌最常见的症状，尤其是间歇性全程无痛血尿。血尿出现在整个排尿过程，不是开始血尿和终末血尿。80% 患者就诊时有血尿，17% 血尿严重，但也有 15% 可能开始仅有镜下血尿。膀胱尿路上皮肿瘤除乳头状良性肿瘤外，几乎都有血尿，至少是镜下血尿。在临床上肉眼血尿的患者大约有 1/3～1/2 最终诊断为膀胱癌。血尿呈间歇性发生，也可持续存在，间隔时间由数日至数月不等，一般早期间隔时间较长，随病情发展逐渐缩短间隔期。血尿可表现为洗肉水样，伴有不规则或片状血块，甚至大量血块充满膀胱。出血严重者可发生失血性贫血。

膀胱癌起始症状可以为尿频、尿急、尿痛，即膀胱刺激症状，约占 10% 左右，可能为广泛的原位癌或浸润性癌，尤其是病变集中在三角区。由于癌肿损害膀胱防御感染的功能，而且癌肿类似膀胱内异物，妨碍感染消除，故 40% 的膀胱癌伴有尿路感染。广泛原位癌或浸润癌可首先出现明显的膀胱刺激症状，甚至发生急迫性尿失禁，耻骨上区、阴茎及会阴部疼痛。有膀胱刺激症状或排出过"腐肉"的膀胱癌，多属晚期或浸润性，预后不良。

膀胱颈部或累及颈部及前列腺的癌肿、颈部附近带蒂癌肿及大块坏死脱落的癌组织，均可阻塞颈口而出现排尿困难。癌肿累及输尿管口，则可出现肾区胀痛、肾输尿管积水、感染、肾功能损害。晚期发生下肢水肿、盆腔肿块，咳嗽、胸痛等转移症状及消瘦、贫血等恶病质症。

凡40岁以上出现无痛性肉眼血尿均应想到膀胱癌的可能。镜下血尿或无血尿有膀胱刺激症状者应进行全面细致而深入的检查。鳞状细胞癌和腺癌为浸润性癌，病程短，恶性度大，预后不良。鳞癌可能因长期膀胱结石引起，一般结石存在二三十年以上，也可能有炎症、尿道狭窄、尿潴留病史。埃及血吸虫病在非洲流行，可以引起膀胱鳞癌。有研究22例膀胱鳞癌，男19例，女3例，平均59.7岁，61岁以上12例，超过半数无痛肉眼血尿20例（90.9%），膀胱刺激症状14例（63.6%），排尿困难3例（13.6%），下腹肿块2例，膀胱结石2例。膀胱腺癌可以发生在脐尿管部位，下腹部有肿块，也有因腺性膀胱炎恶性变引起者。

三、诊断

膀胱癌的诊断不能仅满足于癌肿的存在，还应明确癌肿的大小、数目、位置，并对癌肿性质、恶性程度、浸润深度、转移情况等作出判断。更为重要的是早期诊断，这是提高治疗效果的关键。

1. 尿液检查

癌肿细胞黏着性差，易脱落于尿液。收集新鲜尿液标本离心沉淀后，取其沉渣涂片、固定、染色，在显微镜下对细胞的大小、形状、胞浆和细胞核的形态及其比例进行观察。癌细胞形态失常、体积增大、间变显著、胞浆减少、核与胞浆的比例失调。未分化细胞常成群出现，胞膜边界不清。尿液中癌细胞的出现比临床症状及膀胱镜和其他影像学显示要早，因此可早期诊断或提示癌肿的存在。一般认为，膀胱癌肿患者尿液中癌细胞的存在率在95%以上，但常规尿脱落细胞学检查阳性率较低，约为50%～70%。这种检查对膀胱癌的查出率相对较高，对上尿路癌肿的灵敏度较低。尿液细胞学检查的阳性率与癌肿的恶性程度、组织学类型有密切关系。分化好的乳头状瘤个别细胞可像正常细胞一样或呈不典型细胞。癌细胞分化越好，细胞间黏附力越大，不易脱落，阳性率则低。反之，阳性率越高。Nelson报道移行细胞癌Ⅰ级阳性率仅为10%，Ⅱ级50%，Ⅲ级达90%，原位癌几乎为100%。

NMP-22是细胞核有丝分裂器蛋白，正常人尿中量很少，膀胱癌时上升25倍之多，10 IU/mL以上为阳性，可以预示其复发，其检测膀胱癌的敏感度为70.5%，特异度为75.2%，但在浸润性可达到100%。有学者把NMP-22正常值定于7 IU/mL，则敏感度为81%，特异度为79%。人体每个细胞都有NMP-22，所以还不能算作膀胱癌特异的蛋白。

NMP-22在膀胱癌患者尿液中升高，但其升高值和肿瘤的期和级不相关，膀胱炎也可升高。BTA膀胱肿瘤抗原是测定膀胱癌基底膜蛋白的抗原，当基质破坏时可以检出，尤其是浸润性癌。BTA Stat可以在就诊时立即得到结果，是定性的。BTA Trak是定量的。可以有假阳性，如创伤、尿石、感染等。BCG灌注治疗2年内可降低其特异度28%。

膀胱癌特异性核基质蛋白（BLCA）共9种，其中6种只在膀胱癌组织中表达而在正常人膀胱组织中缺乏，这6种核基质蛋白命名为BLCA-1、2、3、4、5、6。另外3种则只存于正常人的膀胱组织中，命名为BLNL-1、2、3。6种膀胱癌特异性核基质蛋白中的5种（BLCA-1、2、3、4、6）也存在于所有膀胱癌细胞系中，这为探讨膀胱癌新型瘤标提供了新思路并奠定了理论基础。

纤维蛋白降解产物（FDP）：膀胱癌细胞产生血管内皮生长因子，增加周围微血管的通透性，血浆蛋白漏出。凝血因子使纤维蛋白原变为纤维蛋白，经纤维蛋白溶酶使之成为降解产物FDP，对膀胱癌的敏感度为68%，特异度为96%，高于细胞学。

端粒酶开始发现于卵巢癌，近年也用于检测膀胱癌患者尿中端粒酶活性，有研究发现，26例患者有16例（62%），膀胱癌组织中48/56（86%）测出端粒酶活性。而在无恶性肿瘤患者尿液中3 183例测到弱的活性。有报道端粒酶活性在膀胱癌组织中为84%，膀胱冲洗液中为84%，自排尿中为55%。

其敏感性优于细胞学，但特异性次之。端粒酶活性必须是排尿 24 小时以内，至少要 50 个以上的细胞，污染的尿也可影响结果，其应用受到限制。

透明质酸酶从肝产生，进入血循环中变为透明质酸。膀胱癌产生透明质酸酶和浸润有关，膀胱癌 G_2 和 G_3 在 139 份尿标本，其透明质酸酶上升 5 ~ 8 倍。对 G_1 不敏感。

2. 膀胱尿道镜检查

膀胱尿道镜检查是诊断膀胱癌最重要的方法。在膀胱尿道镜下可全面窥视膀胱尿道情况，直接观察癌肿是否存在和癌肿的大小、位置、数目、生长方式、基底部及周围情况等，并可同时取活体组织检查明确病变性质、恶性程度等生物学特性。

原位癌表现为黏膜发红区域似天鹅绒突起，与黏膜充血和增生相似。检查过程中出现膀胱激惹或痉挛常为广泛原位癌的征象。

乳头状肿瘤多数为表浅 T_a 及 T_1 期肿瘤，乳头短，融合，深红色或褐色，或间有灰白色坏死组织，广基或短蒂，膀胱内注水时肿瘤活动很少，附近黏膜增厚，水肿，充血，表示肌层有浸润或淋巴管有梗阻。

表浅乳头状癌呈深红色或灰色，蒂粗而短，限于固有膜或浅肌层，活动度差；表面乳头短粗，充水时活动性差。浸润性乳头状癌呈团块状或结节状，黯红色或褐色，表面无乳头或乳头融合，间有坏死组织，基部宽广，不活动，周围黏膜充血、水肿、增厚等浸润表现。

浸润性癌常为 T_3、T_4 期，块状隆起，无蒂，境界不清，表面褐色或灰白色，上覆灰绿色脓苔或有磷酸盐类沉淀，肿瘤坏死处形成溃疡，边缘隆起并向外翻，肿瘤为结节团块状，膀胱容量缩小，与肿瘤相邻黏膜皱缩水肿，充血或出血（往往伴严重的膀胱刺激症状），膀胱尿浑浊，可见肿瘤脱落的"腐肉"样坏死组织。

普通膀胱尿道镜视角受限，对位于膀胱顶部、前壁及憩室内的癌肿不易发现。可屈性膀胱尿道镜，镜体细而柔软，可在各方向屈曲 180°，对普通膀胱尿道镜视角受限部位的病变可避免遗漏，并减轻患者痛苦。

3. 超声断层扫描（B 超）

膀胱癌的超声断层扫描有 3 种途径：经腹部、经直肠和经尿道（膀胱内）。经腹部途径对膀胱断层扫描可获得癌肿的大小、数目、位置及基底部宽窄的基本图像，对 A 期和 C 期的鉴别提供依据，具有操作简便、无痛苦、可重复进行等优点。但由于骨盆限制了声波脉冲的传导，且受腹壁厚薄、瘢痕、肠道气体和癌肿出血等因素影响，效果较差。但对膀胱癌的筛选、膀胱内其他病变的鉴别（如结石）及膀胱癌治疗后的追踪观察，仍为实用有效的方法。经尿道检查是有创的，需要麻醉，但影像最清楚，分期的准确性优于其他径路。超声检查如果配合尿细胞学检查，只要是肿瘤大于 5 mm，尿细胞学阳性，即可确诊减少手术前膀胱镜检查。

4. 影像学检查

（1）泌尿系平片：在任何膀胱肿瘤患者都应有泌尿系平片和造影。尿路上皮肿瘤很少有钙化影，肾盂癌有 2%，而肾细胞癌有钙化的可以达到 10% ~ 20%。膀胱癌有钙化占 0.69% ~ 6.7%。结节状钙化可能被误认为静脉石或前列腺石。埃及血吸虫病性膀胱壁钙化时，表现为连续的弧线状或环状致密影，发生癌肿时变成不连续状，中断处为癌肿所在。胸部及骨骼 X 线检查可显示膀胱癌的转移灶，有助于癌肿分期。

（2）静脉尿路造影（IVU）：膀胱肿瘤患者必须做静脉尿路造影，一方面了解上尿路有无肿瘤，另一方面了解肾功能情况。有统计表浅膀胱肿瘤存在上尿路肿瘤者占 0.26% ~ 5.9%。静脉尿路造影在膀胱充盈时大约有 65% ~ 80% 较大的肿瘤可能出现充盈缺损，但绝大多数小肿瘤和原位癌造影时不能发现。

（3）膀胱造影：一般不需要，除非疑有憩室或反流时。

（4）电子计算机体层扫描（CT）：CT 检查对膀胱癌的诊断和临床分期是当前无创伤性的最准确的检查方法，可灵敏地查出直径 1 cm，甚至 0.5 cm 的癌肿，通过测量组织密度了解癌肿性质，清楚地显示癌肿浸润膀胱壁的深度，周围组织情况及盆腔肿大的淋巴结。CT 扫描与病理检查对膀胱癌分期的符合率达 90.6%。CT 和超声检查一样，不能发现小于 5 mm 的肿瘤和原位癌，也不能见到输尿管口情况，不能进行活组织检查，对肿大的淋巴结也不易区分是转移还是炎症，但如果其直径大于 1.5 cm，往往是转移病灶。如果淋巴结有转移而淋巴结体积未增大，则容易出现假阴性。

（5）MRI：由于磁共振分辨率高、图像清晰，可做轴面、矢状面、冠状面断层扫描，患者不接受 X 线照射，无需造影剂便可显示血管血运情况等优点，备受重视。对膀胱肿瘤的分期优于 CT 和超声检查。分期准确性可以达到 73% ~ 96%，平均为 85%。对淋巴结转移，三维 MRI 准确性可达到 90%。

盆腔 MRI，T_1 加权像显示盆腔的正常解剖关系，确定癌肿的范围及周围脂肪组织浸润情况，并能明确前列腺病变及其与周围关系，判断淋巴结转移情况。但尿液的信号较低，不易与正常膀胱壁区别。T_2 尿液信号增强，与高信号的盆腔脂肪可共同衬托出低信号的膀胱壁。膀胱在各种断面上显示均好，正常扩张状态的膀胱壁厚 2 mm。膀胱壁肌肉肥厚表现为无信号变化的局限性膀胱壁增厚。黏膜水肿、充血及炎症，在 T_2 可产生区域性高信号，与表浅膀胱肿瘤不易区别。直径大于 2 cm 的膀胱肿瘤 MRI 优于 CT。目前，MRI 尚不能很好地将侵及黏膜同累及浅肌层的肿瘤区别开来，但能很好地显示深肌层浸润情况；对膀胱壁外癌肿浸润有高度敏感性及特异性，表现为膀胱周围高信号脂肪中出现低信号区；邻近器官及盆腔淋巴结转移也能较好地显示，但尚不能辨别肿大淋巴的性质。对膀胱癌的诊断准确率达 64% ~ 95%，高于 CT 扫描，并能显示与前列腺、精囊及周围的关系。

为了影像更清晰可同时应用表面线圈和经直肠线圈。应用快动态造影剂增强 MRI 可以更清晰了解晚期膀胱癌化疗效果。

5. 其他检查

（1）动脉造影：一般不需要。可以发现膀胱肿瘤血管，也可以通过动脉插管进行化疗或动脉栓塞治疗出血。

（2）淋巴造影：一般不用于膀胱癌诊断。MD Anderson 癌中心用淋巴造影检查浸润性癌 91 例，和以后淋巴结病理所见相比，敏感度为 64%，特异度为 100%，假阴性为 9.8%，准确性为 92%。

（3）PET（正电子放射断层造影）：可以发现直径 1 cm 的膀胱肿瘤，一般很少用于膀胱癌诊断。

四、鉴别诊断

鉴别诊断主要是血尿的鉴别。而引起血尿的疾病和原因很多，除泌尿系统及其邻近脏器病变外，还有全身性多种疾病。

1. 肾、输尿管肿瘤

肾、输尿管与膀胱的胚胎学来源相同，其上皮的组织学形态及功能基本相似，上皮性肿瘤的发病原因、生物学行为也相同。肾、输尿管上皮性肿瘤的主要表现为血尿。血尿的特点为无痛性间歇性全程血尿，与膀胱肿瘤相似，而且这类肿瘤可同时或单独存在，须注意区别。膀胱癌的血尿可能伴有膀胱刺激征或排尿不畅，血尿呈片状或不规则形，色多鲜红，可伴癌肿坏死脱落而排出"腐肉"块。而肾、输尿管的血尿不伴有膀胱刺激症状，颜色多黯红，血块为输尿管铸形的条状或块状，无"腐肉"块排出，肾实质癌肿常伴有腰部疼痛及包块。一般经过 B 超、CT、泌尿系造影、膀胱尿道镜检查多能区别开来。但须注意同时存在的多部位尿路上皮肿瘤，切勿顾此失彼，发生遗漏。

2. 泌尿系结核

泌尿系结核多数首先发生于肾脏，以慢性膀胱刺激症状并逐渐加重为主要症状，血尿多出现在膀胱刺激症状之后，特点为终末血尿、量少、常伴有低热、盗汗、乏力、消瘦等全身症状，尿液浑浊并能查到抗酸杆菌。膀胱结核形成的肉芽肿或溃疡有时被误认为癌肿，需经活组织检查加以区别。

3. 尿石症

肾、输尿管结石的主要症状是疼痛。血尿轻微，表现为疼痛后镜下血尿或轻微肉眼血尿，而疼痛常在活动或劳动后发生。除伴有感染和膀胱及输尿管膀胱壁段结石外，一般无膀胱刺激症状。经 X 线、B 超检查容易与膀胱肿瘤区别。但结石对局部黏膜损害和长期慢性刺激，可使具有较强的增生和再生能力的移行上皮发生增生改变、乳头状增生、鳞状化生，最后导致鳞状细胞癌。癌肿发生后血尿量明显增加。有学者经治 5 例尿石症伴发鳞状上皮癌（膀胱 3 例、肾盂 2 例），均有明显血尿。因此，对长期尿石症，特别是出现明显血尿者应想到癌肿发生的可能，经尿细胞学、X 线及活组织检查等确诊。

4. 非特异性膀胱炎

多为已婚妇女，起病急、病程短，主要症状为尿频、尿急、尿痛、尿液浑浊，血尿发生于严重膀胱刺激症状之后。

5. 腺性膀胱炎

腺性膀胱炎与膀胱癌的关系尚难以确定，有少数转变为膀胱腺癌的报道，两者的临床表现相似，膀胱镜窥视时常难以区别，常需活组织检查确诊。

6. 放射性膀胱炎

发生于盆腔癌肿放疗后，一般于放疗 2 年内出现，也可于 10 年后出现。主要症状也为无痛性血尿，有时膀胱内出现溃疡和肉芽肿。放疗也是膀胱癌的原因之一，故膀胱内出现溃疡和肉芽肿时需经活组织检查确诊。

7. 前列腺癌

主要症状为排尿困难，血尿为癌肿浸润膀胱时出现。经直肠指诊、B 超、CT、活组织检查可确定前列腺癌及是否累及膀胱等邻近组织。

8. 前列腺增生症

前列腺增生症最早的症状是尿频，主要症状为进行性排尿困难。前列腺黏膜上毛细血管充血及小血管扩张并受到增大腺体的牵拉，当膀胱收缩时可出现血尿，继发感染、结石时血尿加重，偶尔出现大量血尿，多为一过性。但尿液潴留是膀胱癌的诱因，有学者报道有前列腺增生症和癌肿同时存在或前列腺手术后短期发现膀胱癌肿的病例。因此，前列腺增生症出现明显血尿者，应进行尿细胞学、B 超、膀胱镜检查，确定是否存在癌肿。

五、治疗

膀胱癌的生物学习性差异很大，临床过程复杂，而且为一连续复杂的变化进程，这种自然发展规律又可受到多种因素的影响而改变。因而，膀胱癌的治疗较为复杂。膀胱癌的治疗应依据细胞的分化、浸润程度及范围、全身情况等综合分析，制订合理的治疗方案，选择适当的治疗方法。并且根据治疗反应、病情发展变化及时进行调整，L_2 期能获得最好的治疗效果，提高患者生活质量。

膀胱癌的治疗方法很多，目前仍以手术治疗为主，辅以放疗、化疗、免疫治疗的综合治疗。治疗的基本原则为表浅性膀胱癌尽量保留膀胱，浸润性膀胱癌施行全膀胱切除术。

（一）膀胱原位癌的治疗

膀胱原位癌分为原发性原位癌和继发性原位癌两类。原发性原位癌的生物活动变化多端，自然过程难以预测。有些病程长达 10 年以上不出现浸润，而另一些则可能迅速发展成为浸润癌。一般认为绝大多数均有发展浸润的潜势，早期可无任何症状，逐渐出现膀胱刺激症状。对偶然发现、无症状的原发性原位癌，应用卡介苗（BCG）、丝裂霉素等药物膀胱内灌注，治疗 6 ~ 12 个月观察；不出现膀胱刺激症状、尿癌细胞学检查阴性、活组织检查癌肿消失者，继续膀胱内药物灌注至 2 年；对出现膀胱刺激症状、尿细胞学检查及活组织检查持续阳性者，应施行膀胱全切除术；有膀胱刺激症状的原位癌，膀胱内药物灌注治疗 6 ~ 12 个月，症状消失、尿细胞学检查和活组织检查阴性者，继续治疗至 2 年；症状改善，尿及活组织检查仍阳性者，可继续药物治疗 6 ~ 12 个月，随访观察处理；症状无改善，尿及活组织检查仍阳性者，则施行膀胱全切除术。

继发性原位癌，也称为癌旁原位癌，即在膀胱周围或远处，外观正常或异常黏膜处活组织检查证实有原位癌。继发性原位癌多发生于高分级、高分期及多发性膀胱癌，发展为浸润癌的概率高（40% ~ 83%），预后不良。在手术前或手术中活检证实有继发性原位癌的膀胱癌须扩大手术切除范围或施行全膀胱切除术。对保留膀胱或手术后发现的继发性原位癌，应积极治疗，严密监测；保守治疗失败，则及早行膀胱全切除术。

全身化疗及体外放疗，对原位癌治疗效果不明显。近年来，国外有用放射性铀、金、锶做插置放疗或镭膀胱内放疗及激光血卟啉膀胱内光敏技术治疗原位癌的报道。病例及经验尚少，需进一步观察。

（二）表浅性膀胱癌的治疗

1. 经尿道电切术

经尿道电切除术（TUR）已成为表浅性膀胱癌的主要治疗方法。具有损伤轻、痛苦少、治疗范围广、住院时间短、并发症少、手术病死率低、可重复施行等优点。但术后不进一步治疗的患者约有50%～70%的复发率，其中5%～25%复发癌肿的分级分期增加。经尿道手术时必须全面检查尿道、前列腺和膀胱全部肿瘤数目、大小、部位，膀胱颈和输尿管口有无病变，形态是乳头状还是广基。肿瘤以外存在天鹅绒样红色斑点即可疑原位癌病变。有时原位癌位于三角区白色增厚似鳞状化生，术时应切除。

非常小的肿瘤宜先用活组织钳去除，再取肿瘤基底部组织送病理学检查，然后局部电灼或电切至肌层。

较小的乳头状癌（＜1 cm）完整切除能够冲吸出来者，可先从蒂部将癌肿切除，再切除基底及周围正常组织至肌层。切割面仔细止血。癌肿较大、完整切除不能冲吸出者，应电凝蒂部、阻断血管，再切除瘤体，以减少出血，最后切除基底及周围组织。若癌体遮盖蒂部、可用电切环推移瘤体，显露蒂部进行电凝。

膀胱顶部癌肿，膀胱充盈后位置升高，切割操作困难，可减少膀胱内灌注液量，以黏膜刚舒展可看清癌肿为度，同时助手下压膀胱顶部，即可顺利切除。切除膀胱侧壁癌肿时，注意膀胱充盈后癌肿与水平线成弧形角度，应采用弧形法切除，避免膀胱穿孔；并应常规做闭孔神经封闭，以防刺激闭孔神经引起内收肌剧烈收缩跳动而发生意外。

经尿道手术并发症很少，膀胱穿孔可见到脂肪，发生在穹隆部，因膀胱膨胀，膀胱壁变薄，可有尿外渗、麻醉过后腹痛。膀胱造影即可证实，留置尿管7～10天。其他并发症如切除不完全、损伤膀胱颈、尿道、闭孔神经损伤、出血。在与输尿管口相近处手术宜用电切不要用电凝，避免损伤输尿管口。后期并发症为膀胱挛缩、出血。

2. 膀胱部分切除术

膀胱部分切除术一般应采用TUR手术，如缺乏设备和技术训练，部分切除手术结束时应用蒸馏水冲洗，可以减少伤口种植。膀胱部分切除术的范围应包括癌肿及基底部膀胱壁和至少距离癌缘2 cm的黏膜及膀胱壁，邻近的可疑部位一并切除。同时行随机多处活组织检查。对其他部位可疑处，取活组织标本后电灼。

任何保留膀胱的手术治疗，包括TUR、电灼、膀胱部分切除术，2年内复发率为13%～70%，故术后均应进行膀胱内化疗药物或免疫抑制剂灌注治疗，尤其对原位癌患者。并须严密随访，每3个月复查膀胱镜及尿细胞学检查1次，持续2年；每半年1次，持续2年；以后每年进行1次。并应定期检查上尿路，施行B超或排泄性尿路造影，因膀胱癌患者约2%～5%可发生上尿路癌肿，并且不一定出现血尿或尿癌细胞阳性。

3. 膀胱灌注化疗和免疫治疗

膀胱灌注是为了表浅膀胱癌术后预防或延长肿瘤复发以及肿瘤进展，消除残余肿瘤或原位癌，其原理至今仍不清楚。由于多数化疗药对细胞周期中有特异，重复灌注优于单次。对于尿路上皮肿瘤细胞同期选择灌注时间是很难的，每周、每月灌注是实用的，但从细胞周期、分子生物学看是不理想的。膀胱内化疗药物灌注治疗，始于1961年Jones和Swinney成功应用膀胱灌注治疗和预防表浅膀胱癌。随后相继应用丝裂霉素、阿霉素、顺铂、喜树碱、乙环氧甘醚等，均取得较好效果。膀胱内灌注化疗药物的作用为抑制核糖核酸复制，抑制DNA合成酶，抑制细胞有丝分裂，产生细胞毒性作用，还可杀伤术后存留在尿路上皮的癌细胞。可用于表浅膀胱癌的治疗和预防癌肿复发。主要不良反应为药物吸收所致的全身毒性反应。理想的灌注药物应有直接抗恶性移行细胞作用，无特殊药物作用时相及全身毒性最小。

灌注前尽量少饮水，以减少尿对灌注药物的稀释。药物的 pH 可能影响其稳定性及疗效，丝裂霉素（MMC）pH 在 5.6 ~ 6.0 最好。在有创伤或感染时，灌注延迟 1 周，因创伤和炎症可能全身性吸收。灌注药物后拔除导尿管，经 1 ~ 2 小时，毒性反应与药物浓度和留置时间相关，长时间留置可增加毒性。持续的小剂量灌注比间断灌注效果好。膀胱灌注的特点是全身吸收少，反应小，但其缺点是插导尿管，膀胱内局部刺激。一般每周 1 次，共 7 ~ 10 次。也有每月或 3 个月灌注 1 次，共 1 ~ 2 年者。

（1）塞替哌：分子量 189，膀胱可以吸收，膀胱可吸收分子量小于 200。塞替哌 30 ~ 60 mg/W × 6，1 个月 1 次 × 12。早年开始应用时灌注 3 小时，1/3 可吸收，25% 白细胞或血小板下降。

（2）阿霉素（ADM）：是主要作用 S 期的抗癌药，分子量 580，不能为膀胱吸收，所以罕有吸收和全身反应。剂量 30 ~ 100 mg 膀胱灌注。不良反应主要是化学性膀胱炎（4% ~ 56%）、过敏反应（0.3%）、胃肠反应（1.7%）、发热（0.8%），停药后即消退。日本 606 例药物引起膀胱炎 30%（短程治疗），长期方案 20%。有报道长期治疗后个案有挛缩膀胱。膀胱灌注阿霉素治疗膀胱乳头状肿瘤有效率为 28% ~ 56%。治疗原位癌 63%，原位癌有 34% 完全消退。有报告比较 50 mg/W × 6，和以后每月 1 次，共两年，发现并不提高疗效。

（3）丝裂霉素（MMC）：在我国应用较广。分子量 329，极少吸收。每次灌注 20 ~ 60 mg，不良反应为白细胞和血小板减少。

（4）表阿霉素（EPI）：疗效与阿霉素相似。其他 Epodyl、顺铂、米托蒽醌、吡柔比星（Pirarubicin）等应用的病例尚少，还不能证明优于常用的灌注药物。

（5）乙环氧甘醚（Epodyl）：属烷化剂类抗癌药，在欧洲广泛应用。常以 10% 乙环氧甘醚溶液 60 ~ 100 mL 膀胱灌注，保留 1 小时，每周 1 次，持续 1 年，然后每月 1 次再持续 1 年。完全有效率为 45%，部分有效率为 35%。治疗上尿路上皮细胞癌同样有效。

（6）顺氯胺铂：属重金属抗癌药，为烷基取代剂，被认为是目前效果最好的药物之一。用量为 120 mg 溶于 40 ~ 60 mL 生理盐水，每周膀胱内灌注 1 次，6 次为一疗程。也可减少剂量长时间应用。完全有效率达 75%，部分有效率为 25%。该药分子量 300，不良反应很少。

（7）卡介苗：自 1978 年 Morles 报道应用卡介苗（BCG）膀胱灌注治疗膀胱癌有效以来，BCG 已成为治疗表浅膀胱癌及防止复发的有效药物，也是人类癌肿免疫治疗最成功的范例。

BCG 抗癌肿的作用机制是多方面的。首先 BCG 菌体中的核酸，胞壁中的脂质、菌体蛋白及脂多糖均刺激免疫系统产生免疫反应。菌体蛋白的致敏作用能促进淋巴细胞分化增殖，激活了 T 细胞及巨噬细胞杀伤癌细胞的活性，诱导外周淋巴细胞趋向癌抗原并提高癌免疫性。脂质刺激单核细胞、巨噬细胞增殖与形成肉芽肿。BCG 对机体免疫细胞的生物学效应是通过对 T 细胞亚群，NK 细胞等的调节而实现。BCG 介导的迟发超敏反应是抗原与 T 细胞相互作用的结果。BCG 局部灌注能有效地增加 T 细胞的数量与功能。在反应中 Tq 细胞通过产生多种淋巴激活素而发挥作用。而白细胞介素 2（IL-2）是 Td 细胞产生的重要淋巴因子，在体内外均能刺激 T 细胞增殖并转化成特异性 T 杀伤细胞。NK 细胞是一类既不需要预先致敏，也不受主要组织相容复合物限制就能直接杀伤癌细胞的大颗粒淋巴细胞。BCG 通过激活 T 细胞及 NK 细胞自身产生的 IL-2 与干扰素等淋巴激活素实现对 NK 细胞活性的生物学效应。

BCG 膀胱灌注抗癌的局部作用是其直接与癌肿或黏膜上皮细胞接触，抑制癌肿生长，诱发局部组织产生免疫反应。直接接触可能是通过分子量为 23 000 的纤维连接蛋白介导而实现。表现为膀胱黏膜组织明显的炎性反应、单核细胞浸润、淋巴细胞增殖、肉芽形成以及尿中有大量脱落的上皮细胞及黏膜层变薄。这些改变对于增生活跃的癌变，可能引起抑制或延缓癌肿发生的作用，也可能为预防癌肿复发的机制所在。当然，BCG 治疗和预防癌肿复发的机制是非常复杂的，有些尚待进一步研究。

BCG 的给药方法很多，有膀胱内灌注法、膀胱灌注加皮内注射法、病灶注射法、皮肤划痕法、腹腔接种法及口服法。Morale 最早介绍的是膀胱灌注加皮内注射法，后来发现取消皮内注射不影响疗效。目前，膀胱内灌注法最为常用。

口服法具有简便、不良反应少等优点，避免了膀胱灌注法反复插导尿管的痛苦及由此引起的尿路刺激症状、血尿、发热等。服药前做 OT 试验。一般口服 400 mg，相当于 8 × 10。灭活菌株。也可根据 OT

试验，皮肤硬结直径小于 0.5 cm（－），大于 0.5 cm（±），0.6~1.0 cm（＋），大于 1.0 cm（＋＋），分别口服 800 mg、400 mg、200 mg。隔日 1 次，顿服。2 个月为一疗程，一般用 2 疗程，总剂量为 12 000~48 000 mg。每两周做 OT 试验，根据结果调整 BCG 用量。癌肿复发率为 6.9%~12.5%。并能明显升高 NK 细胞活性。

膀胱灌注法为 BCG 120 mg，溶于 60 mL 生理盐水，每周 1 次，共 6 次；每两周 1 次，共 6 次；每月 1 次，共 6 次；以后每 2 个月 1 次，维持治疗 2 年。治疗和预防膀胱癌效果优于其他药物。有报道原位癌 165 例，完全有效率为 73%；TUR 后残癌完全有效率为 62%。预防膀胱癌复发的效果一般为 50%~70%。对其他药物治疗失败的病例，应用 BCG 仍有效。对浸润性膀胱癌也有一定效果。

BCG 的不良反应较轻，常见的有膀胱刺激症状、血尿、排尿困难、发热、皮疹、流感样症状、关节疼痛等，严重反应发生率很低。Lamm 回顾 1 278 例中发生肉芽肿性前列腺炎为 1.3%，BCG 性肝炎或肺炎 0.9%，关节炎或关节疼痛 0.5%，皮疹和皮肤溃疡各 0.4%，输尿管梗阻 0.3%，附睾睾丸炎 0.2%，膀胱挛缩 0.2%，低血压 0.1%，白细胞减少症 0.1%。另有膀胱肾源性腺瘤，肉芽肿性肾肿块，尿道肉芽肿等零星报道。最近有 BCG 引起败血症致死的报道。泌尿生殖系统的 BCG 性肉芽肿则为灌入膀胱的 BCG 沿管腔进入肾、输尿管、前列腺、附睾、睾丸或尿道，或经血管淋巴扩散所致。轻度反应多为一过性，多不必治疗，也可对症处理。严重反应需应用抗阴性杆菌抗生素及利福平，异烟肼等抗结核药物，如有肝功能损害应用乙胺丁醇、环丝氨酸等。泌尿生殖系统肉芽肿，停止灌注 3~6 个月或给抗结核药物后逐渐消失。

（8）干扰素：干扰素（IFN）是机体诸多细胞对病毒感染的反应中产生的一种糖蛋白。主要作用为诱导宿主因子的产生干扰病毒感染循环的各阶段、防止感染的扩散和发展，在一定的细胞系统 cGMP 和 cAMP 水平增加、刺激多核白细胞、杀伤细胞（NK）和巨噬细胞吞噬功能，具有抗增殖、抗病毒和免疫调节作用。干扰素抗癌肿的作用机制仍不清楚。目前认为，一是直接接触作用于癌肿（膀胱内灌注），使癌细胞坏死脱落，并使局部产生淋巴细胞浸润；二是抑制癌基因表达；三是增强机体细胞免疫状态，提高 NK 细胞数量和活性，增强自然细胞介导的细胞毒性作用，增强机体抗癌肿能力。

干扰素分 α、β、γ 型，还各有许多亚型。其中 α 型和 γ 型效果较好。用药方法有肌内注射法、膀胱内灌注法和灌注、肌内注射联合法，其中膀胱内灌注法较为常用。膀胱内灌注每次给药剂量有小剂量法：每次 10×10 IU；递增剂量法：开始每次 50×10 IU，逐渐增至 1 000×10 IU；大剂量法：每次 100×10 IU。灌注前用生理盐水 30~50 mL 稀释。置导尿管，排空膀胱将药注入，保留 1.5~2 小时。每周 1 次，治疗 12 周；以后每月 1 次，共治疗 1 年。完全有效率为 30%~45%，部分有效率为 16%。大剂量法比小剂量法效果好。对 BCG 等药物治疗无效果者，应用于扰素治疗有效。

干扰素的不良反应很少，膀胱内灌注局部浓度达到 3 000 IU/mL 以上，仅有很少的吸收性全身症状，表现为轻微感冒样症状。

（9）白细胞介素 2：白细胞介素 2（IL-2）是 1976 年 Morgan 等人在 PHA 刺激的淋巴细胞培养液中发现的一种淋巴因子。其作用为促进 T 细胞增殖，导致杀伤 T 细胞的增殖和分化，活化 NK 细胞，诱导 LAK 细胞及 TIL 细胞产生，并促进外周血淋巴细胞产生多种淋巴因子等，在免疫调节中起重要作用。用药方法有癌肿及周围注射法，膀胱内灌注法，全身应用法，也可与 BCG 联合应用。

IL-2 全身大剂量应用可出现机制不明的水肿、肾毒性、甲状腺功能降低等。局部应用不良反应不明显。应用 IL-2 治疗和预防膀胱癌复发的临床病例尚少，效果需进一步观察，机制有待研究。

另外，肿瘤坏死因子（TNF）、钥孔蝛血蓝素（KLH）、LAK 细胞、单克隆抗体等，均有治疗和预防膀胱癌复发的研究。

4. 激光治疗

激光具有方向性强、光度高、单色性好和相干性好的基本特性。有其特殊的生物学效应：①热效应，对组织照射，可在几秒钟内产生高温，使局部组织蛋白凝固、变性、坏死，甚至炭化、汽化而消失；②光效应，组织对激光有吸收、反射、传导热作用，而增加激光破坏损伤力；③压力效应，激光的高压、高热使组织因高温膨胀而产生继发性冲击波，促使组织加速破坏分解；④电磁效应，激光能产生很强的电磁场，聚集处可使组织炭化分解；⑤免疫效应，经激光照射的癌肿，有自行消失现象，可能由于坏死癌肿组织产生免疫抗体，增强机体免疫反应所致。

利用激光的基本特性和生物学效应治疗疾病已广泛应用于临床，对膀胱癌的治疗也取得良好效果。激光器的种类很多，有固体激光器、气体激光器等。通过光导纤维，经较细的内镜将激光引入膀胱内，在直视下对癌肿进行治疗。这种治疗为非接触性，治疗深度一致并能控制，创伤轻、并发症少。其优点为：①激光照射同时阻塞其淋巴管，可避免癌肿扩散；②为非接触性避免或减少活的癌细胞释放；③操作简便、安全、出血少、复发率低。

Nd：YAG 激光穿透深度 4～15 mm，可以用于治疗较大的癌肿（直径5 cm），一次治疗不能完全消除癌肿者，也可反复多次治疗；并应用于患者身体条件很差，不能耐受其他去除癌肿的治疗方法或作为膀胱癌肿的姑息治疗。

TUR 切除癌肿后，激光照射切除残面可减少癌肿复发率，对原位癌的治疗效果较好。激光治疗过程中患者感觉轻微，能在局部麻醉下进行，已应用于门诊治疗，减少患者费用。

激光治疗的主要不足是不能获得病变处组织标本，进行组织学检查，仪器昂贵，普及受限。

5. 光动力学治疗

光动力学治疗又名光敏治疗。1975 年（Kelly，et al）发现血卟啉及其衍生物 HPD 趋向集中于膀胱癌组织，借助于光能使其活化，产生毒性。1976 年开始应用 HPD 化学反应防治膀胱癌并取得较好效果。后来发展为将激光与 HPD 相结合的光动力学治疗技术，提高了疗效，20 世纪 80 年代应用于临床。

光动力学治疗原理是光敏剂、光和氧对细胞具有毒性作用。将与癌组织亲和力很强的光敏剂注入机体内，待其聚积结合，借助于光将其激活，产生细胞内毒性，使癌细胞失活。有研究发现，含有 HPD 的癌组织经光照射时，在能量转换过程中产生单态氧，这种单态氧对细胞有毒性，达到一定浓度可破坏细胞。超微结构发现线粒体水肿、增宽、退行性变、消失，桥粒膜模糊，粗面内质网变大，微管增多等变化。

目前常用的光敏剂为 HPD。红激光（630 mm）穿透力 1 cm，蓝激光（500 mm）可用于较浅的组织。HPD 的一般剂量为 2.5～5 mg/kg，静脉注射后 48～72 小时激光照射。改进的激光散射镜片或橄榄球状导光束末端，使激光照射范围增大，扩大了治疗范围，提高了疗效。主要适应于原位癌和表浅膀胱癌及癌前黏膜病变的治疗。对表浅膀胱癌的近期治疗效果达 95% 以上，对原位癌治疗效果在 90% 以上，也为膀胱癌早期诊断的一种灵敏方法。此法具有对癌组织选择性高、正常组织无损伤、全身反应轻等优点，可以多次重复治疗。

光动力学治疗的不良反应为 HPD 及其衍生物少量皮肤吸收产生的皮肤光敏反应，受光线照射后出现轻度水肿、色素沉着等。预防的主要措施为避光，至少 1 周，部分患者可有尿频、尿急和膀胱容量缩小。对反应强烈者可口服抗过敏剂。

（三）浸润性膀胱癌的治疗

浸润性膀胱癌指侵犯膀胱固有膜层及肌层的 B、C 和 D$_1$ 期膀胱癌。浸润癌多数起始 Bp 为浸润性，细胞分化差，病程进展快。表浅膀胱癌约 15%～30% 可发展为浸润性癌，TUR 等局部治疗后部分复发癌的细胞分级和临床分期增加，进而发展为浸润癌。

浸润性膀胱癌的治疗主要为全膀胱切除，在膀胱重建方法方面有不少进展；也有采用 TUR、膀胱部分切除、根治性放疗、化疗等综合治疗保留膀胱的方法，须严格掌握适应证。即使行膀胱全切除术，也应辅助放疗、化疗、免疫治疗，以提高疗效。

1. 膀胱全切除术

膀胱全切除术是治疗浸润性膀胱癌的主要方法。手术范围是切除整个膀胱，男性应包括精囊腺和前列腺，输尿管下段受累则一并切除，同时做尿液转流手术。

手术适应证：①多发性膀胱癌浸润达肌层者；②复发快，多次复发的表浅膀胱癌，复发癌肿的期/级上升或伴有原位癌及严重黏膜病变者；③膀胱颈部、三角区的浸润癌或邻近的较大浸润癌累及膀胱颈、三角区者；④实体癌、浸润癌周边界线不清者；⑤巨大癌肿膀胱部分切除后其容量过小者；⑥免疫学及肿瘤标志物检测呈高度恶性及侵袭趋向者。

膀胱癌施行全膀胱切除术时是否做预防性尿道切除，意见不一致。多数主张选择性施行。对下列情况应在膀胱全切除术同时施行尿道切除：①膀胱癌和尿道癌同时存在；②膀胱切除的尿道切缘有癌肿残留；③多发膀胱癌、癌细胞分化不良或有原位癌；④多器官尿路上皮性癌肿；⑤膀胱三角、膀胱颈、前列腺尿道内癌肿。未切除尿道的膀胱全切除术后应严密监测尿道情况，若出现下列情况应二次切除尿道：①尿道癌细胞学检查阳性；②尿道出血；③膀胱全切除标本病理检查发现前列腺尿道或输尿管癌肿。尿道切除应包括舟状窝和尿道外口的全尿道切除。

2. 膀胱部分切除术

膀胱部分切除术较简单，创伤小，能保留膀胱功能，不影响性功能，易为患者接受，但复发率高，适应范围窄，仅 10%～15% 的浸润性膀胱癌适应该手术，需严格选择。仅适用于：①单发或局限性多发浸润癌未浸透浆膜层，多处黏膜活检无原位癌及严重黏膜病变；②癌肿距离膀胱颈部大于 3 cm；③癌肿出血多，全身情况差，不能耐受或拒绝膀胱全切除者。对于复发性、多发性、伴有原位癌或上尿路癌肿的浸润癌，女性侵及膀胱颈、男性侵及前列腺及尿道、做过化疗或放疗后的浸润癌，以及膀胱容量太小者，禁忌施行膀胱部分切除术。

膀胱部分切除术切除范围，应距离癌肿边缘 2 cm 以上。癌肿周围有原位癌及黏膜非典型增生病变者，应扩大切除范围。位于输尿管口附近的癌肿，应施行输尿管下端切除、输尿管膀胱再吻合术。浸润较深的癌肿行部分切除时应施行区域淋巴结清除术，清除淋巴组织，做组织学检查，给术后治疗提供依据。若癌肿累及膀胱三角区及颈部，则应实行膀胱全切除术。切除标本连续组织切片，边缘应无癌肿残留。膀胱癌开放性手术，切口癌细胞种植的发生率为 10%～20%。缝合前需用大量蒸馏水、抗癌剂溶液冲洗伤口或术前小剂量放疗（1 000～1 200 cGy）；并在缝合膀胱时黏膜对合良好，勿将黏膜缝入肌肉组织内；并争取不做耻骨上膀胱造口。

膀胱部分切除术后癌肿复发率为 35%～70%，癌细胞分级越高，复发率越高。术后应严密随访监测，并应用防止复发措施。

3. 放疗

近年来，高能 X 线、高能电子线和快中子等放射线治疗方法的广泛应用，使放疗对癌肿的治疗范围逐步扩大，效果明显提高。由于膀胱癌对 X 线照射的敏感率仅为 20%～25%，目前大多数国家，放疗作为膀胱癌治疗的辅助治疗、综合性治疗的组成部分及姑息性治疗方法，而在英国、加拿大及荷兰等国家，以放疗为主的根治性放疗则较为普及。

放疗常见并发症有全身毒性反应、骨髓抑制、胃肠道反应等，主要是放射性膀胱炎，照射期间常表现为短暂的排尿困难、尿频、尿痛或血尿，放疗后发生膀胱缺血、纤维化以致膀胱挛缩，膀胱内出血有时量很大，且顽固，个别患者需做膀胱切除治疗。

4. 化疗

近年来，细胞动力学、药代动力学的发展，抗癌新药的发现，对药物作用亚细胞水平及分子水平的研究，化学治疗在药物实施方面的不断改进（如药物选择、剂量调整、给药途径及疗程设计等），特别联合化疗的发展，使恶性肿瘤的化学治疗取得可喜进展。比较有效的化疗药物有顺铂、阿霉素、甲氨蝶呤、长春花碱、长春新碱、氟尿嘧啶等。特别是自 1985 年 Sernbary 首先报道顺铂为主的 MVAC 联合化疗方案以来，膀胱癌的联合化疗已广泛应用。

（张亚光）

第二节　膀胱非上皮性肿瘤

膀胱非上皮性肿瘤起源于间叶组织，主要来源于肌肉、血管、淋巴、神经、脂肪等组织。与膀胱上皮性肿瘤相比，发病率较低。膀胱非上皮性肿瘤分良性、恶性两大类。

膀胱良性非上皮性肿瘤约占膀胱非上皮肿瘤的 30% ~ 50%。其组织学分类尚未完全统一。主要有肌瘤、血管瘤、纤维瘤、嗜铬细胞瘤、畸胎瘤等。

一、膀胱平滑肌瘤

膀胱平滑肌瘤是膀胱非上皮性良性肿瘤中最常见的一种，约占膀胱非上皮性良性肿瘤的 30% ~ 50%。Knoll（1986）统计世界文献共报道 155 例，膀胱中胚叶肿瘤占膀胱肿瘤的 1% ~ 5%，其中膀胱平滑肌瘤占 35%。华西医大附属一院（1954 ~ 1987）共收治膀胱平滑肌瘤 6 例，占膀胱肿瘤的 0.9%，占膀胱非上皮肿瘤的 28.6%。

膀胱平滑肌瘤的发病原因目前尚不清楚，有学者认为与炎症刺激或胚原性因素有关。膀胱平滑肌瘤好发于女性，发病年龄与子宫肌瘤相仿，且膀胱平滑肌瘤合并子宫肌瘤发生率达 10%，揭示膀胱平滑肌瘤的发生似与内分泌因素有关。膀胱平滑肌瘤多为球形，少数呈分叶状或结节状，偶尔有蒂。组织学观察肿瘤由分化良好的平滑肌细胞构成，瘤细胞呈梭形，胞浆丰富，边界清楚，有纵行的肌原纤维，染色呈深粉色，胞核棒状，两端钝，无间变，无核分裂，瘤细胞聚集成束，呈编织状或漩涡状排列，在平滑肌纤维间有时有不等量的纤维组织。平滑肌瘤在膀胱壁各部位均可发生，但多发生于膀胱三角区和两侧壁。膀胱平滑肌瘤可分为黏膜下、壁间和浆膜下 3 种类型，其中黏膜下型最常见（约占 71%）。肿瘤大小差别很大，文献报道最小 1 g，最大达 11 500 g，但多数在 50 g 以内。

婴幼儿至老年人均可发病，但 30 ~ 40 岁发病率较高，男女之比为 1：（1.5 ~ 2）。膀胱平滑肌瘤的临床表现与肿瘤类型和发病部位有关。黏膜下型肿瘤以血尿为主要表现，由膀胱黏膜破溃或糜烂所致。肿瘤较大或位于尿道内口附近时，可表现为尿频、排尿困难，甚至可因肿瘤阻塞尿道或从尿道脱出而发生急性尿潴留。壁间型肿瘤早期无症状，肿瘤较大时突入膀胱腔也可出现血尿、尿频或排尿困难。浆膜下型肿瘤以盆腔肿块为主要表现。

依靠膀胱镜和 B 超、CT 等检查，膀胱平滑肌瘤的诊断一般无困难。典型的膀胱平滑肌瘤在膀胱镜下表现为膀胱表面被覆正常黏膜，基底部较宽的实性肿块，B 超、CT 显示肿瘤位于膀胱壁内，这些特点均有别于膀胱癌。当肿瘤表面坏死或膀胱内合并感染时，单靠膀胱镜难以确诊。在诊断有困难时可取活检或应用尿细胞学检查以资鉴别。

膀胱平滑肌瘤的治疗为手术治疗，以保存膀胱为手术原则。小的肿瘤可经尿道切除，肿瘤较大或壁间型、浆膜下型者可行肿瘤切除或膀胱部分切除。膀胱平滑肌瘤预后良好，至于有无恶变的问题，至今尚有争议。多数学者认为膀胱平滑肌瘤一般无恶变，但也有学者认为膀胱间叶性肿瘤具有复杂的多源性，且临床确有恶性变的报道，因此主张术后追加放疗。

二、膀胱横纹肌瘤

膀胱壁肌肉主要由平滑肌组成，横纹肌成分很少，因此膀胱良性非上皮性肿瘤中横纹肌瘤较少见，仅占 8% 左右。临床表现、诊断、治疗及预后均与平滑肌瘤相似。

三、膀胱血管瘤

膀胱血管瘤由 Arbuthout Lome 在 1895 年首次报道，其发生率仅次于平滑肌瘤，约占膀胱良性非上皮性肿瘤的 26% ~ 35%。

血管瘤多为先天性，可能发生于胚胎的血管母细胞，与发育中的血管网脱离，在局部增殖并形成内皮细胞条索，互相吻合，出现管腔，进而分化成血管瘤。膀胱血管瘤多发生于膀胱前壁和膀胱顶部，多为单发。且海绵状血管瘤、毛细血管瘤较少见。局限性血管扩张或静脉瘤有时不易与血管瘤鉴别，故一般将其纳入血管瘤范围。膀胱血管瘤易合并其他脏器或皮肤血管瘤，多发性血管瘤发生率约为 20% ~ 31%。

本病可发生于任何年龄，但以青少年多见，约 62% 的病例发生于 15 岁以下，无性别差异。以反复发作的肉眼血尿为唯一症状（90% 以上），部分患者在血管瘤突然破裂时表现为突发性膀胱大出血，甚至休克。

膀胱镜检查时肿瘤边界清楚、无蒂、呈青紫色，周围黏膜正常。拟诊血管瘤时不宜活检，以免造成大出血。

治疗方法主要为膀胱部分切除术，切除范围应超过血管瘤周边的正常膀胱黏膜，以免术后复发。切除彻底后很少复发，预后良好。

四、膀胱纤维瘤

膀胱纤维瘤由 Virchow 于 1853 年首先报道，是来源于肌间纤维组织的一种良性肿瘤，发病率很低。

膀胱纤维瘤质地较硬，呈结节状，表面光滑，包膜不甚完整。肿瘤切面界限分明，呈灰白色，可见纵横交错的纤维束。肿瘤细胞呈梭形，类似正常成纤维细胞和纤维细胞，成束纵横排列，有不等量的胶原纤维形成。若胶原纤维较少而成纤维细胞较多时，提示肿瘤生长活跃，有恶变趋势。

膀胱纤维瘤可发生于膀胱任何部位，但多位于膀胱颈口及前壁。肿瘤较小者无症状，逐渐增大则出现排尿困难。几乎所有患者有尿频、尿痛，酷似前列腺增生症状，可伴有血尿。肿瘤有蒂者可有下坠感和膀胱结石样症状。

膀胱镜检查时膀胱纤维瘤界限清楚，常形成带蒂肿物而突入膀胱腔内。肿瘤表面被覆光滑淡红的膀胱黏膜。

经尿道电切术为大多数膀胱纤维瘤理想的治疗方法，非带蒂肿瘤可选择开放性手术切除肿瘤。膀胱纤维瘤绝大多数为良性病变，进展缓慢，预后良好。存在浸润性病变者，仅占 1% 左右，可手术后辅以放疗或化疗。

五、膀胱嗜铬细胞瘤

膀胱为嗜铬细胞瘤的好发部位，与肾上腺嗜铬细胞瘤相似，绝大多数有分泌儿茶酚胺类物质的功能；少数无内分泌功能，称为静止嗜铬细胞瘤。好发年龄为 30～40 岁。

膀胱嗜铬细胞瘤的发生原因可能与膀胱内残存嗜铬组织有关。肿瘤呈结节状或息肉状，质地偏硬，与正常膀胱组织有明显界限，但邻近膀胱肌层大都被破坏，肿瘤表面黏膜可有溃疡。肿瘤切面均质，褐色或黄褐色。瘤细胞至多边形或菱形，胞浆颗粒较多，易被铬盐染色，细胞群呈小叶状、条索状或小巢状。

嗜铬细胞瘤的常见症状为血尿（60%），高血压（5%），排尿时发作性头痛、心悸，甚至晕厥（40%）。高血压可表现为持续性或发作性，发作性高血压的特点是膀胱胀满时即出现高血压、脉快、脸色苍白、头痛、出汗等症状，在排尿时症状达高峰，待膀胱排空后即逐渐缓解。故排尿时发作性头痛是其典型症状，据 David 统计出现典型症状者约占 50%。无内分泌功能的膀胱嗜铬细胞瘤除局部病变外可无任何症状。

膀胱嗜铬细胞瘤的诊断较为容易，除典型症状外，膀胱镜检查是定位诊断的依据。检查时，血压可能上升，预先应有预防措施。儿茶酚胺或香草基扁桃酸（VMA）的测定和胰高血糖素试验，是诊断的重要依据，但无发作期间的阳性率低。

手术为膀胱嗜铬细胞瘤的主要治疗措施，方法为施行膀胱部分切除术。但术前及术中的血流动力学控制甚为重要，处理同肾上腺嗜铬细胞瘤。预后良好。

六、膀胱神经纤维瘤

1849 年由 Smith 首先报道，后由 Von Rachlinghousen 详细描述，阐明该肿瘤沿周围神经生长，故又称为 Rachlinghousen 病。膀胱神经纤维瘤质硬，表面光滑，大小不一，可如豌豆至鸡蛋大小。通常为神经纤维组织。临床上主要表现为下尿路梗阻症状，可仅有泌尿系局部症状而无全身症状，相当一部分病例有上尿路积水等梗阻表现。膀胱镜检查，表现为局部隆起肿块，表面光滑。局限于膀胱而无继发上尿路梗阻的神经纤维瘤，可施行膀胱部分切除术或经尿道电切术；伴有上尿路梗阻病变者，在切除膀胱肿瘤的同时应做尿路改道手术。病变广泛者可行根治性全膀胱切除术。膀胱神经纤维瘤大多为良性，其恶变率为12%～29%。良性肿瘤预后良好。多发性或有浸润、转移的恶性病变则预后不良。

七、膀胱脂肪瘤

膀胱脂肪瘤罕见。自 Barry 和 Yaua 首次报道以来，截至1977年，世界文献仅收集到40余例。膀胱脂肪瘤质地较软，常呈分叶状，有完整包膜，肿瘤切面黄色、油腻，为成熟的脂肪细胞组成，其间有纤维分割成大小不等的小叶。临床主要表现为尿频及排尿困难，偶见血尿。巨大肿瘤可使膀胱形态改变，容量减少。20世纪70年代以前，膀胱脂肪瘤以放疗等保守疗法为主，疗效不满意。1973年 Carpenter 采用脂肪瘤切除术，得到满意的疗效，为目前主要治疗方法。

八、膀胱化学感受器瘤

膀胱化学感受器瘤也称为非嗜铬性副节瘤。化学感受器瘤大多数无内分泌功能，只有少数肿瘤分泌肾上腺素类物质，引起类似嗜铬细胞瘤的临床表现。与嗜铬细胞瘤的区别在于不被铬盐染色。膀胱化学感受器瘤非常少见，国内仅见数例报道。

九、膀胱畸胎瘤

膀胱畸胎瘤是由三胚层组织构成的混合瘤，临床极为少见。肿瘤多发生在成年女性，典型临床表现为从尿路排出毛发或结石中含有毛发成分。X线片上膀胱区可见密度不均匀的致密阴影。治疗为膀胱部分切除术，预后良好。

十、其他肿瘤

膀胱良性非上皮性肿瘤还有黏液瘤、骨瘤等，临床十分罕见。

（张 茵）

第三节 膀胱恶性非上皮性肿瘤

膀胱恶性非上皮性肿瘤约占膀胱非上皮性肿瘤的50%～60%。恶性程度高，预后不良。膀胱恶性非上皮性肿瘤以肉瘤为主，以膀胱横纹肌肉瘤及平滑肌肉瘤为多见。

一、膀胱横纹肌肉瘤

膀胱横纹肌肉瘤在膀胱恶性非上皮性肿瘤中发病率最高，约占35%。

膀胱横纹肌肉瘤肉眼见肿瘤呈半透明的葡萄状或息肉样，故有葡萄状肉瘤之称。瘤体切面呈鱼肉状，可有坏死。显微镜下，肿瘤由未分化间叶组织与不同程度分化的结缔组织、黏液组织、横纹肌、平滑肌组成。在息肉样瘤块切片中，表面常见有移行上皮被覆，上皮下常有数层与表面平行排列的未分化间叶细胞，称为"形成层"，这是诊断该病的重要依据。

膀胱横纹肌肉瘤大多发生在小儿，约75%发生在5岁前。男性发病率高于女性，男：女发病比为1.8：1。

临床表现主要为血尿（44%）和排尿困难（41%），可伴有尿痛、尿频症状，常在较短时间内进展为完全性尿潴留。体检常可扪及耻骨上肿块（16%）。晚期病变则伴有贫血、肾积水等表现。

根据膀胱横纹肌肉瘤的发病特点、临床表现，结合B超、CT及膀胱镜检查，临床诊断多无困难。由于膀胱横纹肌肉瘤多发生于小儿且生长快，出现症状时肿瘤几乎充填膀胱，因此采用膀胱镜检查机会较少，多经B超及其他影像学检查而获得诊断，但不易与其他肉瘤相区别，依病理学检查确诊。

20世纪60年代以前，膀胱横纹肌肉瘤以放疗和化疗为主要疗法，效果很差。1961年以来，Pinkel 和 Pikyen 主张采用根治性膀胱切除术，结合放疗和化疗，使术后生存率有所提高。近年由于化疗和放疗的发展，治疗方法的不断改进，使生存率又有明显提高。

二、膀胱平滑肌肉瘤

膀胱平滑肌肉瘤在膀胱恶性非上皮性肿瘤中的发生率仅次于横纹肌肉瘤。

膀胱平滑肌肉瘤多发生于黏膜下层或肌层，表面容易坏死。因其分化程度不同，组织结构有很大差异，同一肿瘤不同区域瘤组织的分化程度也不一致。膀胱平滑肌肉瘤好发于成年人，男女发生率无显著差别。多发生在膀胱顶部、侧壁。肿瘤较小时可行膀胱部分切除术，肿瘤较大或呈浸润性生长时施行根治性全膀胱切除术。肿瘤对化疗不敏感。膀胱平滑肌肉瘤恶性程度高，预后极为不良，多数在发病3年内死亡。手术后即使配合化疗或放疗，生存率也无明显提高。

三、膀胱小细胞癌

小细胞癌又称为燕麦细胞癌，分化差，高度恶性，多见于肺部。原发于膀胱的小细胞癌自1981年Sterwart等报道第1例以来至今已有近40例。由于具有浸润早、转移快、预后差等特点，须引起泌尿科和病理科医生的注意。

膀胱小细胞癌的组织来源不清楚，起源于具有高分化潜能的干细胞学说目前较被大家所接受。光镜下，表现为一致的小细胞，呈片状、巢状紧密排列，有的为带状排列，细胞轴垂直于带状结构的长轴，有纤维血管基质分隔，有的有散在淋巴细胞浸润，小细胞浸润黏膜下及血管，但黏膜累及不明显。癌细胞浆稀少，细胞界线不清，核为圆形、梭形和多形性。染色质粗大，核仁不明显，核分裂象多见。可发生于膀胱的任何部位，多见于侧壁和顶部，其次是后壁。

膀胱小细胞癌多发于老年男性，男：女发病比为5.3：1。发病年龄最小40岁，最大81岁，平均58岁。90%的患者以无痛性肉眼血尿就诊，少数以排尿困难、尿频为首发症状。多数患者初次就诊时已是比较晚期的肿瘤，不易早期发现的原因可能与小细胞癌多为黏膜下浸润有关。膀胱镜检查几乎所有的肿瘤基底宽广，表面有溃疡出血，有的呈息肉状。

膀胱小细胞癌诊断主要依靠组织化学检查，包括光镜、电镜、免疫组织化学检查，形态学测量等方法。

膀胱小细胞癌的治疗以手术为首选，采用膀胱根治性切除，膀胱部分切除或经尿道电切术。单纯放疗和化疗，或手术后联合化疗和放疗，结果似乎并不优于单纯手术。膀胱小细胞癌预后极差，多数患者临床经过险恶，多在术后1年内死亡。

四、膀胱恶性淋巴瘤

从1885年Eve首次报道原发性膀胱恶性淋巴瘤至1990年底，共报告66例，是一种十分少见的膀胱恶性肿瘤。

本病病因不明，可能与膀胱慢性炎症时膀胱黏膜内淋巴组织增多有关。多发生于膀胱三角区、底部或两侧。常为一个或多个瘤样肿块，质硬，表面常有溃疡形成。镜下部分病例可见淋巴滤泡形成/大部分病例可见到大且有皱褶的淋巴样细胞，以非霍奇金淋巴瘤多见。

本病多发生于50~80岁的老年人，男女发生率无显著差异。常见的症状是血尿（约79%），常伴有血块。约22%有尿痛或排尿困难，部分患者尚有下腹痛、尿线无力、淋沥不尽、会阴部疼痛、发热及体重下降。偶有腹部肿块，双合诊时可能触及质硬包块。

膀胱恶性淋巴瘤因其症状、体征及各种辅助检查与其他膀胱肿瘤相比无特异性，故诊断主要靠病理学检查。

膀胱恶性淋巴瘤以手术治疗为主。因其对放疗较敏感，术后应对盆腔及主动脉旁区进行照射。肿瘤多为单发，进展较慢，预后稍好。治疗后1年生存率约为68%，5年生存率为27%。

五、膀胱癌肉瘤

膀胱癌肉瘤罕见。癌肉瘤的病因及组织来源尚不清楚。一般认为肿瘤中的肉瘤成分是癌细胞间化生的结果。膀胱癌肉瘤的上皮成分多为高分级移行细胞癌，但也有腺样分化、鳞状分化或未分化癌。间叶成分多为高分级纤维肉瘤、平滑肌肉瘤或未分化肉瘤。癌肉瘤体积较大，有蒂，广泛浸润的晚期肿瘤呈广基型。膀胱癌肉瘤常有肌层浸润或局部淋巴结转移。5年生存率仅为20%。治疗以根治性手术为主，术后辅以放疗或化疗。

六、膀胱恶性黑色素瘤

膀胱恶性黑色素瘤极为罕见，仅占所有黑色素瘤的1%以下。诊断原发性膀胱黑色素瘤的标准为：①既往无皮肤病变；②仔细检查皮肤，观察低色素区以除外自行消退的皮肤黑色素瘤；③无其他内脏病变；④复发类型与原发类型一致；⑤肿瘤边缘组织学检查可见不典型的黑色素细胞，膀胱恶性黑色素瘤多生长于膀胱三角区、颈部或前壁。症状以血尿为主，膀胱镜下不易与其他上皮癌相鉴别，诊断靠组织学检查。治疗以根治性膀胱全切除术为主，术后辅助化疗或放疗。预后不良，多数患者在术后3年内死亡。

七、其他

膀胱尚可发生恶性嗜铬细胞瘤、纤维肉瘤、骨及软骨肉瘤等，这些肿瘤均罕见。

（邵小慧）

第九章

淋巴造血系统肿瘤

第一节　多发性骨髓瘤

多发性骨髓瘤（MM）也称为浆细胞骨髓瘤，是浆细胞单克隆增生的恶性疾病，属浆细胞肿瘤的一种。其特征是骨髓微环境被克隆性增生的恶性浆细胞取代，骨质破坏和单克隆蛋白增多，并通过多种机制发生脏器功能障碍。多发性骨髓瘤临床起病隐匿，进行性加重，目前仍属于难于治愈性疾病。但在过去的几十年中，高剂量马法兰和自体造血十细胞移植的引入，免疫调节药和蛋白酶体抑制剂等分子靶向药物的使用，已经极大程度地改变了 MM 的治疗策略，有效延长了总体生存。

一、流行病学

多发性骨髓瘤占肿瘤性疾病的 1%，占血液系统肿瘤的 13%；多发生在老年人，诊断时的中位年龄男性为 62 岁，女性为 61 岁，发病年龄高峰为 60~80 岁，小于 40 岁的患者仅占 2%~3%。本病在欧美国家的发病率为（2~4）/10 万，东方人如日本人中，年龄调整发病率为 ［（女）1.7~（男）2.2］/10 万。在我国也不少见，年发病率约为 1/10 万。男性发病率较女性为高，性别比随着总的发病率的增加而升高。非裔美国人的发病率约为 9.8/10 万，为高加索人种的两倍。

二、病因

本病的病因尚不明确。一些研究发现，本病的发生与遗传易感性、电离辐射、慢性感染和慢性抗原的刺激可能有关。分子流行病学研究已经发现 2p、3p 和 7p 上的 3 个基因位点与 MM 的易感性相关，分别指向 DNMT3A/DTNB，ULK4/TRAK1 和 DNAH11/CDCA7L 三组基因对。一般认为，骨髓瘤的起始和进展源自所谓骨髓瘤增殖细胞（MPC）的永生化，随后经过一系列基因易位、杂合性丢失、基因扩增、突变和表观遗传学改变等，逐渐由无症状的、生发中心后 B 细胞来源的、单克隆浆细胞恶性前扩增长成临床上可识别的多发性骨髓瘤。在 MM 的形成中，两个染色体易位打击至关重要。其一为早期 14 号染色体 14（q32.33）上免疫球蛋白开关区的易位，通常累及 MAF ［t（14；16）（q32.33；23）］、4p16.3 上的 MMSET 和成纤维细胞，增殖因子受体 3（FGFR3），在 Ig 重链（IGH）位点的强启动子控制下，导致周期素 D2（CCND2）的上调。其他常见易位如 t（11；14）和 t（6；14）分别导致周期素 D1（CCND1）和 CCND3 的调控异常。因此以 D 组周期素的调控异常为特征的 G1/S 过渡失调，是早期 MM 的关键分子学改变。第二个打击主要为晚发的染色体易位和突变，主要有 myc 基因的复杂核型突变、K-ras 及 N-ras 的活化、FGFR3 和 TP53 的突变，和 CDKN2A 与 CDKN2C 的失活。另外表观遗传学改变也参与其中。抑癌基因的丢失与肿瘤复发有一定关系。另一个在复发性骨髓瘤中常见的染色体突变为单数染色体的多倍体型，如 3、5、7、9、11、15、19、21 号染色体，可能与癌基因的扩增相关。在第二类晚发性染色体突变中，NF-κB 信号通路的上调可能扮演重要角色。

三、病理

本病的典型病理变化，骨髓腔内有灰白色的软胶状鱼肉样肿瘤组织充塞，骨小梁被破坏，癌组织穿破骨皮质后，可浸润骨膜及周围组织。在骨髓活检标本的显微镜观察中按瘤细胞多少及在髓间质中分布情况可分为 4 类。①间质性：瘤细胞呈少量散在分布；②小片性：瘤细胞呈小片状分布；③结节性：瘤细胞呈结节状分布；④弥漫性：骨髓内大量瘤细胞充满髓腔。在以上 4 种类型中，间质性最常见，约占半数病例，预后最好，中位存活期在 3 年左右，多数为早期轻型的病例；其次为结节性及小片性。弥漫性者预后最差，瘤细胞在髓腔内的数量多少与临床表现、分期及预后均有关。通常骨髓中 30% 以上为浆细胞时，考虑诊断 MM；不到 30% 的情况下，结合浆细胞团块分布取代正常骨髓组织的表现，也可考虑诊断 MM；CD138 染色通常用于鉴别浆细胞，而 κ 和 λ 轻链染色有助于鉴别克隆性。骨髓抽吸液涂片中，浆细胞数量可能从轻度增多到 90% 以上不等，形态也可从大致正常的成熟浆细胞到不成熟、多形性、浆母样细胞不等；一般认为后者对于排除反应性浆细胞增生更有价值。大约 5% 的病例可能浆细胞数目 <10%，可能与采样或浆细胞在骨髓内的不均匀分布有关。影像学指导下的骨病变处活检对于诊断此类病理有帮助。部分 MM 患者因肾功能不全首诊，为肾内科所识别，其肾穿组织镜下可表现为肾小管管腔中嗜酸性物质沉积（本周蛋白）。

四、临床表现

根据骨髓瘤相关症状或脏器损伤的有无，MM 的典型症状主要包括：CRAB——高钙血症（C）、肾功能不全（R）、贫血（A）、骨病（B）。

本病起病大多隐匿。在"骨髓瘤前期"阶段，血清蛋白电泳中有单克隆免疫球蛋白增多或尿本周蛋白（凝溶蛋白）阳性。但患者无症状可达数年，个别甚至达十余年才出现以下三方面的临床表现。

（一）恶性浆细胞大量浸润骨髓

1. 骨痛

是本病的主要症状，多数发生在扁骨，最常发生在腰背部（脊椎）、胸廓（肋骨）及颅骨。初期可为隐痛、钝痛，往往因负重、咳嗽、喷嚏后突然发生脊椎或肋骨病理性骨折而致剧痛，进而引起胸廓变形、驼背及神经根压迫症状，甚至截瘫。

2. 肿块

有时在扁骨局部可形成肿块，但并不常见。

3. 高钙血症

大量骨质破坏时，可使血钙升高，见于 20% ~ 30% 的初诊 MM 患者，源于 MM 的多发溶骨性病变，肾功能不全时更易发生，与疾病进展成正相关。临床表现为恶心、多尿、口渴、便秘、谵妄及意识模糊等。

4. 正常骨髓功能受抑制

因骨髓为多量骨髓瘤细胞所浸润，可导致骨髓造血功能受抑制而出现一系列相应症状，如贫血、易感染、出血倾向等。

（二）血液和组织中异常球蛋白（M 蛋白）增高

1. 凝血异常

凝血异常可见于大约 15% 的 IgG 型 MM 和 33% 的 IgA 型 MM 患者。异常球蛋白与凝血因子结合，阻碍凝血因子的功能，干扰凝血过程，患者可出现类似于获得性Ⅷ因子缺乏的临床表现；M 蛋白还可以影响血小板功能；MM 导致的血小板减少也可以使患者出现出血表现。MM 患者的出血常表现为黏膜渗血和皮肤紫癜，也可以出现内脏和颅内出血。由于血液黏滞度增高、缺氧、微循环不良、毛细血管受损及获得性蛋白 C 拮抗等因素，部分患者会出现静脉血栓。MM 治疗过程中一些药物，如沙利度胺、雷那度胺会增加患者的高凝状态，增加静脉血栓发生率。另外，MM 产生获得性冷球蛋白血症，特异性地抑制纤维蛋白单体的聚合，可引起肢端发绀、雷诺综合征。

2. 血液高黏滞综合征

见于约 10% 的初诊 MM 患者，是由血清免疫球蛋白水平过高所致。最常见于分泌分子质量大的多聚体 IgM 型，其次是 IgA 型（约 25%）及 IgG 型（< 10%）的 MM 患者。临床表现为乏力、头晕、头痛、恶心、耳鸣、出血、反应迟钝、视力障碍、记忆力减退、共济失调、精神错乱等，严重者可出现呼吸困难、充血性心力衰竭、偏瘫或昏迷及意识丧失。体检可见视网膜静脉节段性扩张、视网膜出血。MM 患者血液红细胞大量凝聚成缗钱状，一方面使血型检查发生困难，另一方面可阻塞小动脉或毛细血管而造成组织器官的循环障碍（如视网膜血管阻塞引起视力障碍，中枢神经系统供血不足可引起神经症状甚至抽搐、昏迷）。

3. 肾功能损害

31% ~ 49% MM 患者就诊时就可能会有肾功能损害的表现，出现血尿、蛋白尿、管型尿等。20% ~ 30% 的患者出现肌酐增高 > 2 mg/dL。不同类型的 MM 肾功能损害的发生率不同：IgG 型约为 24%，IgA 型约为 31%，轻链型约为 52%，而 IgD 型 100% 患者会出现肾功能不全。MM 肾功能损害的主要原因有：大量轻链蛋白通过肾脏排泄并在肾小球重吸收影响肾小球滤过；轻链沉积导致间质性肾炎；高钙血症的渗透性利尿导致血容量不足，出现肾前性氮质血症；尿钙增高，钙盐在肾实质中沉淀加重肾脏损害；大量肿瘤细胞坏死引起高尿酸血症，导致尿酸性肾病；泌尿系统的感染；肾脏淀粉样变；其他如老年患者、疾病晚期、患者并发高血压及糖尿病等基础疾病、解热镇痛药及双膦酸盐等药物使用等都是发生肾功能损害的风险因素。急性肾功能衰竭可以是部分 MM 患者的首发症状，也是晚期 MM 患者致死原因之一。

4. 淀粉样变

M 蛋白在组织内沉积可使组织器官发生"淀粉样变性"，发生于 10% ~ 15% 的 MM 患者，男性发病率高于女性。主要由轻链蛋白与多糖形成淀粉样蛋白在组织中沉积导致以下的临床表现：①心肌淀粉样变性引起心肌损害，心力衰竭；②肝脾肿大；③消化道淀粉样变性产生吸收功能障碍；④舌淀粉样变性出现巨舌症。

（三）正常的免疫球蛋白生成减少

正常的免疫球蛋白生成减少造成机体抵抗力下降，患者容易发生呼吸道、泌尿道等感染。

五、辅助检查

（一）实验室检查

1. 血常规检查

可有贫血，多数为正常细胞正常色素性贫血，也可为小细胞低色素性贫血。常有红细胞缗钱样形成，有时使血型检查及配血发生困难。白细胞及血小板多正常，也可降低。

2. 骨髓检查

骨髓中可见浆细胞增多及异型性，但也可能要做多次穿刺方能发现特征性改变。每次穿刺结果可能有很大差异，这是因为骨髓瘤细胞在骨髓中常呈不均匀浸润。例如，浆细胞数超过 10% ~ 20%，并整片出现，且具有骨髓瘤细胞的特征者诊断多可确定。

（1）瘤细胞常较一般浆细胞为大。

（2）核浆发育不一致，胞核往往比较幼稚。

（3）染色质多较细致，有时可见核仁，多不向成熟浆细胞的染色质凝聚。

（4）往往可见多核（双核、三核甚至十几个核）。

（5）核周带常缺如或不明显。

3. 流式细胞学检查

MM 的骨髓流式细胞学表现为浆细胞特征的 CD79a、CD138 和 CD38 的强表达，但与正常浆细胞不同在于，CD19 通常为阴性，CD56 在 67% ~ 79% 的病例中有异常表达，另外，其他常见的异常表达表型为 CD117、CD20、CD52 和 CD10。与 MM 不同，浆细胞白血病通常是 CD56 阴性的（80%）。部分患者有 CCND1 阳性，这类患者通常伴有 t（11；14）（q13；q32）突变和淋巴浆样形态学改变。

4. 免疫球蛋白检查

血清蛋白电泳出现大量免疫球蛋白表现为一个窄峰，称为 M 蛋白或 M 成分，但也有3%的不分泌型骨髓瘤病例血清中可以无 M 蛋白。免疫固定电泳可确定血清和尿中单克隆免疫球蛋白的类型。根据骨髓瘤细胞分泌的免疫球蛋白类型可以将 MM 分为：IgG 型、IgA 型、IgM 型、IgD 型、IgE 型、轻链型（κ 型、λ 型）、双克隆型、多克隆型和无分泌型。IgG 型的占骨髓瘤的50%，IgA 型占20%，轻链型占20%，IgD 型在国外文献报道占骨髓瘤的1%，而国内的占7%以上；其他少见的类型中包括 IgE 型、IgM 型、双克隆型总计不到10%。

5. 尿蛋白检查

40% ~70% 骨髓瘤患者尿中出现本周蛋白（由于分子小，可经肾小球滤过排出），此蛋白在尿液酸化至 pH 4.5 ~5.0 后，加热至 50 ~60℃，蛋白凝固出现沉淀，但继续加热至 90℃以上时，蛋白又溶解，故称凝溶蛋白。将尿液浓缩后用电泳检查可提高阳性率。

6. 血液生化检查

由于本周蛋白沉淀于肾小管上皮细胞，蛋白阻塞肾小管可导致肾功能受损，因此血尿素氮和肌酐水平可增高。血钙多增高，血磷往往正常。碱性磷酸酶多正常，尿酸可增高。乳酸脱氢酶（LDH）常可增高，与肿瘤负荷有关。β_2 微球蛋白和 C 反应蛋白也是和肿瘤负荷有关的指标，其增高的水平和肿瘤的活动程度成正比，与疾病的预后、疗效及病情进展有关。

7. 红细胞沉降率检查

多明显增高。

（二）影像学检查

1. X 线检查

常可在扁骨及长骨近端发现多发性溶骨性病灶，尤以颅骨多发性穿凿样冲蚀病灶最典型。有时可不见典型的溶骨性病灶，仅见到普遍性骨质疏松。不少患者可见病理性骨折，特别是椎骨压缩性骨折及肋骨骨折。

2. MRI、CT 及 PET/CT 检查

MRI 是评估 MM 骨髓侵犯的一个敏感手段，95%以上的 MM 患者可出现 MRI 检查异常。对于有骨痛症状但 X 线检查正常的 MM 患者适用 MRI 检查。CT 检查主要用于 MM 的髓外病变的评估。PET/CT 目前还较少用于 MM 的诊断，它主要用于 MRI 及 CT 检查发现的髓外占位性病变及溶骨性病变的肿瘤活性的评估，部分研究用于 MM 治疗后的疗效评价。

六、诊断和鉴别诊断

（一）诊断

典型病例作出诊断多无困难，主要根据骨髓或组织活检发现浆细胞瘤细胞（>10%）、X 线检查有溶骨性病变及血清蛋白电泳或尿中发现 M 蛋白增高三方面（2/3）作出诊断（表9-1）。

表9-1　IMWG 多发性骨髓瘤诊断及相关疾病鉴别诊断标准

疾病	诊断标准
多发性骨髓瘤 （有症状型多发性骨髓瘤）	1. 血清或尿有 M 蛋白（除外无分泌型）； 2. 骨髓有克隆性浆细胞增生或活检证实为浆细胞瘤； 3. 有浆细胞增殖导致的器官或组织损伤的证据： 高钙血症：血清钙≥11.5 g/dL； 肾功能损害：血清肌酐 >1.73 mmol/L（>2 mg/dL）或肌酐清除率 <40 mL/min； 贫血：血红蛋白 <10 g/dL，或小于正常值2 g； 骨骼病变：溶骨性病变、严重的骨质疏松或病理性骨折
冒烟型多发性骨髓瘤 （无症状型多发性骨髓瘤，SMM）	1. 血清 M 蛋白（IgG 或 IgA 型）≥30 g/L 有或没有骨髓克隆性浆细胞≥10%； 2. 无浆细胞增殖导致器官或组织损伤表现，如高钙血症、肾功能损害、贫血、骨骼病变等

疾病	诊断标准
不明原因的单克隆 γ 球蛋白增高症（MGUS）	血清 M 蛋白 <30 g/L； 骨髓克隆性浆细胞 <10%； 无浆细胞增殖导致器官或组织损伤表现，如高钙血症、肾功能损害、贫血、骨骼病变；如为 IgM 型 MGUS 则无贫血、高黏滞血症及其他临床症状并排除淋巴增殖性疾病
轻链型 MGUS	FLC 比例异常（λ 轻链型 < 0.26 或 κ 轻链型 >1.65）； 免疫固定电泳无免疫球蛋白重链表达； 无浆细胞增殖导致器官或组织损伤表现
孤立性浆细胞瘤	骨或软组织的孤立性肿物穿刺活检为浆细胞瘤； 正常骨髓象； 无骨骼病变； 无器官或组织损伤表现

国际骨髓瘤工作组标准的诊断流程更为简洁，也更注重于临床症状。

（二）鉴别诊断

需要鉴别的常见疾病有以下几种。

1. 反应性浆细胞增多

可见于感染性疾病的恢复期、（自身免疫性疾病）类风湿关节炎、急性风湿热、播散性红斑狼疮、过敏反应及肝硬化等。此时骨髓中浆细胞形态多正常，与骨髓瘤细胞形态不同，数量一般不超过 10%，而且原发病治愈后则恢复正常。

2. 其他单克隆丙种球蛋白病

血清蛋白电泳发现 M 型蛋白，并不仅见于本病，也可能见于原发性巨球蛋白血症、重链病、淀粉样变性等其他浆细胞疾病和未定性单克隆丙种球蛋白病。

3. 其他肿瘤

X 线所见溶骨性病变，需与骨转移癌鉴别；血清蛋白电泳发现 M 型蛋白还可能见于结肠癌、前列腺癌、乳腺癌、肺癌、霍奇金病等。

（三）多发性骨髓瘤的其他类型

1. 骨髓浆细胞瘤弥漫型/多发性

本型表现为广泛骨髓浸润，但并不形成肿瘤，不造成溶骨性病变，骨髓象正常或仅见骨质疏松。本型实际上可能是多发性骨髓瘤的早期，以后多发展成为典型的多发性骨髓瘤。

2. 髓外浆细胞瘤

肿瘤不起源于骨髓而起源于软组织，如乳房、扁桃体、咽后壁、胸壁、胃肠道、眼眶等处。开始时常为局限性，预后较好，也可向其他类型转化。

3. 浆细胞型白血病

浆细胞白血病（PCL）的外周血克隆性浆细胞数 $>2 \times 10^9$/L 或淋巴细胞总数的 20%。髓外侵犯较多见，原发性 PCL 占骨髓瘤的 2%～5%，其中以轻链型、IgD 或 IgE 型为多。临床表现上肝脾肿大和肾损伤发生率，较其他类型骨髓瘤为高。

4. 非分泌型骨髓瘤

大约有 3% 的浆细胞骨髓瘤患者免疫固定电泳无法检测到 M 蛋白，但 2/3 的非分泌型骨髓瘤患者能够检出血清游离轻链和（或）异常游离轻链比例，提示它们仍有少量的分泌功能。对这些患者使用免疫组化进行诊断，85% 能够检出肿瘤性浆细胞的胞质 M 蛋白，不分泌的原因是 Ig 分泌障碍；另外 15% 没有胞质 Ig 合成。这一类骨髓瘤临床表现与其他骨髓瘤一样，但肾功能不全、高钙血症和正常 Ig 抑制的发生率稍有下降。

5. 骨硬化性骨髓瘤

骨硬化性骨髓瘤的特征是多发神经病变，器官肿大（肝、脾肿大多见），内分泌病，M 蛋白和皮肤改变（多毛、色素沉着多见）。其最主要的临床表现是伴明显的运动障碍的慢性炎性脱髓鞘性病变和硬化性骨骼改变。

以上各型有时可以互相转化，如孤立型、弥漫型可转为典型的多发性骨髓瘤，而后者又可以发展为浆细胞性白血病。

七、分期

多年来，多发性骨髓瘤分期沿用 1975 年 Durie 和 Salmon 提出的分期标准。Durie-Salmon 分期系统（表 9-2）包含因素较多、临床应用比较复杂不利于推广，IMWG 近年来提出了国际分期系统 ISS 分期标准（表 9-3），它是根据血清 β_2 微球蛋白和白蛋白水平划分的，一般认为这个分期系统可以较准确地提示患者预后。

表 9-2　Durie-Salmon 分期系统

分期	分期指标
I	1. 血红蛋白 >100 g/L；<0.6×10¹²/m²；
	2. 血清钙正常或 ≤12 mg/dL；
	3. 骨 X 线正常或仅有孤立性浆细胞瘤；
	4. 血清 M 蛋白含量低：
	IgG <50 g/L
	IgA <30 g/L；
	5. 尿轻链蛋白 <4 g/24 h
II	介于 I 期和 III 期之间
III	1. 血红蛋白 <85 g/L；<0.6×10¹²/m²；
	2. 血清钙 >12 mg/dL；
	3. 广泛性溶骨性病变；
	4. 血清 M 蛋白含量高：
	IgG >70 g/L
	IgA >50 g/L；
	5. 尿轻链蛋白 >12 g/24 h

亚型
A 肾功能正常（血清肌酐 <2.0 mg/dL）
B 肾功能异常（血清肌酐 <2.0 mg/dL）

表 9-3　多发性骨髓瘤的国际分期系统

分期	特点	中位生存（月）
I	血清 β_2 微球蛋白 <3.5 mg/L	62
II	介于 I 期和 II 期之间	44
III	血清 β_2 微球蛋白 ≥5.5 mg/L	29

获取患者的基因或分子生物学信息，用于危险程度分层和治疗方案选择，是近期的一个发展方向。但是特定细胞遗传学改变不能被简单的割裂来考虑。例如，在 MM 患者中 MAF 易位通常预示不良预后，但在 MGUS 患者中并非如此。将 ISS 分期系统和 FISH 结果结合考虑，能够提高 ISS 预测预后的能力。与细胞遗传学不同，间期 FISH 可以在 MM 患者中进行广泛的应用，通常认为 +1q、-17p、t（4；14）、t（14；20）、t（14；16）等预示不良预后，但也可见到存在上述特征却预后良好的患者。基因表达谱（GEP）是 FISH 的补充，采用某些特异指标对 MM 进行危险分层，但仍然不完美。在不远的将来，基

于特定分子学改变的靶向治疗可能是 MM 个体化治疗道路上的重要一步。例如，t（4；14）这一通常预后不良的表型，在多个临床试验中推荐采用蛋白酶体抑制剂为主的化疗方案，它也可能是 *FGFR3* 和 *MMSET* 抑制剂的目标人群；t（14；20）和 t（14；16）也分别导致 *MAF* 或 *MAFB* 的过表达，也可能成为分子靶标。目前最为成熟的可能是 *BRAF*，*BRAF* 突变发生于约 4% 的 MM 患者中，检出 *BRAF V600E* 突变的患者可能对 *BRAF* 抑制剂有效。

八、治疗

多发性骨髓瘤目前尚难以根治，对大多数患者的治疗，以延长寿命、缓解骨痛、提高生活质量为目的。总的治疗原则为：无症状的 MM 或 Durie-Salmon 分期 I 期的患者不建议治疗，至少每 3 个月复查一次，直到出现症状。有症状的 MM 应立即治疗。除了化疗外，多发性骨髓瘤的辅助对症治疗也相当重要。

（一）一般治疗

（1）应尽量使患者能起床活动，长期卧床不起者，往往骨质脱钙日益加重，肾功能损害也加重。因疼痛而影响患者活动时，可给予止痛药。有时，戴用支架背心对截瘫患者有帮助。

（2）鼓励患者饮水，对脱水患者应补充液体，使每日尿量保持在 1 500 mL 以上。脱水往往增加肾功能衰竭的危险，高尿酸血症也可造成尿酸性肾病，必要时可用别嘌呤醇，每日 300～600 mg。

（3）其他：可考虑促红细胞生成素治疗贫血。反复感染或危及生命时可以考虑静脉用丙种球蛋白；大剂量使用地塞米松时应预防卡氏肺孢子菌肺炎、疱疹和真菌感染；可以接种流感和肺炎疫苗。使用沙利度胺或来那度胺时应用抗凝治疗。

（二）抗肿瘤治疗

MM 抗肿瘤治疗策略是首先根据患者的年龄、一般状况、并发症等，分为适合移植患者和不适合移植患者两类。对于年龄 <65 岁、没有严重并发症或并发疾病的初诊 MM 患者，欧洲及美国的 MM 治疗指南推荐：患者在行 4～6 个疗程的不含烷化剂诱导缓解化疗后进行自体造血干细胞移植（Auto-HSCT, ASCT）支持下的大剂量化疗（HDT），最后接受巩固和维持治疗。不适合移植患者在诱导化疗后直接进入巩固和维持阶段。由于绝大部分患者诱导治疗后会出现药物耐受和复发，因此维持治疗也很重要，目前比较通用的维持治疗为化疗联合沙利度胺治疗后再给予沙利度胺维持。化疗是本病最常用也是最基本的治疗方法。应用各种新的药物及联合化疗和骨髓移植等，疗效有了明显的提高。

1. 化疗

化疗的目的主要是杀伤肿瘤细胞，降低 M 蛋白，使症状缓解或控制，生存期延长。可供选择的方案很多，但是应依照个体化治疗的原则进行选择。例如，需要进行干细胞采集的患者应避免使用影响干细胞采集的药物（如美法仑）；症状明显的患者应采用高效的一线治疗方案。

初诊拟行 ASCT 的 MM 患者的诱导缓解化疗均推荐使用含新药的两药或三药方案，具体方案和剂量见表 9-4。临床随机对照研究结果发现 VTD 方案缓解率明显高于 VAD 方案和 TD 方案。目前含新药的三药方案中 VRD 方案的有效率最高：有效率接近 100%，完全缓解（CR）率或接近 CR（nCR）率 40%。而 4 个药物联合方案无论缓解率还是生存期都没有明显超越三药方案的。VAD 方案既往常用于复发患者，近年来也用于诱导缓解治疗方案，此方案的特点在于产生疗效较快，能尽快缓解症状。最优的诱导缓解方案仍在探索中。

表 9-4　拟行 ASCT 的初诊 MM 患者诱导缓解化疗方案

方案	药名及剂量	周期
VCD	硼替唑咪 1.3 mg/m²，皮下或静脉注射，第 1、第 8、第 15、第 22 天	
	环磷酰胺 300 mg/m²，口服，第 1、第 8、第 15、第 22 天	每 4 周
	地塞米松 40 mg，口服，第 1、第 8、第 15、第 22 天	

方案	药名及剂量	周期
PAD	硼替唑咪 1.3 mg/m²，皮下或静脉注射，第 1、第 4、第 8、第 11 天 阿霉素 0.9 mg/m²，静脉注射，第 1、第 2、第 3 天 地塞米松 40 mg，口服，第 1~4 天，第 8~11 天，第 15~18 天（第 1 个疗程后地塞米松仅用第 1~4 天）	每 3 周
VRD	硼替唑咪 1.3 mg/m²，皮下或静脉注射，第 1、第 8、第 15 天 雷那度胺 25 mg，口服，第 1~14 天 地塞米松 40 mg，口服，第 1、第 8、第 15 天	每 3 周
VTD	硼替唑咪 1.3 mg/m²，皮下或静脉注射，第 1、第 8、第 15、第 22 天 沙利度胺 100~200 mg，口服，第 1~21 天 地塞米松 40 mg，口服，第 1、第 8、第 15、第 22 天	每 4 周
TAD	沙利度胺 200~400 mg，口服，第 1~28 天 阿霉素 9 mg/m²，静脉推注，第 1~4 天 地塞米松 40 mg，口服，第 1~4 天，第 9~12 天，第 17~20 天（第 2 个疗程后地塞米松仅用第 1~4 天）	每 4 周
TD	沙利度胺 200 mg，口服，第 1~28 天 地塞米松 40 mg，口服，第 1、第 8、第 15、第 22 天	每 4 周
RD/ Rd	雷那度胺 25 mg，口服，第 1~21 天 高剂量地塞米松 40 mg，口服，第 1~4 天，第 9~12 天，第 17~20 天，第 1~4 个疗程，以后地塞米松仅用第 1~4 天 低剂量地塞米松 40 mg，口服，第 1、第 8、第 15、第 22 天	每 4 周
VAD	阿霉素 9 mg/m²，持续静脉滴注 24 小时，第 1~4 天 长春新碱 0.4 mg/m²，持续静脉滴注 24 小时，第 1~4 天 地塞米松 40 mg，口服，第 1~4 天，第 9~12 天，第 17~20 天（第 2 个疗程后地塞米松仅用第 1~4 天）	每 4 周

初诊不适合移植患者可采用表 9-5 中的方案进行诱导缓解治疗。MP 方案治疗 MM 已几十年，联合激素组成的 MP 方案是简单安全和有效的标准治疗方案，有效率为 40%~60%，但很少有患者可以获得完全缓解，有效者中位生存期为 24~30 个月，中位疾病进展时间约为 15 个月。MPT 方案与 MP 方案治疗初诊老年 MM 的临床随机对照研究显示：MPT 方案可使患者生存获益。而 MPR 与 MP 方案随机对照研究显示：MPR 方案缓解率高于 MP 方案但总生存期（OS）相当。M2 方案是比较复杂和更强的治疗方案，化疗有效率可提高至 74% 左右。一般认为此方案与 MP 方案相比中位生存期并未明显改善，但近来有研究结果显示此方案对 Ⅲ 期患者可以改善中位生存期。

表 9-5　不行 ASCT 的初诊 MM 患者部分诱导化疗方案

方案	药名及剂量	周期
VMP	马法兰 9 mg/m²，口服，第 1~4 天 硼替唑咪 1.3 mg/m²，皮下或静脉注射，第 1、第 8、第 15、第 22 天 强的松 60 mg/m²，口服，第 1~4 天	每 6 周
MPT	马法兰 0.25 mg/kg，口服，第 1~4 天 强的松 2 mg/kg，口服，第 1~4 天 沙利度胺 100~200 mg，口服，第 1~28 天	每 6 周
VMP	硼替唑咪 1.3 mg/m²，皮下或静脉注射，第 1、第 8、第 15、第 22 天 马法兰 0.25 mg/kg，口服，第 1~4 天 强的松 2 mg/kg，口服，第 1~4 天	每 6 周

方案	药名及剂量	周期
MPR	马法兰 0.18 mg/kg，口服，第 1～4 天 强的松 2 mg/kg，口服，第 1～4 天 雷那度胺 10 mg，口服，第 1～21 天	每 4 周
MP	马法兰 9 mg/m²，口服，第 1～4 天 强的松 60 mg/m²，口服，第 1～4 天	每 6 周
M2	马法兰 0.25 mg/kg，口服，第 1～4 天 强的松 1.0 mg/kg，口服，第 1～7 天 长春新碱 0.03 mg/kg，静脉注射，第 1 天 卡氮芥 1.0 mg/kg，静脉注射，第 1 天 环磷酰胺 10 mg/kg，静脉注射，第 1 天	每 5～6 周

2. 免疫调节剂

近年来，MM 最重要的进展之一是认识到肿瘤微环境的重要性。骨髓瘤细胞黏附到骨髓微环境的基质蛋白及其他细胞后诱导细胞与细胞间相互作用及细胞因子的释放，促进了瘤细胞生长、生存及对传统化疗药物的耐药。将沙利度胺、来那度胺等药用于 MM 的治疗是该病治疗领域中里程碑式的进展。这类药物靶向骨髓微环境中的瘤细胞，特别是能触发凋亡蛋白酶-8 介导的凋亡，减少肿瘤细胞与骨髓基质细胞的结合，抑制骨髓分泌细胞因子（组成性分泌及因与骨髓瘤细胞结合而分泌），抑制血管生成，活化自身 NK 细胞、T 细胞或二者。

（1）沙利度胺：研究表明，沙利度胺可以减少患 MM 动物新生血管系统的凋亡，抑制血管生成。Singhal 等报道了 169 例 MM 患者口服沙利度胺治疗，有效率为 37%，2 年生存率为 60%，主要不良反应有镇静、便秘、感觉神经病变和深静脉血栓等。沙利度胺联合激素或化疗可进一步提高疗效，故已推荐用于诱导缓解治疗，详见表 9-5，沙利度胺用于维持治疗，已初步显示出令人兴奋的结果。Attal 等在自体移植后采用沙利度胺维持治疗，3 年无病生存维持组明显优于未作维持组。沙利度胺的类似物包括 CC-5013、CC-4047 和 ENMD-0995，疗效也可期待。

在上述化疗联合化疗方案加用该药时，推荐沙利度胺的起始剂量为每天 50 mg，睡前服用，每周增加 50 mg 直到期望剂量值，建议目标剂量 100 mg，不建议超过 200 mg，在服用雷那度胺和沙利度胺时必须同时加用低剂量阿司匹林或低分子肝素或华法林抗凝治疗。常见不良反应有感觉异常（26.6%）、嗜睡（6.8%）、便秘（4.1%）、湿疹/皮疹（4.1%）、血液学不良反应（1.4%）、感染（1%）、血栓形成（1%）和震颤（1%）。

（2）来那度胺：作为新一代免疫调节剂，来那度胺对肿瘤坏死因子的抑制作用强于沙利度胺，其不良反应也有不同，无明显神经系统不良反应，但骨髓抑制较强。来那度胺联合地塞米松（RD/Rd）治疗复发或难治性多发性骨髓瘤的有效率约为 60%，无进展生存时间为 12 个月。常见不良反应为血栓栓塞事件、骨髓抑制、皮疹与腹泻。需合用阿司匹林抗凝。

当血清中 M 蛋白水平完全消失或达到稳定水平，且连续 4 个月不再下降，即达到平台期后两个周期或含硼替唑米的方案持续 6～8 个周期可停止化疗。适合移植患者一般建议在最佳反应时间内收集造血干细胞。不适合移植、且接受来那度胺为基础方案化疗的患者治疗一般持续到疾病进展或不耐受。来那度胺做维持治疗维持可以提高无进展生存，但总体生存率的提高并无统计学差异。

3. 蛋白酶抑制剂

蛋白酶抑制剂是一类针对骨髓微环境和瘤细胞的抗癌药物，可抑制包括细胞周期调节蛋白和周期素依耐性蛋白激酶抑制酶在内的多种蛋白酶的降解。其代表药物是硼替唑米。其作用机制包括抑制核因子的激活，抑制基质细胞旁分泌 IL-6，诱导凋亡，逆转骨髓瘤细胞对激素、烷化剂和蒽环类药物的耐药，降低血管内皮生长因子（VEGF）浓度和抑制其相关的血管生成作用。一项多中心的 II 期临床试验表明，202 例晚期多发性骨髓瘤患者（83% 接受过沙利度胺治疗）总的有效率为 35%。目前，含硼替唑米的方案是初治适合移植的多发性骨髓瘤患者最常用的诱导缓解方案之一，含这类新药的诱导缓解化疗方案疗效明显优于传统的化疗方案。

硼替唑米常见的 3～4 级不良反应主要为血小板减少（30%）、中性粒细胞减少（14%）、贫血（10%）、神经病变（8%）。因硼替唑米不需要根据肾功能进行调量，常作为伴有明显肾功能损伤患者的治疗选择。硼替唑米也可联合传统方案，如 MP、聚乙二醇脂质体多柔比星等。

4. 大剂量化疗及骨髓或外周血干细胞移植

对初始治疗获得最佳疗效患者，如不采取进一步的治疗措施，则肿瘤很快进展。在没有干细胞支持下，中剂量的马法兰（140 mg/m²）可以使 30% 的患者获得完全缓解（CR），中位维持完全缓解的时间为 3 年。诱导化疗联合在干细胞支持下大剂量的马法兰（200 mg/m²）可进一步提高疗效，对 70 岁（或 65 岁）以下的患者已成为标准的治疗。治疗相关死亡不到 3%。在 IFM90 试验中，Attal 等入组了 200 例多发性骨髓瘤的患者，随机进入常规化疗组和常规化疗联合大剂量化疗组，结果显示后者在近期疗效及无病生存和总生存方面均优于前者。至于大剂量化疗是在诱导化疗后立即给予还是在肿瘤进展复发时给予，有试验研究表明，早期自体移植可以获得较好的无病生存和更高的生活质量。另外，进行两次移植能否增加疗效，到目前为止，只完成了一个随机临床试验研究，初步显示双移植获得了较好的无病生存和总生存，还需进一步研究。在年龄稍大或并发症稍多的患者中，可以尝试减低剂量预处理（马法兰 100 mg/m²）的自体造血干细胞移植。

5. 异基因骨髓移植

同种异基因骨髓移植治疗多发性骨髓瘤也有一定尝试。异基因骨髓移植产生的移植物抗宿主病后的免疫反应，对多发性骨髓瘤有重要的抗肿瘤作用。但是，清髓性的异基因移植，死亡率高。非清髓性的异基因移植，既产生了移植物抗骨髓瘤效应，又降低了死亡风险，初步显示有较好的疗效，尚需进一步评价。

6. 生物免疫治疗

（1）干扰素治疗：重组的 α 干扰素有抑制肿瘤及增强免疫杀伤肿瘤细胞的作用。治疗骨髓瘤临床上单用的疗效一般为 30% 左右。干扰素多发性骨髓瘤的诱导和维持治疗，两个独立研究组的 24 个随机试验表明有微弱但确定的价值。小规模的研究表明可提高总生存 4 个月。因此临床应用干扰素治疗 MM 需从费用、不良反应及患者生活质量方面考虑，权衡利弊。

（2）单克隆抗体/树突状细胞治疗：针对分化末期 B 细胞的特异性抗体（人源化的 HM1.24 单抗）、针对 IL-6 的抗体、特异性的抗独特型的抗体和靶向的树突状细胞的治疗，目前还处于研究阶段。

7. 其他新药

此外，第二代蛋白酶抑制剂卡菲佐米能克服硼替佐米的耐药性。在一项二期临床试验中，卡菲佐米即使对硼替佐米耐药的 MM 也取得了较好疗效；泊马度胺保留了来那度胺的作用机制，同时在体外研究表明与蛋白酶体抑制剂（如硼替佐米）有协同作用；p38MAPK 抑制剂可在骨髓瘤细胞系和患者瘤细胞中逆转了硼替佐米耐药。这些治疗新药目前正进行临床试验验证其治疗作用。

（三）并发症的治疗

1. 高钙血症

当患者出现恶心、呕吐、食欲缺乏、多尿、多饮、便秘、无力、昏迷时应怀疑高钙血症，并急需治疗以防止肾功能衰竭。给予等渗盐水水化、利尿、激素及双膦酸盐等药物治疗。

2. 肾功能不全

肾功能不全是 MM 患者常见和重要的并发症，也是患者死亡的常见原因。肾功能不全一旦发生，治疗上有很大困难，重在预防。应维持患者足够的液体摄入量，保证其多尿状态（3 g/L），如有高尿酸血症，给予别嘌醇治疗。静脉肾盂造影可加重肾损害，应视为禁忌，一旦并发急性肾功能衰竭，应积极使用包括血液透析在内的抢救手段。

3. 感染

MM 病程中尤其是化疗期间易发生顽固性感染，且不易被抗生素控制。对有发热或感染倾向者应给予足量广谱抗生素预防，应避免选用有肾脏毒性的抗生素。

4. 骨骼病变

MM 骨骼病变包括骨质疏松、溶骨性破坏和病理性骨折。应鼓励患者活动但须避免创伤。目前已证实双膦酸盐能够减少多发性骨髓瘤患者的骨并发症，有效地减轻患者和骨缺失有关的症状，降低骨事件，从而提高患者的生活质量。姑息放疗多用于不能控制的疼痛、即将发生的病理性骨折或脊髓压迫，避免在干细胞采集前行全身放疗。外科手术主要用于长骨病理性骨折、脊柱骨折压迫脊髓和脊柱不稳等。注射骨水泥的脊柱成形术可恢复部分患者的身高，缓解临床症状。

5. 高黏滞综合征

治疗关键在于有效地去除或降低患者血清中单克隆性免疫球蛋白，降低黏滞度，改善微循环。血浆置换可作为症状性高黏滞血症的辅助治疗。

6. 淀粉样变性

对于 MM 淀粉样变性，目前尚无特异性地消除淀粉样物质沉积灶的方法。临床处理的重点是降低淀粉样前体层蛋白的产生。

九、预后

本病为进行性疾病，如不治疗，中位生存期为 3.5 ~ 11.5 个月，近年来，由于新药（硼替唑咪、沙利度胺和雷那度胺）及大剂量化疗在 MM 治疗上的应用，MM 的中位生存期已超过 5 年。预后与临床分期密切相关，临床分期反映体内瘤细胞负荷的数量，故争取早期确诊、早期治疗是改善预后、延长生存期的关键。年龄，肾功能的好坏，血清的 β_2-微球蛋白，血中血红蛋白，C 反应蛋白，LDH，白蛋白水平，骨髓中浆细胞的数量与类型，浆细胞标记指数的高低及是否存在细胞遗传学异常等也与预后有关。

（嵇晶晶）

第二节　霍奇金淋巴瘤

霍奇金淋巴瘤（HL）是恶性淋巴瘤的一个独特类型。其特点为：临床上病变往往从一个或一组淋巴结开始，逐渐由邻近的淋巴结向远处扩散。原发于结外淋巴组织的少见；瘤组织成分多样，但都含有一种独特的瘤巨细胞即里 – 施细胞（RS 细胞），RS 细胞来源于 B 淋巴细胞。

一、发病情况

霍奇金淋巴瘤在欧美各国发病率高，为（1.6 ~ 3.4）/10 万；在我国发病率较低，男性为（0 ~ 0.6）/10 万，女性为（0.1 ~ 0.4）/10 万。

二、病因

霍奇金淋巴瘤病因不明，可能与以下因素有关：EB 病毒的病因研究最受关注，约 50% 患者的 R-S 细胞中可检出 EB 病毒基因组片段；与细菌因素，环境因素，遗传因素和免疫因素有关。

三、病理

霍奇金淋巴瘤病理检查至关重要。

霍奇金淋巴瘤的显微镜下特点是在炎症细胞的背景下，散在肿瘤细胞，即 RS 细胞及其变异型细胞。其背景细胞以淋巴细胞为主，包括 B 淋巴细胞和 T 淋巴细胞。有学者认为这些淋巴细胞不能限制肿瘤细胞的生长，相反，却能分泌一些淋巴因子刺激其生长。因此，在霍奇金淋巴瘤的治疗中，如果限制和减少了这些背景细胞，也就减少了霍奇金淋巴瘤细胞生长的"土壤"。

1. 病理学分类

HL 的特点是 RS 细胞仅占所有细胞中的极少数（0.1% ~ 10%），散在分布于特殊的反应性细胞背景之中。历史上 HL 曾被认为是单一疾病，并有过几次单纯根据形态学的分型。①Jackson 和 Parker 将其分为 3 个亚型：副肉芽肿型、肉芽肿型和肉瘤型；②Luckes 和 Butler 将其分为 6 个亚型：L&H 结节型、L&H 弥漫型、结节硬化型、混合细胞型、弥漫纤维化型、网状细胞型；③Rye 国际会议讨论决定将 Luckes 和 Butler 的 6 个亚型合并为 4 个亚型：淋巴细胞为主型（LP）、结节硬化型（NS）、混合细胞型（MC）、淋巴细胞消减型（LD）。纯形态学分类与肿瘤恶性程度、预后等有关，亚型不多，临床医师易于理解和掌握，但不够完善。随着细胞生物学和分子生物学的研究进展，使得人们对霍奇金淋巴瘤的认识越来越深入，仅以病理形态为依据的恶性淋巴瘤分类和诊断已不能满足临床治疗的需求。

结节性淋巴细胞为主型霍奇金淋巴瘤（NLPHL）与经典型霍奇金淋巴瘤（CHL）在形态学上不同，但具有一个共同的特征即病变组织中肿瘤细胞仅占极少数，而瘤细胞周围存在大量反应性非肿瘤性细胞。CHL 的 4 个亚型之间存在着差异，好发部位不同，背景细胞成分、肿瘤细胞数量和（或）异型程度、EB 病毒感染检出率也不同，但肿瘤细胞的免疫表型相同。

2. 组织学特点

淋巴结正常组织结构全部或部分破坏，早期可呈单个或多个灶性病变。病变由肿瘤细胞（HRS 细胞）和非肿瘤性多种细胞成分组成。HRS 细胞是一种单核、双核或多核巨细胞，核仁大而明显，嗜酸性，胞质丰富。HRS 细胞有很多亚型，近年来已经倾向于其来自 B 淋巴细胞。非肿瘤性细胞包括正常形态的淋巴细胞、浆细胞、嗜酸性粒细胞、中性粒细胞、组织细胞、成纤维细胞，同时伴有不同程度的纤维化，病灶内很少出现明显的坏死。

（1）HL 肿瘤细胞的特征：HL 肿瘤细胞是指经典型 RS 细胞及其变异型细胞，统称为 HRS 细胞，有 7 种不同的形态。

1）经典型 RS 细胞：是一种胞质丰富，微嗜碱性或嗜双染性的巨细胞，直径为 15 ~ 45 μm，有 2 个形态相似的核或分叶状核，核大圆形或椭圆形，核膜清楚，染色质淡。每个核叶有一个中位嗜酸性大核仁，直径 3 ~ 5 μm，相当于红细胞大小，周围有空晕，看起来很醒目，如同"鹰眼"。两个细胞核形态相似，比较对称，似镜映物影，因此有"镜影细胞"之称。这种细胞非常具有特征性，在 HL 中具有比较重要的诊断价值，故有诊断性 RS 细胞之称。值得注意的是，RS 细胞只是诊断 HL 的一个重要指标，但不是唯一的指标，除此之外，还必须具备"反应性背景"这项必不可少的指标。因为 RS 细胞样的细胞也可见于其他疾病，如间变性大细胞淋巴瘤、恶性黑色素瘤、精原细胞瘤、低分化癌等，而这些疾病都不具有反应性背景。

2）单核型 RS 细胞：又称为霍奇金细胞。在形态上除了是单核细胞，其余特征与经典型 RS 细胞相同。这种细胞可能是经典型 RS 细胞的前体细胞，即核分裂前的细胞，也可能是由于切片时只切到了经典型 RS 细胞的一叶核。这种细胞可见于各型经典霍奇金淋巴瘤，但 MCHI 更多见。在反应性增生的淋巴组织中有时会见到类似这种单核型 RS 细胞的免疫母细胞，应予以鉴别。免疫母细胞要小些，核仁也小些，为 2 ~ 3 μm，核仁周围没有空晕，因此不够醒目。

3）多核型 RS 细胞：其特点是细胞更大，有多个核，有的核呈"马蹄形"，其余特征与经典型 RS 细胞相同。这种细胞也有较高的诊断价值，主要见于 LDHL 和 MCHL，但也可见于非霍奇金淋巴瘤，如间变性大细胞淋巴瘤。

4）陷窝型 RS 细胞：又称为陷窝细胞，是经典型 RS 细胞的一种特殊变异型。形态特点是细胞大，细胞界限清楚，胞质空，核似悬在细胞的中央。多为单个核，也可见多个核，核仁通常较典型 RS 细胞的核仁小。出现这种细胞完全是人为所致，是由于组织固定不好造成细胞收缩引起的，如果先将淋巴结切开再固定这种现象就会消失。因此，也不难理解为什么这种细胞多见于包膜厚纤维条带多的 NSHL。

5）固缩型 RS 细胞：又称为"干尸"细胞，这种细胞比经典型 RS 细胞小，细胞膜塌陷，形态不规则，如同细胞缺水的干瘪状，最醒目的是细胞核，低倍镜下很容易注意到形态不规则的深染如墨的细胞核。细胞核的大小不一，与其身前的大小和固缩的程度有关。核仁因核深染而不明显。这种细胞是一种凋亡的 RS 细胞，可见于各型 HL。由于很少见于其他肿瘤（可见于间变性大细胞淋巴瘤），因此，对 HL 的诊断有提示作用。

6）奇异型 RS 细胞：这种细胞较大，可以是单核，也可以是多核，细胞核不规则，异型性明显，核分裂多见。主要见于 LDHL。

7）L&H 型 RS 细胞 [lymphocytic and/or histocytic Reed-Stemberg cell variants，淋巴细胞和（或）组织细胞性 RS 细胞变异型]：L&H 细胞体积大，比典型的 HRS 细胞略小，比免疫母细胞大，胞质少，单一大核，核常重叠或分叶，甚至呈爆米花样，因此，有"爆米花"细胞的名称。核染色质细，呈泡状，核膜薄，核仁多个嗜碱性，中等大小，比典型 HRS 细胞的核仁小。主要见于 NLPHL，但在部分 LRHL 中也可见少数 L&H 细胞，此时，应做免疫标记进行鉴别。

传统上一直认为 L&H 细胞是 RS 细胞的一种变异型，但是近年来免疫表型和遗传学研究显示 L&H 细胞明显地不同于经典型 RS 细胞及其他变异型，如 L&H 细胞几乎总是 CD20$^+$，CD15$^-$，CD30，Ig 基因具有转录的功能及可变区存在自身突变和突变正在进行的信号，而经典型 RS 细胞及其他变异型细胞几乎都呈 CD30$^+$，大多数 CD15$^+$，少数（20%~40%）CD20$^+$，Ig 基因虽然有重排和自身突变，但不具有转录的功能。因此，L&H 细胞是 RS 细胞的一种变异型，这种传统的观点正在被动摇。

（2）HL 各亚型的病理特点。

1）结节性淋巴细胞为主型（MPHL）：淋巴结结构部分或全部被破坏，取而代之的是结节，或结节和弥漫混合的病变。结节数量不等，体积比较大，超过常见的反应性淋巴滤泡的大小，结节界限清楚或不太清楚，周边多无纤维带，或有纤细纤维带，结节的边缘可见组织细胞和一些多克隆浆细胞。病变主要由小淋巴细胞、组织细胞和上皮样组织细胞构成背景，背景中偶见散在单个中性粒细胞，但不存在嗜酸性粒细胞，也不存在中心母细胞。在背景中可见醒目的散在分布的大瘤细胞——L&H 细胞。不过，约半数病例中可见到分叶核、大核仁的 L&H 细胞，形态似典型 HRS 细胞，但这些细胞的数量很少，只有少数病例中这种细胞较多。L&H 细胞的数量不等，但通常较少。结节内几乎没有残留的生发中心。病变弥漫区主要由小淋巴细胞和组织细胞组成，后者可单个或成簇。该瘤很少以弥漫性为主的形式出现。欧洲淋巴瘤工作组曾将病变结节区域大于 30% 定为 NIPHL，小于 30% 定为弥漫性淋巴细胞为主 HL 伴结节区。该小组发现 219 例淋巴细胞为主 HL（LPHL）中仅有 6 例为弥漫性 LPHL 伴结节区。大约 3% 的病例可以完全呈弥漫性分布，此时，与 T 细胞丰富的大 B 细胞淋巴瘤鉴别非常困难。根据生长方式可以将 NLPHL 分为 6 个变异型：典型（富于 B 细胞）结节型、匐行结节型、结节外 L&H 细胞为主结节型、富于 T 细胞结节型、富于 T 细胞的弥漫型（TCRacL 样型）、富于 B 细胞的弥漫型。富于 T 细胞的弥漫型主要见于复发病例，提示 T 细胞增多可能预后变差。结节外 L&H 细胞为主结节型可能是结节发展成弥漫的过渡阶段。在淋巴结结构尚未全部破坏的病例中，偶尔在病变附近存在反应性滤泡增生伴有生发中心进行性转化（PTGC）。

2）经典型霍奇金淋巴瘤（CHL）：肉眼所见为淋巴结肿大，有包膜，切面呈鱼肉状。NSHL 中可见明显结节，致密纤维条带和包膜增厚。脾脏受累时，白髓区可见散在结节，有时可见大瘤块，也可见纤维条带。发生在胸腺的 HL 可出现囊性变。

镜下显示淋巴结结构部分或全部破坏，病变主要包括两部分，即肿瘤细胞成分和反应性背景成分。

CHL 中每种亚型的组织形态学描述如下。①混合细胞型 HL（MCHL）：淋巴结结构破坏，但也可能见到滤泡间区生长形式的 HL。多数病例呈弥漫性生长，有的可见结节样结构，但结节周围没有宽阔的纤维条带。可以出现间质纤维化，但淋巴结包膜不增厚，容易见到经典型、单核型和多核型 RS 细胞。背景由混合性细胞组成，其成分变化可以很大，常有中性粒细胞、嗜酸性粒细胞、组织细胞和浆细胞。可以一种为主。组织细胞可以向上皮样细胞分化并形成肉芽肿样结构。②结节硬化型 HL（NSHL+）：病变具有 CHL 的表现，呈结节状生长，结节周围被宽阔的纤维条带包绕，结节内有陷窝型 RS 细胞，诊断 NSHL 至少要见到一个这样的结节。由于纤维化首先是从包膜开始，然后，从增厚的包膜向淋巴结内扩展，最后将淋巴结分割成大小不等的结节，因此，包膜纤维化（增厚）是诊断 NSHL 的一个必要条件。NSHL 中的 HRS 细胞、小淋巴细胞和其他非肿瘤性反应细胞数量变化很大，结节中的陷窝细胞有时比较多并聚集成堆，可出现细胞坏死，结节内形成坏死灶。当陷窝细胞聚集很多时，称为"变异型合体细胞"。嗜酸性粒细胞和中性粒细胞常较多。③富于淋巴细胞型 HL（LRHL）：有两种生长方式，结节性，常见；弥漫性，少见。病变区有大量的小结节，结节间的 T 区变窄或消失。小结节由小淋巴细胞组成，可有生发中心，但常为偏心的退化或变小的生发中心。HRS 细胞多见于扩大的套区中。经典型 RS 细胞不易见到，但单核型 RS 细胞易见。部分 HRS 细胞可以像 L&H 细胞或单核的陷窝细胞，这一亚型容易与 NLPHL 混淆。最近欧洲淋巴瘤工作组分析了 388 例曾诊断为 NLPHL 的病例，结果发现 115 例（约 30%）是 LRHL。④淋巴细胞消减型 HL（LDHL）：虽然 LDHL 的形态变化很大，但共同特征是 HRS 细胞相对多于背景中的淋巴细胞。有的病例很像混合细胞型，但 HRS 细胞数量更多。有的病例以奇异型（多形性）RS 细胞为主，呈肉瘤样表现，即 Lukes 和 Butler 分类中的网状细胞型。这些病例与间变性大细胞淋巴瘤鉴别较困难。另一些病例表现出弥漫性纤维化，成纤维细胞增多或不增多，但 HRS 细胞明显减少，等同于 Lukes 和 Butler 分类中的弥漫纤维化型。如果有结节和纤维硬化，就将其归为 NSHL。

四、临床表现

霍奇金淋巴瘤（HL）主要侵犯淋巴系统，年轻人多见，早期临床进展缓慢，主要表现为浅表淋巴结肿大。与 NHL 病变跳跃性发展不同，HL 病变沿淋巴结引流方向扩散。由于病变侵犯部位不同，其临床表现各异。

（一）症状

1. 初发症状与淋巴结肿大

慢性、进行性、无痛性浅表淋巴结肿大为最常见的首发症状，中国医学科学院肿瘤医院 5 101 例 HL 统计表明，HL 原发于淋巴结内占 78.2%，原发于结外者占 20.2%。结内病变以颈部和膈上淋巴结肿大最为多见，其次见于腋下和腹股沟，其他部位较少受侵。有文献报道，首发于颈部淋巴结者可达 60%~80%。淋巴结触诊质韧、饱满、边缘清楚，早期可活动，晚期相互融合，少数与皮肤粘连可出现破溃等表现；体积大小不等，大者直径可达十厘米，有些患者淋巴结可随发热而增大，热退后缩小。根据病变累及的部位不同，可出现相应淋巴结区的局部症状和压迫症状；结外病变则出现累及器官的相应症状。

2. 全身症状

主要为发热、盗汗和体重减轻，其次为皮肤瘙痒和乏力。发热可以表现为任何形式，包括持续低热、不规则间歇性发热或偶尔高热，抗感染治疗多无效。约 15% 的 HL 患者表现为周期性发热，也称为墨-佩-耳三氏热。其特点为：体温逐渐上升，波动于 38~40℃数天，不经治疗可逐渐降至正常，经过 10 天或更长时间的间歇期，体温再次上升，如此周而复始，并逐渐缩短间歇期。患者发热时周身不适、乏力和食欲减退，体温下降后立感轻快。盗汗、明显消瘦和皮肤瘙痒均为较常见的症状，瘙痒初见于局部，可渐发展至全身，开始轻度瘙痒，表皮脱落，皮肤增厚，严重时可因抓破皮肤引起感染和皮肤色素沉着。饮酒痛为另一特殊症状，即饮酒后出现肿瘤部位疼痛，常于饮酒后数分钟至几小时内发生，机制不清。

3. 压迫症状

深部淋巴结肿大早期无明显症状，晚期多表现为相应的压迫症状。如纵隔淋巴结肿大，可以压迫上腔静脉，引起上腔静脉压迫综合征；也可压迫食管和气管，引起吞咽受阻和呼吸困难；或压迫喉返神经引起麻痹声嘶等；病变也可侵犯肺和心包。腹腔淋巴结肿大，可挤压胃肠道引起肠梗阻；压迫输尿管可引起肾盂积水，导致尿毒症。韦氏环（包括扁桃体、鼻咽部和舌根部）肿大，可有破溃或疼痛，影响进食、呼吸或出现鼻塞，肿块触之有一定硬度，常累及颈部淋巴结，抗感染治疗多无效。

4. 淋巴结外受累

原发结外淋巴瘤（PENL）由于受侵部位和器官不同临床表现多样，并缺乏特异性症状、体征，容易造成误诊或漏诊。有学者曾报道 PENL 误诊率高达 50%~60%，直接影响正确诊断与治疗，应引起足够重视。原发于结外的 HL 是否存在一直有争议，HL 结外受累率明显低于 NHL，以脾脏、肺脏等略多见。

（1）脾脏病变：脾原发性淋巴瘤占淋巴瘤发病率不到1%，且多为 NHL，临床诊断脾脏原发 HL 应十分小心，HL 脾脏受累较多见，约占1/3。临床上判断 HL 是否累及脾脏可依据查体及影像学检查，确诊往往要采用剖腹探查术和脾切除，但由于是有创操作，多数患者并不接受此方式，临床也较少采用。

（2）肝脏病变：首发于肝的 HL 极罕见，随病程进展，晚期侵犯肝者较多见，可出现黄疸、腹水。因肝脏病变常呈弥漫性，CT 检查常不易诊断；有时呈占位性病变，经肝穿刺活检或剖腹探查可确诊。临床表现为肝脏弥漫性肿大，质地中等硬度，少数可扪及结节，肝功能检查多正常，严重者可有肝功能异常。

（3）胃肠道病变：HL 仅占胃肠道 ML 的 1.5% 左右。其临床表现与胃肠道其他肿瘤无明显区别。病变多累及小肠和胃，其他如食管、结肠、直肠、胰腺等部位较少见。临床症状常为腹痛、腹部包块、呕吐、呕血、黑便等。胃 HL 可形成较大肿块，X 线造影显示广泛的充盈缺损和巨大溃疡。与胃 HL 相比，小肠 HL 病程较短，症状也较明显，80% 表现为腹痛；晚期可有小肠梗阻表现，甚至可发生肠穿孔和肠套叠。

（4）肺部病变：HL 累及肺部较 NHL 常见，以结节硬化型（NS）多见，女性和老年患者多见。病变多见于气管或主支气管周围淋巴结，原发 HL 累及肺实质或胸膜，病变压迫淋巴管或致静脉阻塞时可见胸腔积液。临床患者可表现为呼吸道和全身症状，如刺激性干咳、黏液痰、气促和胸闷、呼吸困难、胸痛、咯血，少数可出现声音嘶哑或上腔静脉综合征；约一半患者出现体重减轻、发热、盗汗等症状。由于肺 HL 形态多变，应注意与放疗及化疗所致的肺损伤，以及肺部感染相区别。肺原发 HL 极少见，必须有病理学典型 HL 改变，病变局限于肺，无肺门淋巴结或仅有肺门小淋巴结以及排除其他部位受侵才可诊断。

（5）心脏病变：心脏受侵极罕见，但心包积液可由邻近纵隔 HL 直接浸润所致。可出现胸闷、气促、上腔静脉压迫综合征、心律失常及非特异性心电图等表现。

（6）皮肤损害：皮肤 HL 多继发于系统性疾病，原发者罕见。有报道 HL 合并皮肤侵犯的发生率为0.5%，而原发性皮肤霍奇金淋巴瘤（PCHL）约占霍奇金淋巴瘤的 0.06%。HL 累及皮肤通常表明病变已进入第Ⅳ期，预后很差。而 PCHL 临床进展缓慢，一般不侵及内脏器官，预后相对较好。

（7）骨骼、骨髓病变：骨的 HL 甚少见，占 0.5%。见于疾病进展期血行性播散，或由于局部淋巴结病变扩散到邻近骨骼。多见于胸椎、腰椎、骨盆，肋骨和颅骨次之，病变多为溶骨性改变。临床主要表现为骨骼疼痛，部分病例可有局部发热、肿胀或触及软组织肿块。HL 累及骨髓较 NHl 少见，文献报道为9%~14%，但在尸检中可达 30%~50%。多部位穿刺可提高阳性率。

（8）神经系统病变：多见于 NHL，HL 少见。HL 引起中枢神经系统损害多发生在晚期，其中以脊髓压迫症最常见，也可有脑内病变。临床可表现为头痛、颅内压增高、癫痫样发作、脑神经麻痹等。

（9）泌尿系统病变：HL 较 NHL 少见。肾脏受侵多为双侧结节型浸润，可引起肾肿大、高血压及尿毒症。原发于膀胱病变也很少见。

（10）其他部位损害：少见部位还有扁桃体、鼻咽部、胸腺、前列腺、肾上腺等，而生殖系统恶性淋巴瘤几乎皆为 NHL。类脂质肾病的肾脏综合征是一种霍奇金淋巴瘤的少见表现，并且偶尔伴有免疫复合物沉积于肾小球，临床上表现为血尿、蛋白尿、低蛋白血症、高脂血症、水肿。

（二）体征

慢性、进行性、无痛性淋巴结肿大为主要体征。

五、检查

1. 血液和骨髓检查

HL 常有轻或中等贫血，少数白细胞轻度或明显增加，伴中性粒细胞增多。约1/5 患者嗜酸性粒细胞升高。骨髓被广泛浸润或发生脾功能亢进时，可有全血细胞减少。骨髓涂片找到 RS 细胞是 HL 骨髓浸润依据。骨髓浸润大多由血行性播散而来，骨髓穿刺涂片阳性率仅为 3%，但活检法可提高至 9%~22%。

NHL 白细胞数多正常，伴有淋巴细胞绝对和相对增多。晚期并发急性淋巴瘤细胞白血病时可呈现白血病样血象和骨髓象。

2. 生化检查

疾病活动期有红细胞沉降率加快，血清乳酸脱氢酶活性增高。乳酸脱氢酶升高提示预后不良。当血清碱性磷酸酶活力或血钙增加，提示骨骼累及。B 细胞 NHL 可并发抗人球蛋白试验阳性或阴性的溶血性贫血，少数可出现单克隆 IgG 或 IgM。必要时可行脑脊液的检查。

3. 彩超检查

主要进行浅表淋巴结的检查，腹腔、盆腔的淋巴结检查。

4. 胸部摄片检查

了解纵隔增宽、肺门增大、胸腔积液及肺部病灶情况。

5. 胸部、腹腔和盆腔 CT 检查

胸部 CT 可确定纵隔与肺门淋巴结肿大。CT 阳性符合率为 65%，阴性符合率为 92%。因为淋巴造影能显示结构破坏，而 CT 仅从淋巴结肿大程度上来判断。但 CT 不仅能显示腹主动脉旁淋巴结，而且还能显示淋巴结造影所不能检查到的脾门、肝门和肠系膜淋巴结等受累情况，同时还显示肝、脾、肾受累的情况，所以 CT 是腹部检查首选的方法。CT 阴性而临床上怀疑时，才考虑做下肢淋巴造影。彩超检查准确性不及 CT，重复性差，受肠气干扰较严重，但在无 CT 设备时仍不失是一种较好的检查方法。

6. 胸部、腹腔和盆腔 MRI 检查

只能查出单发或多发结节，对弥漫性浸润或粟粒样小病灶难以发现。一般认为有两种以上影像诊断同时显示实质性占位病变时才能确定肝脾受累。

7. PET/CT 检查

PET/CT 检查可以显示淋巴瘤或淋巴瘤残留病灶，是一种根据生化影像来进行肿瘤定性诊断的方法。

8. 病理学检查

（1）淋巴结活检、印片：选取较大的淋巴结，完整地取出，避免挤压，切开后在玻片上做淋巴结印片，然后置固定液中。淋巴结印片瑞特染色后做细胞病理形态学检查，固定的淋巴结经切片和 HE 染色后做组织病理学检查。深部淋巴结可依靠 B 超或 CT 引导下细针穿刺涂片做细胞病理形态学检查。

（2）淋巴细胞分化抗原检测：测定淋巴瘤细胞免疫表型可以区分 B 细胞或 T 细胞免疫表型，NHL 大部分为 B 细胞性。还可根据细胞表面的分化抗原了解淋巴瘤细胞的成熟程度。

（3）染色体易位检查：有助于 NHL 分型诊断。t（14；18）是滤泡细胞淋巴瘤的标志，t（8；14）是伯基特淋巴瘤的标志，t（11；14）是外套细胞淋巴瘤的标志，3q27 异常是弥漫性大细胞淋巴瘤的染色体标志。

（4）基因重排：确诊淋巴瘤有疑难者可应用 PCR 技术检测 T 细胞受体（TCR）基因重排和 B 细胞 H 链的基因重排。还可应用 PCR 技术检测 *bcl-2* 基因等为分型提供依据。

9. 剖腹探查

一般不易为患者所接受，但必须为诊断及临床分期提供可靠依据时，如发热待查病例，临床高度怀疑淋巴瘤，彩超发现有腹腔淋巴结肿大，但无浅表淋巴结或病灶可供活检的情况下，为肯定诊断，或准备单用扩大照射治疗 HL 前，为明确分期诊断，有时需要剖腹探查，在取淋巴结标本同时切除脾做组织病理学检查。

六、临床分期

根据病理活检结果、全身症状、体格检查、实验室检查、影像学检查等结果作出的临床分期，以及在此基础上通过损伤性操作如剖腹探查、骨髓活检作出的病理分期（PS）对治疗方案的选择、预后判断具有重要意义。目前国内外公认的 HL 分期标准系由 1971 年举行的 Ann Arbor 会议所建议，主要根据临床表现、体格检查、B 超、CT 扫描、下肢淋巴管造影、下腔静脉造影等进行分期。

根据患者有无临床症状又可分为 A 和 B。A 为无症状，B 为以下症状：①不明原因的半年内体重下降 10%；②发热 38°以上；③盗汗。

七、诊断

霍奇金淋巴瘤的诊断主要依靠淋巴结肿大的临床表现和组织活检结果。霍奇金淋巴瘤的诊断应包括病理诊断和临床分期诊断。

1. 结节性淋巴细胞为主型霍奇金淋巴瘤（NLPHL）病理诊断要点

（1）满足 HL 的基本标准，即散在大细胞 + 反应性细胞背景。

（2）至少有一个典型的大结节。

（3）必须见到 L&H 细胞。

（4）背景中的细胞是小淋巴细胞和组织细胞，没有中性和嗜酸性粒细胞。

（5）L&LH 细胞总是呈 LCA$^+$、CD20$^+$、CD15、CD30$^-$，L&H 细胞周围有大量 CD3$^+$ 和 CD57$^+$ 细胞围绕。

2. 经典型霍奇金淋巴瘤 CHL 病理诊断要点

（1）散在大细胞 + 反应性细胞背景。

（2）大细胞（HRS 细胞）：主要为典型 RS 细胞、单核型和多核型 RS 细胞。

（3）混合性反应性背景：中性粒细胞、嗜酸性粒细胞、组织细胞和浆细胞等。

（4）弥漫性为主，可有结节样结构，但无硬化纤维带包绕和包膜增厚。

（5）HRS 细胞总是 CD30$^+$，多数呈 CD15$^+$，少数呈 CD20$^+$，极少出现 EMA$^+$。

（6）绝大多数有 EB 病毒感染，即 EBER$^+$ 和 LMPI$^+$。

八、鉴别诊断

1. 病理鉴别诊断

（1）结节性淋巴细胞为主型霍奇金淋巴瘤（NLPHL）与富于淋巴细胞型霍奇金淋巴瘤（LRHL）相鉴别。

LRHL 有两种组织形式：结节性和弥漫性。当呈结节性生长时很容易与（NLPHL）混淆。

（2）富于 T 细胞的 B 细胞淋巴瘤（TCRBCL）与结节性淋巴细胞为主型霍奇金淋巴瘤（NLPHL）相鉴别。

NLPHL 的结节明显时，鉴别很容易。根据现在 WHO 的标准，在弥漫性病变中只要找到一个具有典型 NLPHL 特征的结节就足以排除 TCRBCL。但结节不明显或完全呈弥漫性生长时，应与 TCRBCL 鉴别。

（3）生发中心进行性转化（PTGC）与结节性淋巴细胞为主型霍奇金淋巴瘤（NLPHL）相鉴别。

由于 PTGC 结节形态与 NLPHL 结节相似，二者也常出现在同一淋巴结，因此应做鉴别。PTGC 是由于长期持续的淋巴滤泡增生而变大的，套区小淋巴细胞突破并进入生发中心，生发中心内原有的中心细胞和中心母细胞被分割挤压，但常能见到残留的生发中心细胞（CD10$^+$），没有 L&H 细胞。

（4）结节性淋巴细胞为主型霍奇金淋巴瘤（NLPHL）与经典型霍奇金淋巴瘤（CHL）相鉴别。

结节性淋巴细胞为主型与经典 HL 不同，NIPHL 的 RS 细胞为 CD45$^+$，表达 B 细胞相关抗原（CD19，CD20，CD22 和 CD79）和上皮膜抗原，但不表达 CD15 和 CD30。应用常规技术处理，NLPHL 病例中免疫球蛋白通常为阴性。L&H 细胞也表达由 *bcl-6* 基因编码的核蛋白质，这与正常生发中心的 B 细胞发育有关。

NLPHL 结节实际上是转化的滤泡或生发中心。结节中的小淋巴细胞是具有套区表型（IgM$^+$ 和 IgG$^+$）的多克隆 B 细胞和大量 T 细胞的混合物，很多 T 细胞为 CD57$^+$，与正常或 PTGC 中的 T 细胞相似。NLPHL 中的 T 细胞含有显著增大的不规则细胞核，类似中心细胞，往往呈小灶性聚集，使滤泡呈破裂状或不规则轮廓。NLPHL 中的 T 细胞多聚集在肿瘤性 B 细胞周围，形成戒指状、玫瑰花结状或项圈状。尽管几个报道表明，围绕爆米花样细胞的 T 细胞大多为 CD57$^+$，但玫瑰花结中缺乏 CD57$^+$ 细胞也不能否定 NLPHL 的诊断。在结节中，滤泡树突状细胞（FDC）组成了明显的中心性网。滤泡间区含有大量 T 细胞，当出现弥散区域时，背景淋巴细胞仍然主要是 T 细胞，但 FDC 网消失。*Ig* 和 *TCR* 基因为胚系，EB 病毒常为阴性。但是，经典型霍奇金淋巴瘤常常没有这些特征。

2. 临床鉴别诊断

主要与传染性单核细胞增多症（IM）相鉴别。

IM 是 EB 病毒的急性感染性疾病，起病急，突然出现头痛、咽痛、高热，接着淋巴结肿大伴压痛，血常规示白细胞不升高，甚至有些偏低，外周血中可见异型淋巴细胞，EB 病毒抗体滴度可增高。患者就诊时病史多在 1 ~ 2 周，有该病史者发生 HL 的危险性增高 2 ~ 4 倍，病变中可出现 HRS 样的细胞、组织细胞等，可与 LRHL 和 MCHL 混淆，应当鉴别。IM 淋巴结以 T 区反应性增生为主，一般结构没有破坏，淋巴滤泡和淋巴窦可见，不形成结节样结构，没有纤维化。T 区和淋巴窦内有较多活化的淋巴细胞、免疫母细胞，有的甚至像单核型 RS 细胞，但呈 CD45$^+$（LCA）、CD20$^+$、CD15$^-$，部分细胞 CD30$^+$。如鉴别仍困难可进行短期随访，因 IM 是自限性疾病，病程一般不超过 1 个月。

九、治疗

目前 HL 的治疗主要是根据患者的病理分型、预后分组、分期来进行治疗选择，同时还要考虑患者的一般状况等综合因素，甚至还要考虑经济、社会方面的因素，最终选择最理想的方案。综合治疗是治疗 HL 的发展方向，对中晚期 HL 单纯放疗疗效不理想，常以化疗为主，辅以放疗。复发性、难治性霍奇金淋巴瘤的治疗已较多考虑造血干细胞移植。

（一）早期霍奇金淋巴瘤的治疗

早期霍奇金淋巴瘤的治疗近年来有较大进展，主要是综合治疗代替了放疗为主的经典治疗。早期霍奇金淋巴瘤是指 Ⅰ、Ⅱ 期患者，其治疗方针以往以放疗为主，国内外的经验均证明了其有效性，可获得 70% ~ 90% 的 5 年总生存率。近年来国外的大量研究表明，综合治疗（化疗加受累野照射）可以获得更好的无病生存率，大约提高 15%，但总生存率相似，预期可以明显减轻放疗的远期不良反应。因此，目前化疗结合受累野照射的方法是治疗早期霍奇金淋巴瘤的基本原则。但是国内尚没有大宗病例的相关研究资料。

1. 放疗

（1）经典单纯放疗的原则和方法：早在 1950 年以后，^{60}Co 远距离治疗机和高能加速器出现后，解决了深部肿瘤的放疗问题。对于常常侵犯纵隔、腹膜后淋巴结的霍奇金淋巴瘤来说，为其行根治治疗提供了技术设备条件。由于该病沿着淋巴结蔓延的生物学特性，扩大野照射解决了根治治疗的方式方法问题。对于初治的早期患者来说，行扩大野照射，扩大区 DT 30 ~ 36 Gy，受累区 DT 36 ~ 44 Gy，就可以获得满意疗效，5 年总生存率为 80% ~ 90%，这是单纯放疗给患者带来的利益。

扩大野照射的方法包括斗篷野、锄形野、倒 Y 野照射，以及由此组合产生的次全淋巴区照射和全淋巴区照射等放疗方法。特点是照射面积大，疗效可靠满意，近期毒性不良反应可以接受。因此，对于有化疗禁忌证以及拒绝化疗的患者，还是可以选择单纯放疗。

（2）单纯放疗的远期不良反应：人们对单纯放疗的优缺点进行了较长时间的研究，发现随着生存率提高、生存时间延长，缺点逐渐显现，主要是放疗后的不良反应，特别是远期不良反应，如肺纤维化、心包积液或胸腔积液、心肌梗死、第二肿瘤的发生（乳腺癌、肺癌、消化道癌等）。

（3）放疗、化疗远期并发症的预防：国外对预防放疗、化疗远期并发症已经有了一定研究，制订了两级预防的措施。初级预防：①限制放疗的放射野和剂量；②先行化疗的联合治疗模式；③避免用烷化剂和 VP-16；④避免不必要的维持化疗；⑤用博来霉素的患者应监护其肺功能。二级预防：①停止吸烟；②放疗后 5 ~ 7 年内常规行乳腺摄片；③限制日光暴露；④避免引起甲状腺功能低下的化学药物；

⑤进行有规律的体育运动；⑥注意肥胖问题；⑦心脏病预防饮食。

2. 综合治疗

（1）综合治疗的原则：先进行化疗，选用一线联合方案，然后行受累野照射。但要根据患者的预后情况确定化疗的周期数和放疗剂量。

1）预后好的早期霍奇金淋巴瘤：指临床Ⅰ～Ⅱ期，没有不良预后因素者。选用一线联合化疗方案2～4周期，然后行受累野照射，剂量为20～36 Gy。而早期结节性淋巴细胞为主型HL可以采用单纯受累野照射。

2）预后不好的早期霍奇金淋巴瘤：指临床Ⅰ～Ⅱ期，具有1个或1个以上不良预后因素的患者。选用一线联合化疗方案治疗4～6周期，然后受累野照射30～40 Gy。

（2）综合治疗和经典单纯放疗的比较：尽管单纯放疗可以治愈早期霍奇金淋巴瘤，疗效满意，但其远期并发症是降低患者生活质量和增加病死率的重要问题。常规化疗的远期不良反应较放疗轻，因此有学者提出化疗后减少放疗面积和剂量，以减少远期并发症的发生，结合两者的优点进行综合治疗。最近几十年大量临床研究已证明综合治疗模式可以代替单纯放疗治疗早期霍奇金淋巴瘤。

（二）进展期、复发性难治性霍奇金淋巴瘤的治疗

1. 进展期 HL 的治疗

（1）进展期患者成为复发性和难治性HL的风险因素：进展期（Ⅲ、Ⅳ期）HL患者，疗效不如早期患者，更容易变为复发性和难治性的患者。90年代哥伦比亚研究机构对711例HL患者进行研究，虽然发现进展期患者复发率和难治性发生率较早期高，但分析后发现有7个风险因素对预后影响明显，包括：男性，年龄>45岁，Ⅳ期，血红蛋白$<10^5$ g/L，白细胞计数$>15 \times 10^9$/L，淋巴细胞计数（0.6×10^9/L或淋巴细胞分类<8%，血浆蛋白<40 g/L。其中0～1个风险因素的进展期患者成为复发性和难治性HL的风险小于20%，而还有4个或更多风险因素的进展期患者成为复发性和难治性HL的风险大于50%。

（2）进展期HL化疗：鉴于ABVD和MOPP方案对HL的治疗效果，许多人提出ABVD与MOPP不同组合来提高Ⅲ期和Ⅳ期HL疗效。但多中心试验表明，不同组合与单独ABVD疗效相当，而血液系统和非血液系统毒性明显增加。进展期HL其他治疗方案有Stanford V方案、BEACOPP基本和强化方案、BEACOPP-14方案等。

（3）进展期HL的放疗效果：进展期HL的常规治疗仍以联合化疗+受累野照射为主，化疗方案选用ABVD、MOPP/ABV、BEACOPP和Stanford V等；受累野照射的剂量为30～36 Gy。GHST进行的一项试验，患者随机分为两组，一组是BEACOPP强化方案8周期或BEACOPP强化方案4个周期+BEACOPP基本方案4个周期后进行最初发病的淋巴结和残留病灶进行照射（剂量为30 Gy），另一组是相同化疗后未进行放疗。两组最终结果无明显差异。最近EORTC进行的研究也将进展期HL患者化疗MOPP/ABV化疗6～8周期后分为继续照射组和不进行照射组。化疗达到CR的患者照射剂量为16～24 Gy，达到部分缓解（PR）患者照射剂量是30 Gy。研究也显示，进展期HL患者经过8周期有效化疗达到完全缓解（CR）后继续进行放疗并没有显示更好的效果，而且继发AML/MDS的概率明显增加。但对于化疗后达到PR的患者进行补充放疗效果较好，5年无事件生存期（EFS）为97%，总生存期（OS）为87%。

2. 复发性和难治性霍奇金淋巴瘤的治疗

（1）定义和预后：1990年以后霍奇金淋巴瘤经一线治疗，80%患者达到治愈，所以对于HL的临床研究主要集中在复发性和难治性HL。有专家提出难治性HL的定义为：在初治时淋巴瘤进展，或者虽然治疗还在进行，但是通过活组织检查已经证实肿瘤的存在和进展。复发性HL的定义为：诱导治疗达到CR至少1个月以后出现复发的HL。

经联合化疗达到CR后复发有两种情况：①经联合化疗达到CR，但缓解期<1年，即早期复发；②联合化疗达到CR后缓解期>1年，即晚期复发。有报道早期复发和晚期复发的20年存活率分别为11%和22%，晚期复发者约为40%，可以使用常规剂量化疗而达到治愈。难治性HL预后最差，长期

无病存活率在 0~10%。GHSG 最近提出了对于难治性患者的预后因素：卡诺夫斯凯评分（KPS）高的、一线治疗后有短暂缓解、年龄较小患者的 5 年总存活率为 55%，而年龄较大、全身状况差且没有达到缓解的患者 5 年总存活率为 0。复发和难治的主要原因是难以克服的耐药性、肿瘤负荷大、全身情况和免疫功能差等。

（2）复发性和难治性霍奇金淋巴瘤的挽救治疗：解救治疗的疗效与患者年龄、复发部位、复发时疾病严重程度、缓解持续时间和 B 症状有关。

（三）大剂量化疗和放疗加造血干细胞移植（HDC/HSCT）

1. HDC/HSCT 的必要性、有效性和安全性

霍奇金淋巴瘤经标准的联合化疗、放疗可获良好疗效，5 年生存率已达 70%，50% 的中晚期患者也可获长期缓解。但仍有部分患者经标准治疗不能达完全缓解，或治疗缓解后很快复发，预后不佳。现代的观点认为霍奇金淋巴瘤首次缓解时间的长短至关重要。如 >12 个月，接受常规挽救性方案治疗常可再次获得缓解；如 <12 个月，则再次缓解的机会大大下降。目前主要希望通过这一疗法改善那些初治难以缓解和复发（特别是首次复发）患者的预后状况。大约 25% 的中晚期患者初治时不能达到缓解，强烈治疗结合造血干细胞移植的疗效优于常规挽救治疗。

2. 自体骨髓移植（ABMT）与自体外周血干细胞移植（APBSCT）

造血干细胞移植最初是从 ABMT 开始的，并取得了较好疗效。Chopra 等报道 155 例原发难治性或复发性 HL 患者接受高剂量 BEAM 化疗后进行自体骨髓移植，5 年无进展生存期（PFS）为 50%，OS 为 55%。最近 Lumley 等使用相似的预处理方案对 35 例患者进行骨髓移植，EFS 为 74%。

首次复发的 HL 是否应采用自体造血干细胞移植尚存争议，特别是仅未照射的淋巴结复发及初治达 CR 持续 1 年以上复发者。前者经扩大范围的照射治疗，加或不加用化疗，40%~50% 的患者仍可再次达至 II 治愈；而后者应用非交叉方案再次进行化疗，可加或不加放疗，也有 20%~40% 患者治愈。很多研究表明，首次复发的 HL 患者采用 HDC/ASCT 疗法，长期生存率可以达到 90%。GHSG 的研究表明，HDC/ASCT 对 HL 复发患者疗效很好，可提高长期生存率。复发者包括：初次化疗达到 CR 状态，但 1 年以内复发者；复发时伴有 B 症状者；结外复发者；照射过的淋巴结复发者。

复发性和难治性 HL 患者进行自体干细胞移植时应注意如下情况：①经检查确认骨髓中无肿瘤细胞侵犯时才可采集干细胞；②化疗次数越多，患者采集干细胞成功的可能性越低，尤其是应用细胞毒性药物时，如应用 MiniBEAM 或 Dexa-BEAM 方案时；③新移植患者获得较完善的造血重建需要一个较长的过程，故移植后一段时间内不应该化疗，移植后可根据患者情况行放疗；④移植时肿块越小预后越好，CR 后再进行移植治疗的预后最好。

3. 异基因造血干细胞移植

（1）清髓性异基因造血干细胞移植在复发性和难治性 HL 治疗中的应用：异基因造血干细胞移植治疗难治性霍奇金淋巴瘤的疗效似乎优于自体造血干细胞移植，其优点是输入的造血干细胞不含肿瘤细胞，移植物抗淋巴瘤效应可减低复发率。

无关供者移植和单倍体移植的移植相关死亡率更高。最近一国际骨髓移植注册处（IBMTR）和欧洲外周血及骨髓移植组（EBMT）研究表明，进行异基因造血干细胞移植的 HL 患者，治疗相关死亡率高达 60%。T 细胞去除的异基因移植可以降低死亡率，但这样又会增加复发率和植入失败率。所以目前自体外周血干细胞移植是治疗 HL 的首选方法，而异基因造血干细胞移植仍然应用较少，主要用于如下情况：①患者因各种原因导致缺乏足够的干细胞进行自体移植；②患者具有较小病变，病情稳定但骨髓持续浸润；③ASCT 后复发的患者。

（2）非清髓性异基因外周血干细胞移植（NST）或小移植：NST 是对传统异基因造血干细胞移植的一个改良，但这方面报道例数少，随访时间短，患者条件、移植物抗宿主病（GVHD）的预防、患者与供者之间组织相容性的不同可导致不同的结果。NST 的预处理造成充分的免疫抑制和适当的骨髓抑制，以允许供者和受者造血细胞共存，形成嵌合体，但最终被供者细胞所代替。Carella 等提出 NST 免疫抑制预处理方案包括一个嘌呤类似物（如氟达拉滨）和一个烷化剂（如环磷酰胺或美法仑）。

4. 小结

造血干细胞移植疗法给复发性和难治性霍奇金淋巴瘤病例提供了重要方法,获得了明显的疗效,其中自体造血干细胞移植的应用更为成功。异基因造血干细胞移植虽然复发率略低于自体造血干细胞移植,但移植相关死亡率较高、供者困难、费用高等问题,抵消了其优点。非清髓性异基因外周血干细胞移植还在研究之中。

(四) 靶向治疗

靶向治疗是近些年来发展迅速的新型治疗方法,目前研究较多的包括抗体治疗(单抗或多抗)、肿瘤疫苗(DNA 疫苗和细胞疫苗)、反义核酸、特异性配体携带治疗物(抗肿瘤药物、免疫毒素、放射性核素)等。现在较为成熟的治疗方法是单克隆抗体治疗,抗 CD20 单抗治疗 CD20 阳性的 B 细胞淋巴瘤取得较大成功,在惰性 NHL 中单药治疗可达到 50% 缓解率;对淋巴细胞为主型霍奇金淋巴瘤 CD20 单抗也有尝试,反应率可达到 50% 或更好。这种治疗方法不良反应小,与其他方案联合使用可提高疗效。其原理可能是经典型 HL 损伤中浸润 B 淋巴细胞在体内促进 HRS 细胞生存并调节细胞因子和趋化因子的表达,CD20 在经典 HL 恶性细胞的表达占 25%~30%,而在 LPHL 中 100% 表达,所以使用抗 CD20 单克隆抗体治疗这类患者应该有效。NLPHL 没有经典 HL 典型的 HRS 细胞,也不表达 CD30 和 CD15,但是却像 HL 那样具有明显的炎症背景,表达 CD20,也有学者尝试应用不良反应相对较好的抗 CD20 单抗治疗本病。

利妥昔单抗治疗 CD20 阳性的 HL 各亚型是有效且安全的。但由于 LPHL 和 CD20 阳性的其他 HL 患者数量少,更缺乏大宗病例的随机对照研究,目前还不能得出结论,有效性和可行性还需要进一步证实。随着新抗体的不断出现,可能会进一步改善疗效和减轻治疗相关的不良反应,放免铰链物,双特异性抗体,肿瘤特异性免疫疫苗技术正在研究中。

（于利莉）

参考文献

[1] 于世英，胡国清．肿瘤临床诊疗指南［M］．北京：科学出版社，2017.

[2] 郑和艳，吕翠红，边兴花．肿瘤科疾病临床诊疗技术［M］．北京：中国医药科技出版社，2016.

[3] 韩俊庆．临床肿瘤学指南［M］．济南：山东科学技术出版社，2016.

[4] 王天宝，尉秀清，崔言刚．实用胃肠恶性肿瘤诊疗学［M］．广州：广东科学技术出版社，2016.

[5] 高社干，冯笑山．肿瘤分子靶向治疗新进展［M］．北京：科学出版社，2016.

[6] 周际昌．实用肿瘤内科治疗［M］．北京：北京科学技术出版社，2016.

[7] 王俊杰，张福君．肿瘤放射性粒子规范［M］．北京：人民卫生出版社，2016.

[8] 赫捷．临床肿瘤学［M］．北京：人民卫生出版社，2016.

[9] 蔡晶，季斌．临床肿瘤放射治疗学［M］．北京：科学出版社，2016.

[10] 王绿化．肿瘤放射治疗学［M］．北京：人民卫生出版社，2016.

[11] 茅国新，徐小红，周勤．临床肿瘤内科学［M］．北京：科学出版社，2016.

[12] 曹军．常见恶性肿瘤并发症的介入治疗［M］．上海：上海交通大学出版社，2016.

[13] 林桐榆．恶性肿瘤靶向治疗［M］．北京：人民卫生出版社，2016.

[14] 李进．肿瘤内科诊治策略［M］．上海：上海科学技术出版社，2016.

[15] 万德森．临床肿瘤学［M］．北京：科学出版社，2016.

[16] 李少林，周琦．实用临床肿瘤学［M］．北京：科学出版社，2016.

[17] 强福林，杨俐萍，葛艺东．临床肿瘤学概论［M］．北京：科学出版社，2016.

[18] 李少林，吴永忠．肿瘤放射治疗学［M］．北京：科学出版社，2016.

[19] 苏敏，马春蕾．血液与肿瘤［M］．北京：人民卫生出版社，2015.

[20] 张贺龙，刘文超．临床肿瘤学［M］．西安：第四军医大学出版社，2016.

[21] 张霄岳，赵娟，杜亚林．消化系统肿瘤新治［M］．北京：中医古籍出版社，2016.

[22] 张一心，孙礼侠，火旭东．临床肿瘤外科学［M］．北京：科学出版社，2016.